malignant tumor

常见恶性肿瘤整合治疗手册

主　编　田华琴

副主编　陈学彰　陈银崧　黄小青　李宏良

梁贵文　王　斌

编　委　（按汉语拼音顺序）陈学彰　陈银崧

黄志庆　黄小青　黄泳立　梁贵文

李宏良　田华琴　王　斌　王艳杰

杨耀林

广东科技出版社

广东省出版集团

·广州·

图书在版编目（CIP）数据

常见恶性肿瘤整合治疗手册 / 田华琴主编. – 广州:
广东科技出版社, 2011. 9
ISBN 978-7-5359-5558-6
Ⅰ. ①常… Ⅱ. ①田… Ⅲ. ①癌–治疗–手册 Ⅳ.
①R730. 5-62
中国版本图书馆 CIP 数据核字（2011）第 133278 号

策划编辑：郭　飞
责任编辑：李　青 赵雅雅
封面设计：陈维德
责任印制：罗华之
出版发行：广东科技出版社
（广州市环市东路水荫路11号　邮码:510075）
E-mail:gdkjzbb@21cn.com
http://www.gdstp.com.cn
经　销：广东新华发行集团股份有限公司
排　版：广州市艺彩印务有限公司排版部
印　刷：广州市艺彩印务有限公司
（广州市白云区嘉禾街鹤泰路103号）
规　格：889mm × 1194mm 1/32印张12.75 字数300千
版　次：2011年9月第1版
2011年9月第1次印刷
印　数：1~3000册
定　价：36.00元

前 言

恶性肿瘤已成为常见病多发病，但一直以来，人们都会“谈癌色变”，的确，肿瘤作为一个难治性病种，是让患者惧怕，让医者头痛的难题。结合患者的实际情况，制定一套行之有效的方案，最大程度地减轻患者的痛苦是为医务工作者为之奋斗的目标，如何使初学者尽快掌握综合诊疗方案是我们常想之事。故本人根据从医 20 余年的经验，在各位编委的共同努力下，编著了本书。

对于从事肿瘤相关工作的医疗工作者们和对患者来说，本手册是一本非常实用的向导书。对于常见的肿瘤，均可以本手册为依据，结合临床实际，作出相应的诊疗。

全书共分为十章，第一章介绍了肿瘤常见的治疗手段，如放射治疗、化学药物治疗、生物治疗、热疗、微创治疗、分子靶向治疗、内分泌治疗、光动力学治疗、基因及免疫治疗等；第二章至第八章介绍临床上各种常见的肿瘤，分门别类，详细写出了各种肿瘤的概念、病因病机、诊断、鉴别诊断以及相应的整合治疗方案；第九章主要讲述了常见的毒副反应以及急重症的处理；第十章阐述了肿瘤的相关护理。

中医药在肿瘤治疗方面的疗效不容忽视，在整合治疗中更扮演着重要角色，故该手册在每种肿瘤的治疗当中，都详细列出了相应的中医药诊疗原则与措施供读者参考。

医者要有仁术，更要有一颗仁爱之心，大医精诚，要时刻以病家为重。有一句古话叫“德不近佛者不可以为医，才不近仙者不可以为医”，德才兼备，方为良医，愿与各位共勉。

由于水平有限，错漏之处在所难免。希望批评指正。

田华琴

2011-3-28

目 录

第一章　整合治疗总论

恶性肿瘤是机体在各种致癌因素的作用下，局部组织异常增生而形成一大类高度异质性的新生物，严重危害着人类健康。20世纪以来，尽管恶性肿瘤治疗取得了很大进步，但目前任何一种治疗方法都不能完整性解决问题，因此，多学科的整合治疗已成为共识。

近半个世纪以来，恶性肿瘤的治疗已进入整合治疗的时代，取代了传统的单一治疗，而且在相当多的肿瘤中的治愈率得到不断的提高。肿瘤整合治疗是根据患者的机体状况，肿瘤的病理类型、侵犯范围（病期）和发展趋向，合理地、有计划地对现有的治疗手段（如中医药治疗、手术、放疗、化疗和生物治疗等）综合运用，以期较大幅度地提高治愈率和改善患者的生活质量。

肿瘤实质上是一大类生物学特性差异很大的疾病，基于对肿瘤病因、发病过程、生长和播散规律及生物学认识，在临床上采取肿瘤整合治疗的模式，是目前肿瘤治疗的基本原则，它体现了多学科的协作与补充，也是提高恶性肿瘤治疗效果的有效措施，代表了当今肿瘤治疗的合理模式和未来发展方向。

同时，由于发生在不同个体、相同类型的肿瘤的生物学行为也存在着极大的差异，因此需要针对每一个恶性肿瘤患者，按照循证医学的原则制定出科学、合理的个体化治疗方案，从而又发展出了“个体化治疗”这一概念。中西医从宏观与微观两个不同的角度发展，先后得到了个体化医学（individualized medicine）的共同概念，即人体疾病的诊断与治疗要采用个体化方案。只有从每位癌症患者的个体入手，分析其个体特性，有针对性的“量体裁衣”，才是癌症治疗真正有效的途径。个体化的整合治疗就是在总结以往对肿瘤治疗经验的基础上，根据患者个体实际情况，利用现今已有的多种治疗肿瘤的手段，为患者施行个性化、整体化的治疗。虽然每一种治疗肿瘤的手段都存在一定的副作用，但把多种治疗手段进行合理搭配，往往可以抵消部分副作用，并提高整体治疗效果。肿瘤整合治疗要因人而异，因病而异，选择最佳整合治疗方案，达到治愈肿瘤的目的。整合治疗是基础和基本原则，个体化施治是提高和发展治愈肿瘤的目的。

第一节　中医药治疗

中医药防治肿瘤有 5000 多年历史，是我国在肿瘤防治中的一大特色和优势。

有着几千年历史的传统中医诊疗实际上就是基于临床因素的个体化诊疗，至今依然保持着它的整体观和重视个体的特性。中医诊病的理、法、方、药的整个辨证施治过程是对个体化治疗的最好诠释。

一、中医肿瘤学的形成

肿瘤是一类古老疾病，中医称肿瘤为“岩”、“积聚”、“癥瘕”等，人类有文字以来，就有关于肿瘤的记载，早在殷墟甲骨文中就有“瘤”的记载。以后历代的医学典籍中都有记载，包括很多病名称谓、病因病机、方药论证等，思想逐渐完善，明清时期是中医肿瘤学学术成熟阶段。近代以来，西方思想的传入及中西医汇通、交融，特别是新中国成立以来，更有长足发展进步，随着 20 世纪 80 年代一批中医肿瘤学专著的出版，中医肿瘤学的理论框架基本确立，这标志着中医肿瘤学作为一门独立的临床学科已经形成，它是运用中医基础理论研究肿瘤发生、发展及其防治规律的理论与临床的一门专门学科。

二、中医疗法概述

中医认为恶性肿瘤病因病机不外乎痰、毒、瘀、虚等几方面，近代虽有不少医家有新理论的发挥，但也没能跳出以上的固有模式。多年来大量的基础研究和临床实践已经证实：中医药可以促进术后肿瘤患者的康复，控制肿瘤术后的复发和转移；对放化疗具有减毒增效作用；对晚期肿瘤患者，可延缓肿瘤的进展，提高生活质量，延长生存时间；对高危人群，可以预防和降低肿瘤的发生。中医药治疗肿瘤中“带瘤生存”及提高生存质量的观念也已经逐渐为现代肿瘤学所接受和认同。

（一）辨证论治

辨证论治是中医学的一大特色，是中医临床的精髓，同样适合于中医肿瘤学范畴。中医对肿瘤的认识，概括言之，病理因素为痰、瘀、毒、虚四点，常用的治法有扶正培本法、理气活血法、清热解毒法、软坚散结法、化痰除湿法、以毒攻毒法等。

（二）中医外治法

中医外治法十分丰富，有外敷法、薄贴法、涂搽法、喷吹法、含漱法、吸入法、点滴法、塞入法、灌注法、熏洗法、插药法、间接外治法及其他特殊方法。临床上应用最多的是通过各种膏药作用于体表皮肤，从而达到治疗的目的。临床选用的部位一般根据针灸经络学说选用阿是穴和经穴。根据治疗目的的不同分为扶正和祛邪两类。扶正主要包括升白细胞和血小板，改善患者体质等。祛邪包括针对瘤体局部治疗，治疗胸腹水，舒缓癌痛，减轻手术和放疗、化疗不良反应等。

（三）针灸疗法

偶见用火针治疗体表肿瘤的报道，但值得进一步探讨，针灸用于止痛，其他合并症的治疗，应该值得提倡。

（四）气功

气功包括内功和外功。其形式非常多，相当多的癌症患者做内功，使患者的精神和机体得到调解，从中得到益处。至于外功如何给予评价，有待于进一步探讨。

三、现代抗癌中药制剂

在传统中医理论的指导下，随着中西医结合研究的进展，使用中药治疗肿瘤已经从复方验方的使用到单味抗肿瘤药物的筛选，从单纯口服中药汤剂到提取抗肿瘤的单体作为中成药的治疗。中医药在治疗恶性肿瘤的长期实践过程中，总结出多种验方、偏方和单方，引起了众多肿瘤研究学者的兴趣，并开发提纯成多种抗癌中成药，包括口服药物、静脉注射剂以及外用膏药、油膏、草药外敷等。这些抗肿瘤的特色药物的出现，已经在临床上获得了较好的疗效，同时为恶性肿瘤的治疗提供了更多的治疗手段。现就目前临床常用的抗肿瘤中成药，略述一二。

（一）口服制剂

1. 小金丸：

主要组成：麝香，木鳖子（去壳去油），制草乌，枫香脂，乳香（制），没药（制），五灵脂（醋炒），当归（酒炒），地龙，香墨（《外科症治全生集》）。

功能主治：散结消肿，化瘀止痛。用于痰气凝滞所致的瘰疬、瘿瘤、乳岩、乳癖，症见肌肤或肌肤下肿块一处或数处，推之能动，或骨及骨关节肿大、皮色不变、肿硬作痛。

用法用量：口服，每次 1.2~3g，每日 2 次，小儿酌减。

禁忌：孕妇禁用，过敏体质者慎用。

2. 疏肝清热消积颗粒：

主要组成：白术，柴胡，郁金，白花蛇舌草等（佛山市中医院制剂）。

功能主治：疏肝清热，理气消积，清热止痛。用于肝积症致胁下痞块，胀痛刺痛，伴疲乏无力，口干口苦，纳谷不香，目黄身黄等证候。

用法用量：口服，每日 3 次，每次 1 包。

3. 肝复乐片：

主要组成：党参，鳖甲（醋制），重楼，白术（炒），黄芪，陈皮，土鳖虫，大黄，桃仁，半枝莲，败酱草，茯苓，薏苡仁，郁金，苏木，牡蛎，茵陈，木通，香附（制），沉香，柴胡。

功能主治：健脾理气，化瘀软坚，清热解毒。适用于肝瘀脾虚为主证的原发性肝癌，症见上腹肿块、胁肋疼痛、神疲乏力、食少纳呆、脘腹胀满、心烦易怒、口苦咽干等。

用法用量：口服，每次6片，每日3次。Ⅱ期原发性肝癌疗程2个月，Ⅲ期原发性肝癌疗程1个月。

不良反应：少数患者服药后出现腹泻，一般不影响继续治疗，多可自行缓解。

禁忌：孕妇忌服。

4. 槐耳颗粒：

主要组成：槐耳菌质。

功能主治：扶正固本，活血消癥。适用于正气虚弱，瘀血阻滞，原发性肝癌中不宜手术和化疗者的辅助治疗用药，有改善肝区疼痛、腹胀、乏力等症状的作用。

用法用量：口服，每次1包，每日3次。1个月为1个疗程。

5. 金龙胶囊：

主要组成：鲜守宫，鲜金钱白花蛇，鲜蕲蛇等。

功能主治：破瘀散结，解郁通络。用于原发性肝癌以及胃肠道肿瘤的血瘀郁结证，症见右胁下积块、胸胁疼痛、神疲乏力、腹胀、纳差等。

用法用量：口服，每次4粒，每日3次。

注意事项：服药期间出现过敏者，应及时停药，并给予相应的治疗措施。妊娠及哺乳期妇女禁用。

6. 西黄丸：

主要组成：体外培育牛黄，麝香，乳香（醋制），没药（醋制）（《外科全生集》）。

功能主治：清热解毒，和营消肿。用于痈疽疔毒，瘰疬，流注，各种癌症，如乳腺癌、宫颈癌、膀胱癌、肝癌、肺癌、食管癌、胃癌、甲状腺癌、淋巴癌、直肠癌、白血病等。

用法用量：口服，每次3g，每日2次。

注意事项：孕妇忌服。

7. 化癥回生口服液：

主要组成：益母草，红花，当归，苏木，人参，高良姜，丁香，肉桂，鳖甲胶，大黄，桃仁等，熟地黄，紫苏子，白芍，人工麝香等。

功能主治：消癥化瘀。用于癥积、产后瘀血，少腹疼痛拒按，适用于属血瘀气滞型的原发性支气管肺癌及原发性肝癌、卵巢癌等妇科肿瘤。

用法用量：口服。一次 10mL，一日 2 次。

不良反应:个别患者出现恶心，呕吐，腹泻，腹痛。

注意事项：经期妇女。体质虚弱者，出血性疾病患者慎用。

禁忌：孕妇禁用。

8. 扶正解毒颗粒：

主要组成： 熟地，北芪，菟丝子等（佛山市中医院制剂）。

功能主治：益气养阴，清热解毒。用于气阴不足的积症，如肺癌、肝癌等。症见疲乏无力，口干舌燥，五心烦热，失眠多梦，胸闷气短，腰膝酸软，自汗盗汗等症。

用法用量： 口服，每日 3 次，每次 1 包。

9. 鼻咽积颗粒：

主要组成：石上柏，蚤休，生南星等。

功能主治：清热化痰，理肺消积。主治鼻咽癌。

用法用量：开水冲服，每次 1 包，每日 3 次。

10. 消胃积颗粒：

主要组成：党参，白术，薏苡仁等。

功能主治：健脾益胃消积。主治胃积证。

用法用量：开水冲服，每日 3 次，每次 10g。

11. 参一胶囊：

主要组成：人参皂甙。

功能主治：培元固本，补益气血。与化疗配合用药，有助于提高原发性肺癌、肝癌的疗效，可改善肿瘤患者的气虚症状，提高机体免疫功能。

用法用量：饭前空腹口服，每次 2 粒，每日 2 次。

不良反应：①少数患者服药后可出现口干、口舌生疮，如果过量服用可能出现咽干、咽痛、头晕、耳鸣、鼻中血丝、胸闷、多梦等。②I 期临床试验中个别受试者用药期间出现肝功能异常，但尚不能确定是否与服用本品有关。

禁忌：①具有火热症或阴虚内热者忌用。②有出血倾向者忌用。

12. 参芪十一味颗粒：

主要组成：人参（去芦），黄芪，当归，天麻，熟地黄，泽泻，决明子，鹿角，菟丝子，细辛，枸杞子。

功能主治：补气养血，健脾益肾。适用于癌症应用放疗、化疗所致白细胞减少、血小板减少及因放疗、化疗引起的头晕、倦怠乏力、消瘦、恶心呕吐等症，并适用于脾肾亏虚、免疫力低下的治疗，具有控制各种肿瘤的复发与转移作用。

用法用量：口服，每次 2g（每次 1 袋），每日 3 次；

13. 补气养阴丸：

主要组成：生地黄，党参，黄芪等。

功能主治：益气养阴，生津止渴。用于化疗后气阴两虚，头晕乏力，气促心跳，口干咽痛，口舌糜烂等。

用法用量：口服，每次 1 袋，每日 2 次。

14. 前列癃闭通片：

主要组成：黄芪，土鳖虫，冬葵果，桃仁，桂枝，淫羊藿，柴胡，茯苓，虎杖，枳壳，川牛膝等。

功能主治：益气温阳，活血利水，用于肾虚血瘀所致癃闭(排尿困难，小便闭塞不通)，适用于前列腺癌。症见尿频，排尿延缓、费力，尿后余沥，腰膝酸软，前列腺增生见上述症候者。

用法用量：口服，每次 4 片，每日 3 次。

（二）注射液

1. 华蟾素注射液：

主要组成：吲哚类总生物碱。

功能主治：解毒，消肿，止痛。用于中晚期肿瘤，慢性乙型肝炎等疾病。

用法用量：静脉滴注，一日 1 次，一次 10~20ml（2~4 支），用 5%葡萄糖注射液 500ml 稀释后缓慢滴注；或一次 20ml，用 5%葡萄糖注射液 40ml 稀释后，每天用微量泵用 6h 缓慢泵入，用药 10~14 天，休息 7 天，4 周为 1 个疗程。

不良反应：个别患者如用量过大或两次用药间隔不足 6~8h，用药后 30min 左右，可能出现发冷发热现象，少数患者长期静脉滴注后有局部刺激感或静脉炎，致使滴速减慢，极个别患者还可能出现荨麻疹、皮炎等。

注意事项：个别患者出现不良反应时，应停止用药给予对症治疗，待反应消失后仍可正常用药。

禁忌：避免与剧烈兴奋心脏药物配伍。

2. 艾迪注射液：

主要组成：斑蝥，人参，黄芪，刺五加。

功能主治：清热解毒，消瘀散结，用于原发性肝癌、肺癌、直肠癌、恶性淋巴瘤、妇科恶性肿瘤等。

用法用量：静脉滴注，成人一次 50~100ml，加入 0.9%氯化钠注射液或 5%~10%葡萄糖注射液 400~450ml 中，每日 1 次，可与放化疗同时用。疗程与放化疗同步；手术后使用本品 10 天为 1 个疗程，介入治疗 10 天为 1 个疗程，单独使用 15 天为 1 个疗程，间隔 3 天，2 周期为 1 个疗程，晚期恶病质患者，连用 30 天为 1 个疗程，或视病情而定。

不良反应：首次应用本品，偶有患者出现面红、荨麻疹、发热等反应，极个别患者有心悸，胸闷、恶心等反应。

注意事项：①首次用药应在医师指导下，给药速度开始每分钟 15 滴，30min 后如无不良反应，给药速度控制每分钟 50 滴。②如有不良反应发生应停药并做相应处理，再次应用时，艾迪注射液用量从 20~30ml 开始，加入 0.9%氯化钠注射液或 5%~10%葡萄糖注射液 400~450ml，用时可加入地塞米松注射液 5~10mg。③因本品含有微量斑蝥素，外周静脉给药时注射部位有一定刺激，可在静脉滴注本品前后给予 2%利多卡因 5ml 加入 0.9%氯化钠注射液 100ml 静脉滴注。

禁忌：孕妇及哺乳期妇女禁用。

3. 康莱特注射液：

主要组成：注射用薏苡仁油。

功能主治：益气养阴，消肿散结。适用于不宜手术的气阴两虚，脾虚湿困型原发性非小细胞肺癌及原发性肝癌，配合放疗、化疗有一定的增效作用。对中晚期肿瘤患者具有一定的抗恶病质和止痛作用。

用法用量：缓慢静脉滴注 200ml，每日 1 次，21 天为 1 个疗程，间隔 3~5 天，可进行下 1 个疗程。联合放疗、化疗时，可酌减剂量；首次使用时滴注速度应缓慢，开始 10min 滴速应为每分钟 20 滴，20min 后可持续增加滴速，30min 后可控制在每分钟 40~60 滴。

不良反应：临床偶见脂过敏现象，如寒颤、发热、轻度恶心，使用 3~5 天后此症状大多可自然消失而适应。偶见轻度静脉炎。

禁忌：在血脂代谢严重失调的（急性休克、急性胰腺炎、病理性高脂血症、脂性肾病变等患者）禁用。孕妇禁用。

4. 复方苦参注射液：

主要组成：苦参 1400g，白土苓 600g。

功能主治：清热利湿，凉血解毒，用于散结止痛，癌性疼痛的出血。对于各种实体瘤有显著的抑制作用，对失去手术、放疗、化疗时机的晚期癌症患者，采用本品治疗，可显著改善患者的精神、食欲、睡眠等一般状况。

用法用量：肌肉注射，一次 2~4ml，每日 2 次；或静脉滴注，每次 12~30ml，用氯化钠注射液 200ml 稀释后应用，每日 1 次，儿童酌减。全身用药总量 200ml 为 1 个疗程，一般可连续使用 2~3 个疗程。

5. 鸦胆子油乳：

主要组成：精制鸦胆子油。

功能主治：用于肺癌、肺癌脑转移及消化道肿瘤。

用法用量：静脉滴注，每次10~30ml，每日一次（本品需加灭菌生理盐水250ml稀释后立即使用）。

不良反应：有少数患者用药后有油腻感，恶心，厌食等消化道不适反应。

注意事项：①本品外观如有分层，应停止使用。②本品有毒，易损害肝肾功能，应在医师指导下使用，不可过量。③过敏体质者慎用，用药期间出现过敏者，应及时停药，并给予相应的治疗措施。④用药过程中少数患者有油腻感、恶心、厌食等消化道不适的反应，脾胃虚寒者慎用。⑤本品不宜与其他药物同时滴注，以免发生不良反应。

禁忌：孕妇忌用。

6. 康艾注射液：

主要组成：黄芪，人参，苦参素。

功能主治：益气扶正，增强机体免疫功能。用于原发性肝癌，肺癌，直肠癌，恶性淋巴瘤，妇科恶性肿瘤，各种原因引起的白细胞低下及减少症。

用法用量：缓慢静脉注射或滴注，每日1~2次，每日40~60ml，用葡萄糖或生理盐水250~500ml稀释后使用。30天为1个疗程。

（三）外用中成药

1. 癌理痛膏：

主要组成：白药膏，蟾酥，马钱子，毛麝香等（佛山市中医院制剂）。

功能主治：化痰散结，清热解毒，活血止痛，攻毒抗癌。

用法用量：外用，敷于癌痛患处，每次1贴，每日2次，10天为1个疗程。

2. 玉龙散：

主要组成：干姜，肉桂等。

功能主治：温经散寒，活血止痛，用于寒邪着络引起的肿物。

用法用量：分为药粉和贴剂两种剂型，外用，敷于患处，每天1~2次。

3. 金黄散：

主要组成：大黄，黄柏，天花粉等。

功能主治：清热凉血，化瘀止痛，用于疮疡红肿热痛一类的肿物。

用法用量：分为药粉和贴剂两种剂型，外用，敷于患处，每天1~2次。

4. 三生滴鼻液：

主要组成：生半夏，生南星，紫珠草适量等。

使用用法：将上药制成滴鼻液，滴鼻每日数次。

注意事项：仰卧位滴鼻，滴后平卧10min。

5. 珍珠冰硼散：

主要组成：珍珠10g，朱砂50g，冰片54g，硼砂（煅）443g，玄明粉443g。

功能主治：去腐，解毒，消炎止痛。用于口舌生疮、齿龈腐烂、肿痛、急慢性咽喉炎，适用于舌癌溃疡。

用法用量：外用少许，吹涂患处，每日3次。

6. 双料喉风散：

主要组成：牛黄，珍珠，冰片，川连，豆根，青黛，甘草。

功能主治：清热解毒，消炎止痛。热毒所引起的咽喉红肿、口腔糜烂、牙龈肿痛、中耳化脓、皮肤溃破、宫颈糜烂，适用于舌癌表面糜烂，咽喉肿痛等。

7. 蟾酥膏方：

主要组成：蟾酥，生川乌，七叶一枝花，红花，莪术，冰片（上海中医学院附属龙华医院刘嘉湘教授方）。

功能主治：活血化瘀，消肿止痛。主治各种癌症疼痛。

使用方法：将诸药制成布质止痛橡皮胶，外贴于疼痛部位。

8. 复方片仔癀软膏：

主要组成：片仔癀粉，蛇药片。

功能主治：清热，解毒，止痛。可用于淋巴结肿大者或淋巴结感染。

用法用量：外用，涂于患处，每日2~3次。

9. 摩腰散：

主要组成：附子，干姜，花椒等。

功能主治：温肾散寒，止痛除湿，用于肾虚，寒湿腰痛。

用法用量：分为药粉和贴剂两种剂型，外用，敷于患处，每天1~2次。

（四）醒脑开窍中成药

1. 紫雪散：

主要组成：犀角（镑），羚羊角（镑），石膏，寒水石，升麻，元参，甘草（生），沉香（锉），木香（锉）（《太平惠民和剂局方》）。

功用主治：清心脾积热，解毒。用于重腭，心脾有热，上腭生疮，形如梅子，外无寒热，内时作烦；舌疔，心脾火毒，舌生紫疱，其形如豆，坚硬寒热，疼痛应心，咽喉肿痛。

2. 安宫牛黄丸：

主要组成：牛黄，水牛角浓缩粉，麝香，珍珠，朱砂，雄黄，黄连，黄芩，栀子，郁金，冰片（《温病条辨》）。

功能主治：清热解毒，镇惊开窍。用于神昏谵语；癌症晚期肝性脑病见上述证候者。

用法用量：口服，每次1丸，每日1次；小儿3岁以内每次1/4丸，4~6岁每次1/2丸，每日1次；或遵医嘱。

禁忌：①中风脱证神昏（包括舌苔白腻、寒痰阻窍者）不宜用。②孕妇慎用。③安宫牛黄丸含朱砂等有毒之物，不可久服或过服，即神志清醒后当停用。另外，因安宫牛黄丸中含有雄黄，与亚硝盐类、亚铁盐类同服可生成硫代砷酸盐，可使疗效下降。同理，与硝酸盐、硫酸盐类同服，可使雄黄所含的硫化砷氧化，增加毒性。因此，也不宜与硝酸盐、硫酸盐类同服。

3. 清开灵注射液：

主要组成：珍珠母（粉），栀子，水牛角（粉），板蓝根，黄芩苷，金银花。

功能主治：清热解毒，化痰通络，醒神开窍。用于热病、神昏、中风偏瘫、神志不清，肿瘤脑转移致脑血栓形成,脑出血见上述证候者。

用法用量：肌肉注射，每日2~4ml；60~100ml，加入10%葡萄糖250ml静脉滴注，每日1–2次。重症患者静脉滴注，每日20~40ml,以10%葡萄糖注射液200ml或氯化钠注射液100ml稀释后使用。

不良反应：以各种类型过敏反应为主，其中严重过敏反应包括过敏性休克、急性喉头水肿、过敏性哮喘、过敏性间质性肾炎，一般过敏反应偶见皮疹、面红、局部疼痛等。

注意事项：①有表证恶寒发热者，药物过敏史者慎用。②如出现过敏反应必须及时停药并做脱敏处理。③用药过程中，应密切观察用药反应，特别是开始30min，发现异常，立即停药。④对老人、儿童、肝肾功能异常者，使用期间应加强监测，不可长期连续用药。

禁忌：新生儿，婴幼儿禁用。

四、中医药在整合治疗的运用和地位

整体统一观念是中医学的重要特点，辨证论治是肿瘤中医药治疗中仍需遵循的基本原则。人体是一个整体，整体的各个组成部分如五脏六腑、气血津精液要相互协调；人体与周围环境要统一，协调和统一才能平衡。治疗肿瘤的原则，也是依据于这些观念，在实践中产生的，尤其是在中西医结合治疗的实践中产生的。

在治疗肿瘤中强调个体化整合治疗，指的在治疗恶性肿瘤的过程中，中医药与手术、放疗、化疗、生物治疗相结合。中医药治疗可以使肿瘤患者改善症状，调节机体功能状态，提高生存质量，抑制和延缓肿瘤生长，延长生存时间。

总之，中医药在肿瘤整合治疗中起重要作用，中西医结合是中国肿瘤治疗的特色之一。中医药应该继续发扬它的特色，确定它在肿瘤整合治疗中的适当位置和明确它的适应证。随着现代科学技术的高度融合，多元学科的交叉渗透，生命科学技术和中医药学的紧密结合，更能显示和明确中医药在肿瘤整合治疗中的作用和位置。

第二节　化学药物治疗

化学药物治疗（化疗）是利用化学药物杀死肿瘤细胞、抑制肿瘤细胞生长繁殖和促进肿瘤细胞分化的一种治疗方式。它是一种全身性治疗手段，对原发灶、转移灶和亚临床转移灶均有治疗作用。

一、化学药物治疗的作用

目前肿瘤治疗强调整合治疗，化疗在其中亦有重要作用，主要有三方面：一是作为根治性治疗手段，对造血系统恶性肿瘤和一些实体瘤采用化疗可取得较好疗效，如白血症、恶性淋巴瘤、绒毛膜上皮癌、精原细胞瘤等；二是作为术后辅助化疗，因手术和放疗均属局部治疗，对一些比较局限，播散趋向很小的肿瘤可治愈，但不能预防或减少远处转移，而化疗属于全身性治疗，可杀灭体内残存癌细胞或微小转移灶，使得容易播散的肿瘤有相当部分得以治愈，如骨肉瘤单一手术治疗后5年生存率仅20%，多数患者因肺转移等远处播散而致治疗失败，而采用术前或术后化疗，5年生存率可提高到60%~80%；再如乳腺癌，尤其是腋窝淋巴结转移数目较多的患者，若手术治疗后不行化疗，则绝大多数患者会出现远处转移，使病情变得不可治愈，反之施行术后辅助化疗，可使远处转移的危险性大大降低；三是化疗可作为晚期肿瘤患者姑息性治疗手段，延长患者生存期，提高生活质量。如晚期多发性骨髓瘤患者，常因全身多处骨质破坏而致剧烈疼痛，失去生活自理能力，且常伴发热感染，患者生活质量极差，中位生存期为3~11个月，而采用化疗后，患者症状可很快得到改善，生存期延长，中位生存可达到2年以上，少数疗效好的甚至达到7年或更长时间。从上可见，化疗作为一种全身治疗在整合治疗中占有愈来愈重要的地位，随着各类新药的开发及基础研究的进展，化疗将成为今后研究最活跃的领域之一，应用范围也会愈来愈广泛。

二、化学药物治疗的分类

恶性肿瘤的化疗是一种全身性治疗手段。临床上根据实施化疗的不同目的及其在整合治疗中发挥作用的时机，化疗可分为：

（一）根治性化疗

其预期目标是通过全身化疗以达到杀灭体内的全部肿瘤细胞.。此即“完全杀灭”的概念。主要用于那些对化疗药物敏感的可能治愈的肿瘤，如急性淋巴细胞性白血病、恶性淋巴瘤、骨髓瘤等。

（二）新辅助化疗

其预期目标是控制或杀灭可能存在的微小转移灶及使原发灶缩小，它是指用于肿瘤手术切除之前或放射治疗之前施行的化疗。新辅助化疗又称诱导化疗，它具有以下优点：可以避免体内潜伏的继发灶在原发灶切除后1~7天内由于休内肿瘤总量减少而加速生长；避免体内残留的肿瘤在手术后因凝血机制加强及免疫抑制而发生转移；使手术时肿瘤细胞活力下降，不易播散入血；使肿瘤体积缩小有利于手术切除；早期防止远处转移，早期消灭肿瘤避免产生抗药性；从切除的肿瘤标本了解化疗的敏感性，以指导手术后治疗用药等。

（三）辅助化疗

其预期目标是控制残留癌灶以及消灭微小癌灶，以延缓或控制肿瘤的复发与转移。它是指用于肿瘤手术切除后或放射治疗后实施的化疗。辅助化疗实质上是根治性治疗的一个组成部分或延续，其临床应用最为广泛，临床上有辅助化疗合理应用取得临床治愈效果的成功病例，也有忽略应用辅助化疗而造成肿瘤早期播散、复发的教训，应该正视这正反两个方面的经验。

（四）姑息性化疗

其预期目标主要是达到暂时性缓解病情，减少痛苦，提高生存质量和争取延长生存期。它是指对晚期无手术和放射治疗指征的肿瘤患者所实施的化疗。过去人们一直对化疗存有偏见，甚至怀疑化疗的作用效果。近年来，随着不同机制的抗癌新药的大量涌现和化疗方法的不断改进与创新，化疗正在从姑息性治疗向根治性治疗过渡。化疗使许多肿瘤的治愈率得到了明显的提高，化疗在肿瘤整合治疗中的作用地位也更加重要。

三、化学药物治疗的适应证和禁忌证

（一）适应证

1. 造血系统恶性肿瘤对化疗敏感，通过化疗可完全控制甚至根治，如白血病、多发行骨髓瘤、恶性淋巴癌等。

2. 化疗效果较好的某些实体瘤，如绒毛膜上皮癌、恶性葡萄胎、生殖细胞肿瘤、卵巢癌等。

3. 实体瘤的手术切除和局部放疗后的辅助化疗或手术前的新辅助化疗。

4. 实体瘤已有广泛或远处转移，不适应手术切除和放疗者；实体瘤手术切除或放疗后复发、播散者，均可考虑姑息性化疗。

5. 癌性体腔积液，包括胸腔、心包腔及腹腔采用腔内注射化疗药物，常可使积液控制或消失。

（二）禁忌证

1. 一般情况差、年老体弱、无法耐受化疗者。

2. 骨髓功能差、严重贫血、白细胞和血小板低于正常范围。

3. 肝肾功能异常者。

4. 严重心血管、肺功能障碍者。

5. 以往做过多程化疗、大面积放疗、高龄、骨髓转移、严重感染、有严重并发症等慎用或不用化疗。

四、化学药物治疗的给药方法

（一）全身给药（全身化疗）

1. 常规给药：按照药品和剂型的使用说明，由联合方案中药物治疗规定天数，给予静脉推注、静脉滴注、肌肉注射或口服，这是临床最常用的方法。

2. 持续输注：某些药物如5-氟尿嘧啶（5-FU），可改变常规静脉给药方法，持续静脉输注数天、数周或数月，使疗效有了相当幅度提高，同时使不良反应减轻。持续输注可克服5-FU半衰期短的缺点，产生稳定的血药浓度，使药物与肿瘤接触时间延长，有利于序贯杀伤癌细胞。

3. 时辰给药（定时疗法）：肿瘤化疗给药还要讲究时辰。化疗的给药时间对药物毒性及其疗效均有明显影响，因此，应充分利用患者自身的生物钟和细胞增殖昼夜节律性变化，以期获得药物的最大效果并减少不良反应，例如草酸铂（L-OHP）治疗方案，输液泵从下午10时开始向体内输注5-FU和亚叶酸钙，持续到次日上午4时为止（这一时刻是血细胞增殖的最低点），这比常规给药方法疗效提高近1倍，而口腔炎、周围感觉神经病的发生率下降。阿霉素、顺铂对骨髓的毒性也随着昼夜节律而不同。

（二）局部给药（区域性化疗）

1. 动脉给药：以提高肿瘤局部区域的药物浓度，降低全身毒性，提高疗效。常用方法：①局部动脉灌注化疗：即插管介入化疗，置管方法通过剖腹或经股动脉插管，间断性或持续性输注抗肿瘤药物，还要加栓塞剂以增加疗效。插管介入化疗大多用在肝脏原发性或继发性肿瘤的治疗。对中央型肺癌、纵隔无明显淋巴结转移患者，亦可采用支气管动脉灌注化疗，颅内肿瘤选用颈动脉介入治疗等。②局部阻断化疗（隔离化疗）：如肢体灌注化疗、全腹灌注化疗。这需要引出局部供血的动脉和回流静脉，并阻断局部与其他部位的血液供应，引出的血管与体外循环泵连接，当启动体外循环泵时，局部或半身血液供应被完全隔离，再通过引出动脉注入化疗药。下肢肿瘤常用阻断化疗来控制，保全肢体。

2. 淋巴途径治疗：如盆腔腹膜外间隙置管化疗，是在盆腔腹膜外间隙置管，将化疗药物直接注射到盆腔淋巴结周围，药物可分布到盆腔各组淋巴结，且药物能从盆腔上升至腹主动脉旁淋巴结，有利于杀灭转移癌细胞。目前该法已用于妇科肿瘤淋巴结转移治疗，不易引起注药局部正常组织的损伤。

3. 腔内化疗：包括胸腔、腹腔、心包腔局部腔内给药化疗。腔内治疗应尽可能排除腔内积液后，再腔内化疗或注入硬化剂。应注意对双侧胸水患者应避免双侧胸腔注入硬化剂，以免发生限制性呼吸衰竭；心包腔、腹腔内也避免使用硬化剂，导致缩窄性心包粘连或腹腔粘连。腹腔内化疗除用于恶性腹水治疗外，还可用作为进展期胃肠道恶性肿瘤术后的辅助治疗，预防和治疗区域淋巴结、肝脏及腹膜微小转移灶，减少肝转移和腹膜复发。双路化疗，是使腔内化疗取得满意疗效的方法，即局部大剂量用药，全身毒性采用中和措施。例如，局部给予大剂量顺铂（DDP），再用硫代硫酸钠（STS）进行全身中和可以提高疗效，而肾脏毒性减轻。膀胱腔内化疗可辅助手术或局部烧灼治疗，防止术后复发，同时对多灶复发的浅表膀胱癌也可起较好的治疗作用。

4. 鞘内化疗：是治疗脑膜转移的方法，对易于发生脑脊膜转移的肿瘤如急性淋巴细胞性白血病、非霍奇金淋巴瘤也是预防脑脊膜转移的措施。鞘内直接注药，局部浓度高，疗效好。常用药物有甲氨蝶呤（MTX）、阿糖胞苷（Ara-c）、噻替哌（TSPA）。禁用于鞘内的药物有5-FU和长春新碱（VCR）。

五、化学药物治疗的毒副作用

目前临床使用的抗肿瘤化学治疗药物均有不同程度的毒副作用，有些严重的毒副反应是限制药物剂量或使用的直接原因。它们在杀伤肿瘤细胞的同时，又杀伤正常组织的细胞，尤其是杀伤人体中生长发育旺盛的血液、淋巴组织细胞等。而这些细胞与组织是人体重要的免疫防御系统，破坏了人体的免疫系统，癌症就可能迅速发展，造成严重后果。化疗的毒副反应分近期毒性反应和远期毒性反应 2 种。近期毒性反应又分为局部反应（如局部组织坏死、栓塞性静脉炎等）和全身性反应（包括消化道、造血系统、免疫系统、皮肤和粘膜反应、神经系统、肝功能损害、心脏反应、肺毒性反应、肾功能障碍及其他反应等）。远期毒性反应主要是生殖功能障碍及致癌作用、致畸作用等。此外，化疗由于其毒副作用，有时还可出现并发症，常见的有感染、出血、穿孔、尿酸结晶等。

常见的毒副作用有：

（一）局部反应

一些刺激性较强的化疗药物当静脉注射时可引起严重的局部反应。

1. 静脉炎：表现为所用静脉部位疼痛、红肿，有时可见静脉栓塞和沿静脉皮肤色素沉着等。

2. 局部组织坏死：当刺激性强的药物漏入皮下时可造成局部组织化学性炎症，红肿疼痛甚至组织坏死和溃疡，经久不愈。

（二）骨髓抑制

大多数化疗药物均有不同程度的骨髓抑制，而骨髓抑制又常为抗肿瘤药物的剂量限制性毒性。骨髓抑制在早期可表现为白细胞尤其是粒细胞减少，严重时血小板、红细胞、血红蛋白均可降低，不同的药物对骨髓作用的强弱、快慢和长短不同，所以反应程度也不同，同时患者还可有疲乏无力、抵抗力下降、易感染、发热、出血等表现。

（三）胃肠毒性

大多数化疗药物可引起胃肠道反应，表现为口干、食欲不振、恶心、呕吐，有时可出现口腔粘膜炎或溃疡、便秘、麻痹性肠梗阻、腹泻、胃肠出血及腹痛也可见到。

（四）免疫抑制

化疗药物一般多是免疫抑制药，对机体的免疫功能有不同程度的抑制作用，机体免疫系统在消灭体内残存肿瘤细胞上起着很重要的作用，当免疫功能低下时，肿瘤不易被控制，反而加快复发或转移进程。

（五）肾脏毒性

部分化疗药物可引起肾脏损伤，主要表现为肾小管上皮细胞急性坏死、变性、间质水肿、肾小管扩张，严重时出现肾功能衰竭。患者可出现腰痛、血尿、水肿、小便化验异常等。

（六）肝脏损伤

化疗药物引起的肝脏反应可以是急性而短暂的肝损害，包括坏死、炎症，也可以由于长期用药引起肝慢性损伤，如纤维化、脂肪性变、肉芽肿形成、嗜酸性粒细胞浸润等。临床可表现为肝功能检查异常、肝区疼痛、肝肿大、黄疸等。

（七）心脏毒性

临床可表现为心律失常、心力衰竭、心肌病综合征（表现为无力、活动性呼吸困难，发作性夜间呼吸困难，心力衰竭时可有脉快、呼吸快、肝大、心脏扩大、肺水肿、浮肿和胸水等），心电图出现异常。

（八）肺脏毒性

少数化疗药物可引起肺毒性，表现为肺间质性炎症和肺纤维化。临床可表现为发热、干咳、气急，多急性起病，伴有粒细胞增多。

（九）神经毒性

部分化疗药物可引起周围神经炎，表现为指（趾）麻木、腱反射消失，感觉异常，有时还可发生便秘或麻痹性肠梗阻。有些药物可产生中枢神经毒性，主要表现为感觉异常、振动感减弱、肢体麻木、刺痛、步态失调、共济失调、嗜睡、精神异常等。

（十）脱发

有些化疗药物可引起不同程度的脱发，一般只说脱头发，有时其他毛发也可受影响，这是化疗药物损伤毛囊的结果。脱发的程度通常与药物的浓度和剂量有关。

（十一）其他

如听力减退、皮疹、面部或皮肤潮红、指甲变形、骨质疏松、膀胱及尿道刺激症、不育症、闭经、性功能障碍、男性乳腺增大等也可由部分化疗药物引起。

六、化学药物治疗的疗效评价

采用实体瘤的疗效评价标准（Response Evaluation Criteria in Solid Tumors，RECIST）。

（一）肿瘤病灶的测量

1. 肿瘤病灶基线的定义：肿瘤病灶基线分为①可测量病灶（至少有一个可测量病灶）：用常规技术，病灶直径长度 >20mm 或螺旋计算机断层（CT）>10mm 的可以精确测量的病灶。②不可测量病灶：所有其他病变(包括小病灶即常规技术长径 <20mm 或螺旋 CT <10mm）包括骨病灶、脑膜病变、腹水、胸水、心包积液、炎性乳腺癌、皮肤或肺的癌性淋巴管炎、影像学不能确诊和随诊的腹部肿块和囊性病灶。

2. 测量方法：基线和随诊应用同样的技术和方法评估病灶。①临床表浅病灶如可扪及的淋巴结或皮肤结节可作为可测量病灶，皮肤病灶应用有标尺大小的彩色照片。②胸部 X 片：有清晰明确的病灶可作为可测量病灶，但最好用 CT 扫描。③ CT 和磁共振（MR）：对于判断可测量的目标病灶评价疗效，CT 和 MR 是目前最好的并可重复随诊的方法。对于胸、腹和盆腔，CT 和 MR 用 10mm 或更薄的层面扫描，螺旋 CT 用 5mm 层面连续扫描，而头颈部及特殊部位要用特殊的方案。④超声检查：当研究的终点 (End points) 是客观肿瘤疗效时，超声波不能用于测量肿瘤病灶，仅可用于测量表浅可扪及的淋巴结、皮下结节和甲状腺结节，亦可用于确认临床查体后浅表病灶的完全消失。⑤内窥镜和腹腔镜：作为客观肿瘤疗效评价至今尚未广泛充分的应用，仅在有争议的病灶或有明确验证目的的高水平的研究中心中应用。这种方法取得的活检标本可证实病理组织上的完全缓解（CR）。⑥肿瘤标志物：不能单独应用判断疗效。但治疗前肿瘤标志物高于正常水平时，临床评价 CR 时，所有的标志物需恢复正常。疾病进展的要求是肿瘤标志物的增加必须伴有可见病灶进展。⑦细胞学和病理组织学：在少数病例，细胞学和病理组织学可用于鉴别 CR 和部分缓解（PR），区分治疗后的良性病变还是残存的恶性病变。治疗中出现的任何渗出，需细胞学区别肿瘤的缓解、稳定及进展。

3. 肿瘤缓解的评价：

（1）肿瘤病灶基线的评价：要确立基线的全部肿瘤负荷，对此在其后的测量中进行比较，可测量的目标病灶至少有一个，如是有限的弧立的病灶需组织病理学证实。①可测量的目标病灶：应代表所有累及的器官，每个脏器最多 5 个病灶，全部病灶总数最多 10 个作为目标病灶，并在基线时测量并记录。目标病灶应根据病灶长径大小和可准确重复测量性来选择。所有目标病灶的长度总和，作为有效缓解记录的参考基线。②非目标病灶：所有其他病灶应作为非目标病灶并在基线上记录，不需测量的病灶在随诊期间要注意其存在或消失。

（2）缓解的标准：

1）目标病灶的评价：

完全缓解（CR）：所有目标病灶消失。

部分缓解（PR）：基线病灶长径总和缩小≥30%。

稳定（SD）：基线病灶长径总和有缩小但未达 PR 或有增加但未达 PD。

进展（PD）：基线病灶长径总和增加 >20% 或出现新病灶。

2）非目标病灶的评价：

CR：所有非目标病灶消失和肿瘤标志物水平正常。

PD：出现一个或多个新病灶或（和）存在非目标病灶进展。

SD：一个或多个非目标病灶和（或）肿瘤标志物高于正常持续存在。

3. 总的疗效评价（表 1-1）：

（1）最佳缓解评估：最佳缓解评估是指治疗开始后最小的

测量记录直到疾病进展和复发（最小测量记录作为进展的参考）；虽然没有 PD 证据，但因全身情况恶化而停止治疗者应为“症状恶化”并在停止治疗后详细记录肿瘤客观进展情况。要明确早期进展、早期死亡及不能评价的患者。在某些情况下，很难辨别残存肿瘤病灶和正常组织，评价 CR 时，在 4 周后确认前，应使用细针穿刺或活检残存病灶。

(2) 肿瘤重新评价的频率：肿瘤重新评价的频率决定于治疗方案，实际上治疗的获益时间是不清楚的，每 2 周期（6~8 周）的重新评价是合理的，在特殊的情况下应调整为更短或更长的时间。治疗结束后，需重新评价肿瘤决定于临床试验的终点（end points），是缓解率还是到出现事件时间 (Time to event，TTE)，即到进展/死亡时间 (Time to progression、TTP/Time to death，TTD) 如为 TTP/TTD 那需要常规重复的评估，二次评估间隔时间没有严格的规定。

(3) 确认：客观疗效确认的目的是避免 RR（缓解率）的偏高，CR、PR 肿瘤测量的变化必须反复判断证实，必须在首次评价至少 4 周后复核确认，由试验方案决定的更长时间的确认同样也是合适的。SD 患者在治疗后最少间隔 6~8 周，病灶测量至少有一次 SD。对于以无进展生存 (Progression-free survival、PFS) 和总生存 (Overall survival、OS) 为 end points 的临床研究并不需要反复的确证肿瘤大小的变化。

(4) 缓解期：是从首次测量 CR 或 PR 时直到首次疾病复发或进展时。

(5) 稳定期：是从治疗开始到疾病进展的时间，SD 期与临床的相关性因不同的肿瘤类型、不同的分化程度而变化。

缓解期、稳定期以及 PFS 受基线评价后随诊频率的影响，由于受到疾病的类型、分期、治疗周期及临床实践等多种因素的影响，至今尚不能确定基本的随诊频率，这在一定程度上影响了试验 end points 的准确度。

(6) PFS/TTP：在一些情况下（如脑肿瘤或非细胞毒药物的研究）PFS/TTP 可考虑作为研究的 end points，尤其是非细胞毒作用机制的生物药物的初步评估。

表 1–1　总疗效评价

目标病灶	非目标病灶	新病灶	总疗效
CR	CR	无	CR
CR	未达 CR/SD	无	PR
PR	无 PD	无	PR
PD	任何	有/无	PD
任何	PD	有/无	PD
任何	任何	有	PD
SD	无 PD	无	SD

第三节　手术

肿瘤的外科治疗是通过手术的方法将肿瘤病灶清除达到治疗目的。手术切除肿瘤不受生物学特性的限制，对大部分尚未扩散的肿瘤常可通过手术治愈，同时手术可以了解肿瘤的确切部位，得到正确的分期，从而指导进一步的治疗。对于大多数早中期的恶性肿瘤患者来说手术是首选的、有效的治疗方法。但是它也有其自身的缺点：如对患者造成新的创伤；部分正常组织切除可能产生某些功能障碍或后遗症等；当肿瘤浸润范围太大或侵犯重要脏器和大血管时往往不能手术，或实施手术也不能治愈。手术是局部治疗肿瘤的方法，它无法防止癌细胞的远处转移及消灭血液循环中的癌细胞，所以并不是所有的恶性肿瘤都适合手术治疗。

在选择手术治疗时应当注意以下原则：

1. 做肿瘤手术前必须对病变作出正确的分期，以选择适当的治疗方法，要充分估计手术切除的可能性，是根治性还是姑息性的手术，手术与其他治疗方法的衔接和配合等。

2. 正确选择哪些患者可能单用手术来达到治疗目的。

3. 要考虑到手术后局部的控制情况以及与功能损伤之间的关系，在达到根治的目的下，应尽量使外形和功能达到越接近正常越好。

4. 选择最佳的整合治疗方案，控制局部病灶，防止远处转移。

5. 病期较晚的患者为配合整合治疗方案，在患者身体条件允许时，可考虑采用减轻其负荷，改善生活质量，延长生存期，为其他治疗方法创造条件的手术方案。

第四节　放射治疗

放射治疗（放疗）指用射线消除病灶。放射治疗作为治疗恶性肿瘤的一个重要手段，对于许多癌症是可以产生较好效果的。但是放疗会产生放射性皮炎、放射性食管炎以及食欲下降、恶心、呕吐、腹痛、腹泻或便秘等诸多毒副反应，利用中药与化疗进行配合治疗，不但可有效地消除这些毒副反应，而且还可以增加癌细胞的放射敏感性，帮助放射线彻底杀灭癌细胞。

一、放射治疗的原理

放射疗法是用X线、γ线、电子线等放射线照射癌组织。由于放射线的生物学作用，能最大量地杀伤癌组织，破坏癌组织，使其缩小。这种疗法是利用放射线对癌细胞产生致死效果的疗法。由于足够的放射剂量仅是对被照射部位有治疗效果，所以放疗是和外科手术疗法同为局部治疗。

细胞对放射线的敏感性在分裂期最高，而在DNA合成期其敏感性最低。放射疗法仅是对异常增殖的癌肿给予大量的杀伤，使之缩小。

近年，为了尽可能减少对周围正常组织的影响，放疗采用了从多方向对病灶进行照射的方法；这种疗法分根治照射、姑息照射以及和手术合并进行放射疗法等。

目前，除了采用高能X线、γ射线外，有学者开始利用高能粒子线进行肿瘤的放射疗法。放射治疗的发展历史虽然只有80多年，但发展很快，从X线机到超高压装置，目前技术不断完善更新，并出现质子射线、负π介子等特殊放疗。

二、当前的放射治疗技术

放疗技术分为外照射、近距离照射、立体定向放射、“代谢性”照射。

1. 外照射：X射线治疗机是放疗的原始治疗技术，目前仍在小范围用来治疗。钴和铯放射治疗机是放射性核素在衰变过程中产生的射线，用来治疗肿瘤。直线加速器，产生高能X射线和电子射线可供选择治疗不同肿瘤。快中子射线、负介子和质子加速器，在治疗技术和生物效应上更有特殊性。

2. 近距离治疗：分为腔内和组织间照射。为把可以产生射线的放射性核素，采用不同途径来尽可能接近肿瘤，来提高肿瘤剂量。

3. 立体定向放射：γ-刀、X-刀通过计算机定位治疗计划和控制多向旋转性放射提高治疗区剂量。

4. “代谢性”照射：也叫内部照射，是将放射性同位素口服或静脉注射，当这些同位素到达肿瘤部位时，即达到治疗的目的。常用^{131}碘治疗甲状腺癌，用^{32}磷和^{198}金治疗白血病、真性红细胞增多症及多发性骨髓瘤。

三、放射治疗的治愈比

放疗已是肿瘤治疗中不可缺少的手段之一。在所有恶性肿瘤患者中，需用放射治疗的在60%~70%，有不少肿瘤可以用放疗治愈，如：口咽、舌根、扁桃体癌的放疗治愈在37%~53%，上颌窦、鼻腔筛窦癌在38%~40%，早期的舌癌、鼻咽癌和宫颈癌在86%~94%，食管癌早期80%和中晚期在8%~16%，国外的早期直肠、喉癌在80%~97%等，由此说明放疗在肿瘤治疗上是有重要价值的。

四、放射治疗的适应证与禁忌证

（一）放射治疗的适应证

1. 适合单纯放疗的肿瘤有早中期鼻咽癌、早中期颌窦癌、早期舌癌、早期喉癌、颈段和中段食管癌、早期宫颈癌、早期霍奇金病和早期前列腺癌等。

2. 适合放疗联合手术的肿瘤有早中期颅内肿瘤、中晚期头颈部肿瘤、早期甲状腺癌、食管下段癌、早中期胃癌、早中期肺癌、恶性胸腺瘤、中期宫颈癌、早中期直肠癌、早中期肛管癌、精原细胞瘤和一些软组织肿瘤等。

3. 适合放疗联合化疗的肿瘤有各期的小细胞肺癌、中晚期霍奇金病、各期恶性淋巴瘤和大部分晚期的恶性肿瘤。

4. 有些腺癌、恶性混合瘤不能首选放疗，如乳腺癌、甲状腺癌、胃癌、结肠癌、直肠癌、肝癌及腮腺混合瘤等，多以手术治疗为主，有时在术前或术后可配合放疗。

（二）放射治疗的禁忌证

1. 晚期癌症患者有明显的恶病质，如消瘦、脱水、营养状况极差，无法进行放疗者可作为绝对禁忌证。

2. 食管癌已穿孔，腔内合并大量积液，肺癌合并大量癌性胸水，肝癌合并大量腹水等均应作为禁忌证。

3. 对放射线不敏感的肿瘤，如软组织肉瘤：纤维肉瘤、平滑肌肉瘤、横纹肌肉瘤、脂肪肉瘤、滑膜肉瘤、成骨肉瘤、神经纤维肉瘤及黑色素瘤等应视为相对的禁忌证。一般不做放疗。

4. 放疗中度敏感的肿瘤在经过足量放疗后局部又复发时，因正常组织不能再耐受第二次重复照射，应作为禁忌证。

5. 放疗中度敏感的肿瘤已有远处多处转移时也不适宜作放疗。

另外，除肿瘤因素，还有其他严重疾病，如急性感染、心力衰竭等应在控制病症后再做放疗；有心脏病而肿瘤又位于心脏附近（例如肺癌）；有肺功能严重代偿不全的肺癌患者；有明显肝功能障碍的肝癌均不宜进行放疗；末梢血中白细胞<4

$\times10^6$/L 或血小板<80$\times10^6$/L 时，均不宜进行放疗，待血象恢复正常后可再考虑放疗。

第五节 热疗

一、肿瘤热疗的概念

肿瘤热疗是用加热治疗肿瘤的一种方法，即利用有关物理能量在组织中沉淀而产生热效应，使肿瘤组织温度上升至有效治疗温度，并维持一定时间，以达到既使肿瘤缩小或消除，又不致损伤正常组织的目的的一种治疗方法。现代肿瘤热疗学，是由肿瘤学、生物热学、物理热学、机电一体化、电子计算机等高新技术交织结合为一体的一门新兴学科。肿瘤热疗已成为继手术、放疗、化疗和免疫疗法之后的第五大疗法，是治疗肿瘤的一种新的独立手段。热疗能够有效地杀伤恶性肿瘤细胞，提高患者的生存质量，延长患者的生命，而且与放疗、化疗产生互补的作用，增加患者对放疗和化疗的敏感性，同时又减轻放疗和化疗的副作用。

二、肿瘤热疗治疗机制

组织培养及体内实验表明，人体细胞在接受 30~60min、42~43℃的热作用时，细胞会产生变性甚至坏死。人体正常组织的动脉和静脉系统在胚胎阶段已配置完善，并有良好的体温调控系统；而肿瘤内的血管是后天异常生长的，其结构扩张扭曲，大量的血管窦处于开放状态，毛细血管壁缺乏弹性，肿瘤增大压迫这些血管，而且血管神经感受器不健全，对温度的反应不敏感。当采用温热疗法治疗肿瘤时，正常组织因局部血管扩张，血液循环加速，将热量带走而散出体外；而肿瘤组织尽管温度升高，其血流速度及流量仍明显比受同等条件的正常组织慢而低，从而产生热量蓄积，致使肿瘤部位温度高于邻近的正常组织 3~5℃，进而使肿瘤细胞变性、坏死。这就是温热疗法对肿瘤组织的选择性效应。

三、内生场肿瘤热疗系统的特点

1. 该系统采用两组不同频率、不同相位的高频源，将两组不同频率的高频电流交叉作用于人体，在人体深部组织选择性地产生一种内生场，从而产生内生热，使深部交叉处肿瘤中心部位温度在42~43℃达到治疗热剂量。

2. 疗效显著迅速，不仅能迅速控制肿瘤的生长速度，而且可使其缩小或消失，治疗过程无任何痛苦和毒副作用。

3. 能改善患者的生活质量，减轻癌性疼痛和发热、增进食欲，改善睡眠，增强体力，增加体重，还能提高免疫力和升高白细胞。

4. 如与放疗或化疗配合，不但可以减少放疗、化疗的使用剂量和毒副作用，还能使疗效成倍提高。

四、肿瘤热疗适应范围

人体胸腔、腹腔、盆腔（除头部和血液之外）等部位的表浅及深部原发或复发的恶性实体肿瘤以及术后可能存在的亚临床病灶等。

1. 胸腔：肺癌，食管癌，贲门癌，纵隔肿瘤，恶性淋巴瘤等。

2. 腹腔：胃癌，肿癌，胰腺癌，结肠癌，平滑肌肉瘤，肾癌等。

3. 盆腔：卵巢癌，直肠癌，子宫癌等。

4. 软组织肉瘤及转移瘤等。

五、热疗的禁忌证

1. 严重心脏病患者及带心脏起搏器者禁用。

2. 肿瘤部位有结核者禁用。

3. 有出血倾向者禁用。

4. 在经期的女性患者禁用。

5. 体内植有金属物体，如腹钢板、钢钉接骨者禁用。

6. 孕妇。

7. 颅内占位性病变禁用。

8. 各种白血病患者禁用。

第六节　微创治疗

一、肿瘤微创治疗的概念

肿瘤微创治疗是肿瘤治疗的新模式，是一种人性化、理性化、个体化的治疗模式。它是一种集先进的医学影像学技术以及药物、生物和基因等高新技术为一体的现代肿瘤治疗方法。其基本操作程序是：在CT、B超、数字减影血管造影（DSA）或内镜等影像设备引导下，用穿刺针对肿瘤进行穿刺，然后再采用放射、物理或化学方法，直接杀灭实体肿瘤。

其特点是不开刀，创伤小，并发症少，定位精确，治疗安全。微创治疗的适应证是不适合手术、放疗和化疗的患者，或手术后复发、残留，或放、化疗复发或不敏感的实体肿瘤患者。尤其对不能或不愿手术而又不能接受放疗或化疗的老年肿瘤患者，更能发挥其治疗优势。

二、微创治疗的分类

1. 微创外科：通过胸腔镜、腹腔镜、胆道镜，进行微创治疗。目的就是要切除肿瘤。还可以通过直视下对肿瘤实施微波治疗、冷冻治疗。

2. 微创介入：借助于影像的引导进行的微创治疗，使用B超、透视、CT、MR等等，将特制的导管、导丝、穿刺工具等精密的器械，直接引入到人体，对病变进行诊断，取活检或者进行局部的治疗。按照治疗的途径，介入治疗分为血管内治疗和非血管治疗。非血管治疗进一步分实质内介入和腔道内介入。因此介入治疗可以分为血管内介入治疗、实质内介入治疗、腔道内介入治疗。

微创治疗通常指的是微创介入，但不绝对，如腔镜下行微波或冷冻治疗。目前，肿瘤微创治疗的方法不断增加，如放射性粒子和化学粒子组织间置入、射频消融、多种药物消融、微波刀、氩氦刀、超声刀、“多弹头”射频、骨水泥、激光、腔镜、内镜、化疗栓塞等治疗方法。

三、微创治疗的优势

1. 创伤小，只需在体表开很小切口或不需切口，恢复快。

2. 局部疗效确切。

3. 定位准确，选择性好，能最大限度地保护正常组织器官功能。

4. 对传统治疗的有效补充，对早期肿瘤可起到根治作用，晚期可达到减瘤等姑息治疗目的。

四、微创治疗的发展趋势

1. 日益趋向精确定位、精确治疗：现代医学影像学是肿瘤微创治疗精确导向的“眼睛”。先进的诊断与定位技术使肿瘤微创治疗日益趋向精确定位、精确治疗。借助多种手段的影像设备和影像技术，利用影像设备和技术的适时监控和精确导向、定位进行有效的靶向治疗。一步到位的精确定位与一步到位的精确治疗体现了21世纪肿瘤微创治疗的全新特色，是肿瘤微创治疗优于传统治疗模式的重要之处。

近年来，适时监控设备和技术的出现以及对微小病灶的精确判断与分析的提高，进一步提高了肿瘤治疗的针对性和疗效，如MR导向下的超声聚焦（HIFU）治疗可以实时监控肿瘤组织的坏死，从肿瘤功能方面实时指导治疗；PET/CT导向下的微创治疗具有功能显像和高空间分辨率双重优势，对于残存肿瘤病灶及转移性肿瘤具有较高的价值，治疗的准确率可达90%~100%，而且为肿瘤能否得到根治性治疗在循证医学上得到更好的支持和评价。

2.序贯联合模式：序贯联合模式是以肿瘤的生物学行为和患者个体状况为基础，以对肿瘤产生最大程度破坏和最大限度保护人体生理功能、免疫功能为原则，按照科学的次序将数种微创治疗方法有机结合起来，以达到优势互补、提高疗效为目的的微创治疗模式。

以原发性肝癌为例，将肝动脉栓塞化疗（TACE）、消融治疗两者序贯联合应用，即在TACE的基础上，经过肿瘤残留活性成分的影像学判断与分析，对肝内病变进行消融治疗，可使病变区肿瘤组织（包括残留病灶、子灶和微小病变）完全坏死，进一步提高了治疗的效果。其机制为：①越来越多的证据显示：原发性肝细胞癌是一种多发性病变（多中心起源或早期即沿门静脉播散）。TACE 治疗优点为器官水平的整体治疗，在抗血管治疗中也发挥重要的作用，能有效地减少肿瘤区的血供，而且减少了治疗过程中由于血液流动造成的药物或热量流失，使消融治疗的效果明显增强。在此基础上再行消融治疗，可以克服单纯 TACE 治疗后病变完全坏死率较低（约为20%）的不足，最大程度地杀灭碘油沉积区或其周围残存的肿瘤细胞，使肝癌的完全坏死率明显提高。②TACE 在对肝癌子灶、肝内微小病变进行治疗的同时，可通过碘油标记肝内病变（包括子灶及微小病变），从而克服消融治疗较易遗漏肝内较小病变和微小转移性病变的不足；同时可以为下一步消融治疗提供较为准确的依据。③消融治疗可明显延长 TACE 治疗的时间间隔，减轻了多次反复 TACE 治疗引起的肝功能损害及其所产生的较重的并发症，提高了患者的生存质量和远期生存率。④消融治疗对门静脉癌栓也有较好的治疗作用。

3. 微创治疗联合生物免疫治疗——肿瘤治疗的新模式：肿瘤微创治疗联合生物治疗逐渐成为 21 世纪肿瘤治疗的一种新模式，它是采用微创治疗的方法充分减轻或去除瘤负荷，甚至达到临床治愈（临床症状消失、影像学显示病灶活性消失、相关实验室检查阴性），然后联合肿瘤生物免疫治疗进一步消灭残留的肿瘤细胞，巩固和提高微创治疗的疗效、预防肿瘤的局部复发和有效控制转移。

如果说微创治疗消灭的是宏观的影像学所能观察到的病变，生物免疫治疗则主要是消灭影像学上无法显示的亚影像学的肿瘤病变。微创治疗在通过抗肿瘤血管治疗或局部直接的物理、化学破坏对肿瘤组织进行最大程度上的杀伤或灭活之后，进行生物免疫治疗，调动机体免疫系统，提供机体的免疫能力，消除残余的肿瘤细胞，以达到防止肿瘤局部复发和转移的目的，进一步提高肿瘤治疗的效果。

4. 根治性肿瘤微创治疗：随着肿瘤微创治疗学科的不断发展，在循证医学的指导下，越来越多先进的微创治疗手段通过相互之间的序贯联合应用以及微创治疗联合生物治疗的新模式，对某些肿瘤达到根治的目的，取得与一些肿瘤根治性治疗相媲美的疗效。高科技的进步不断改变传统的治疗模式。如早期乳腺癌，美国食品药品监督管理局（FDA）已批准<2 cm 的肿瘤可做 MR 导引下的微创海扶治疗，保护了患侧乳房的完美。对于小肝癌，微创治疗的疗效不低于传统的外科切除。现在，微创治疗也已经被纳入肝癌临床治疗指南。

五、微创治疗的展望

微创医学和生物医学已成为 21 世纪医学发展的两大趋势和热点，是肿瘤综合治疗手段中的重要部分。微创治疗不仅可以明显提高肿瘤组织对放、化疗的敏感性，而且有助于术前减轻瘤负荷，可以有效的解决术后残留或复发的问题。微创治疗既是一种姑息性治疗，也是一种根治性治疗，是一种人性化、个体化治疗，已为越来越多的肿瘤患者和医师所接受。传统的三大治疗手段如手术、化疗、放疗虽然对某些肿瘤的治疗起到一定的积极作用，然而在很多情况下受患者一般情况较差、肿瘤组织对化疗药物不敏感或受放射治疗最大剂量的限制。随着高新科技的不断发展和社会医学观念的不断更新，创伤大的、对人体免疫功能损伤大的治疗方法将逐渐向微创治疗和生物基因治疗的方向发展。微创治疗联合生物基因治疗的新模式将成为新世纪肿瘤治疗的重要组成部分。

第七节　分子靶向治疗

分子靶向治疗是在细胞分子水平上，针对已经明确的致癌位点（该位点可以是肿瘤细胞内部的一个蛋白分子，也可以是一个基因片段），来设计相应的治疗药物，药物进入体内会特异地选择致癌位点来相结合发生作用，使肿瘤细胞特异性死亡，而不会波及肿瘤周围的正常组织细胞，所以分子靶向治疗又被称为“生物导弹”。

一、靶点不同药物分类

分子靶向药物目前尚无统一的分类方法。根据作用靶点不同，可分为以下4类。

（一）蛋白激酶

细胞的分化信号传导因子中，含有大量的蛋白激酶家族。在细胞信号传导过程中，蛋白酪氨酸激酶十分重要，它可催化ATP上的磷酸基转移到许多重要蛋白质酪氨酸残基上使其磷酸化，导致传导通路的活化，影响细胞生长、增殖和分化，而许多肿瘤细胞中酪氨酸激酶活性异常升高。超过50%的癌基因及其产物具有蛋白酪氨酸激酶活性，它们的异常表达将导致肿瘤的发生。此外，该酶的异常表达还与肿瘤转移、肿瘤新生血管生成、肿瘤对化疗耐药有关。研究能阻断或修饰由信号传导失常引起疾病的选择性蛋白激酶抑制剂，被认为是有希望的药物开发途径。目前，已经发现了一些蛋白激酶抑制剂和针对不同蛋白激酶ATP结合位点的小分子治疗剂，并已进入临床研究，如酪氨酸激酶抑制剂等。

（二）肿瘤血管生成因子

正负调控子的平衡控制着肿瘤血管的生成，由此促进肿瘤的生长和转移，开发血管生成抑制剂是肿瘤研究最为活跃的领域之一。临床试验中的血管生成抑制剂有以下4类。

1. 调节基质反应：抑制基底膜降解的药物有马立马司他(Marimastat)、BMS-275291等。

（1）基质蛋白酶 (MMP)：是一种蛋白水解酶，可使细胞外基质降解，它在肿瘤浸润、转移和血管形成过程中发挥关键作用。基质蛋白酶抑制剂 (MMPI) 可以通过抑制金属蛋白酶起到抗肿瘤生长与转移的作用。

（2）BMS-275291：是一种MMPI，它与化疗联合用于晚期非小细胞肺癌的治疗，目前已进入Ⅱ期、Ⅲ期临床试验。

（3）Col-3：是MMP-2和MMP-9抑制剂（Ⅰ/Ⅱ期临床），AE941是MMP-2、MMP-9和MMP-12抑制剂，它可以

封闭血管内皮生长因子（VEGF）和它受体的结合，Ⅱ期临床试验治疗多发性骨髓瘤，Ⅲ期临床试验用于肾癌和非小细胞肺癌的治疗。

2. 直接抑制内皮细胞的药物：沙立度胺（Thalidomide）、烟曲霉素衍生物（TNP470）、恩度（Endostatin）等。

（1）TNP 470：是第一个进入临床试验的抑血管药物，它对内皮细胞增殖和新生血管形成都具有强烈抑制作用，它与吉西他滨或顺铂联合使用，Ⅲ期临床用于宫颈癌、胃癌、前列腺癌、乳腺癌和肺癌等实体瘤治疗显示出了明显的抗肿瘤活性。

（2）内源性血管生成抑制因子：血管抑素（angiostatin）和内皮抑素（endostatin）都对老鼠肿瘤新生血管生成有强烈抑制作用，且没有发现耐药现象，联合使用这 2 种抑制因子可以彻底根除小鼠体内的移植瘤，但临床有待进一步验证。目前两药均已在美国进行临床试验。

3. 抑制内皮细胞特异性整合素的药物：Vitaxin/αVβ3 人源化单克隆抗体、EMD121974/αVβ3 小分子拮抗剂。肿瘤细胞的粘附性在肿瘤侵袭和转移中起着极为重要的作用。粘附分子如整合素可以促进肿瘤转移，另外它还可启动某些细胞逃逸机制抑制细胞凋亡。因此抑制了粘附分子/整合素的信号传导就可起到抗肿瘤作用。Vitaxin 是一种抗 αVβ3 的单克隆抗体，Ⅰ/Ⅱ期临床试验用于治疗晚期直肠癌；EMD121974 是一个抗 αVβ3 的小分子，进入了Ⅲ期临床试验，也有很好的疗效。

4. 抑制血管生长因子活化的药物：血管内皮生长因子（VEGF）单克隆抗体等。

近几年抗肿瘤血管药研究进展非常迅速，全世界大约有 75 种抗血管药物进入了临床试验阶段，大多数处于Ⅰ期或Ⅱ期临床试验阶段，但至少有 12 种已进入或已完成了Ⅲ期临床试验。

已发现特异性调控表皮特异受体酪氨酸激酶的配体蛋白是一类前血管生成因子，如 VEGF/ VEGFR 系统，被认为是肿瘤药物很好的作用靶点。

VEGFs 是一类蛋白，为高度特异的血管内皮细胞有丝分裂原，通过与受体结合激活后发挥作用。VEGF 可促进内皮细胞的有丝分裂、延长细胞的存活期，提高基质降解过程中所需酶的表达，增加血管的通透性等。VEGF 对体积>2mm 的实体瘤的快速生长发挥作用。

血管内皮生长因子受体（VEGFR）是一类重要的酪氨酸激酶，许多研究表明，其信号转导途径失调在肿瘤的发生、生长和转移中有重要作用。VEGFR 主要有 VEGFR-1（Flt-1）、VEGFR-2（KDR /Flt-1）和 VEGFR-3（Flt-4），均属酪氨酸激酶受体。VEGF 通过与 2 种跨内皮细胞膜受体结合发挥生物学功能。

（三）DNA 拓扑异构酶

真核细胞的 DNA 拓扑异构酶在 DNA 的复制、转录、重组以及在形成正确的染色体结构、染色体分离、浓缩中发挥重要作用。拓扑异构酶抑制剂已经成为抗肿瘤药物研究开发最重要的靶点之一。

（四）其他

DNA 复制是肿瘤细胞增殖的关键。抑制 DNA 引物酶，使引物的合成受阻，DNA 复制受到抑制，肿瘤细胞不能增殖，从而达到抗肿瘤的目的。因此，DNA 引物酶是抗肿瘤药物研究的一个理想靶点。

细胞周期调控、凋亡、分化等大量的生物过程都依赖于不同蛋白的调控表达和降解，其中许多反应物下调作用是通过泛素依赖性水解毁坏完成的。已发现在整个泛素化过程中的许多水平可被调控，寻找靶向该途径中不同因子的药物有很好的前景。在肿瘤治疗中，泛素-蛋白酶途径抑制剂可作为一种新型的抗肿瘤药物。

组蛋白的乙酰化是基因表达的主要调节因子，它通过改变转录因子与 DNA 的接近性以激活基因表达。组蛋白去乙酰化酶 (histone deacetylase，HDA) 基因表达的抑制作用为肿瘤治疗提供了新的靶标。HDA 抑制剂能引起细胞周期阻断和凋亡基因的激活，该作用可用于肿瘤的治疗。

二、临床用药指导

靶向药与常规化疗药的另一个不同在于其用药的判断上。医生在给患者使用常规药物时，一般是根据患者的身体状况、症状等条件选择用药，而药物的有效性要通过一段时间的治疗观察才能判定。而靶向药物通过与肿瘤细胞的特征性位点结合，干预控制肿瘤细胞生长增殖的基因信号传导通路；而肿瘤细胞是有多样性的，并非所有肿瘤细胞都具有一样的特征性位点（因人而异），因此对于某些特定的靶向药物，在使用前检测患者体内是否有符合条件的基因，判断其肿瘤细胞上是否有符合条件的位点，就可以预知该药物是否会奏效，这从临床上节省了金钱和时间。这样的检测被称为“基因突变检测”。对于一些靶向药物来说，使用前进行突变检测是保证安全、有效用药的必要步骤。

例如，易瑞沙和特罗凯是用于治疗非小细胞肺癌的靶向药物，它们通过抑制肿瘤生长信号传导通路中的表皮生长因子受体（EGFR）的酪氨酸激酶（TK）来阻断该信号通路。在易瑞沙的早期使用过程中，曾发现其有效率并不高，甚至因此而被美国食品药品监督管理局叫停。对临床资料的统计表明，这2种靶向药物更适合东方人、不吸烟者、女性和腺癌/肺泡癌患者。随后，进一步研究结果表明，只有当患者的EGFR（表皮生长因子受体）基因发生突变，并且K-RAS基因没有发生突变的时候，易瑞沙才会收到很好的效果，否则疗效不明显。因此，现在美国食品药品监局现在已经强制要求在选择使用这2种靶向药物之前必须先进行EGFR和K-RAS基因的突变检测，以确定是否适合用药。符合上述条件的患者在服用易瑞沙之后普遍收到了良好的疗效。其他类似的需要进行突变检测的药物还有用于治疗结直肠癌的爱必妥（Erbitux）和维克替比(Vectibix)，用于治疗肾细胞癌的多吉美（Nexavar）等，它们需要检测的基因不尽相同，但都只有在患者符合相关条件时才能奏效。

进入21世纪后的抗肿瘤药物研发战略是在继续深入发展细胞毒性药物的基础上同时逐渐引入分子靶向性药物的开发。迄今为止，很多靶向药物已经在临床起了极其重要甚至是奇迹般的作用。有些已经按照循证医学的原则进入了国际肿瘤学界公认的标准治疗方案和规范。更多、更有希望的药物也在快马加鞭地研制和早期临床试验中。目前肿瘤的药物治疗正处于从单纯细胞毒性攻击到分子靶向性调节的过渡时期，应是前程无量。

三、疗效评价标准

临床又称为Choi评价标准。

1. 完全缓解（CR）：①所有可测量病灶及不可测量病灶消失；②无新病灶。

2. 部分缓解（PR）：①CT提示可测量病灶最长径之和缩小10%，或肿瘤密度（HU）下降15%；②无新病灶；③非可测量病灶无新进展。

3. 疾病稳定（SD）：①不符合CR、PR、PD；②肿瘤相关症状无加重。

4. 疾病进展（PD）：①CT提示可测量病灶最长径之和增加10%，而且HU变化不符合PR标准；②出现新病灶；③瘤内新生结节或已存在的瘤内结节体积增加。

第八节　内分泌治疗

一、内分泌治疗的分类及临床应用

在临床上内分泌治疗又分为外科治疗，放射治疗及药物治疗。前者是手术切除卵巢、肾上腺、脑垂体等内分泌腺体。放射治疗是指用放射线照射破坏内分泌腺体；药物治疗是指补充某些激素（替代治疗）、用药物消除某些激素（消除治疗）及用某些药物抵消某种激素的效应（抵抗治疗）。激素是由机体内分泌细胞产生的一类化学物质，其随血液循环到全身，可对特定的组织或细胞（称为靶组织或靶细胞）发挥特有的效用。激素与肿瘤的关系密切，目前已知某些肿瘤如乳腺癌，前列腺癌，宫颈癌，卵巢癌，睾丸肿瘤，垂体肿瘤，甲状腺癌等与激素的失调有关，激素也是最早应用的抗肿瘤药。

肿瘤内分泌治疗的临床应用有：①主要针对女性乳腺癌，若癌组织中能查到性激素受体，采用内分泌治疗可有效，称激素依赖性肿瘤。若癌组织中未能查到性激素受体，则内分泌治疗常无效，称非激素依赖性肿瘤。内分泌治疗主要用于根治性治疗后预防复发转移以及不宜手术或放射治疗的晚期乳腺癌如炎性乳腺癌及复发性或转移性乳腺癌等，尤其是雌激素受体显著阳性患者，这种治疗属于姑息性的。②对于前列腺癌伴有广泛转移者，以雌激素治疗加双侧睾丸切除术的效果最好。③对晚期子宫内膜腺癌主要用甲孕酮治疗，约 30%~35%可见肿瘤缩小，主观症状改善如疼痛减轻等。

二、内分泌药物的副作用

（一）雄激素的作用

主要有女性男性化，包括体毛增加、性欲亢进、阴蒂肥大、嗓音变粗，此外还可以引起水潴留和阻塞性黄疸。

（二）雌激素的副作用

雌激素引起的毒性反应表现为恶心、呕吐、水潴留、高钙血症、乳晕加深、子宫出血、男性女性化（男性乳房发育、睾丸萎缩、阳痿），较严重的毒性为心血管意外的发生率增加等。

（三）孕激素的副作用

较少发生，大剂量麦考酚酸（MPA）能引起水潴留、体重增加、库欣综合征、高血压和血栓性静脉炎。

（四）雌激素拮抗剂的副作用

这类药偶尔可能引起恶心、呕吐、颜面潮红、外阴瘙痒、阴道流血，他莫昔芬（TAM）大剂量长期应用有可能引起白内障和严重的消化道症状。

（五）雄激素拮抗剂的副作用

类固醇类雄激素拮剂主要是孕激素类药物，其副作用与孕激素相同。

（六）甲状腺素类的副作用

甲状腺素替代疗法和功能抑制治疗过程中，如长期过量服用，可出现甲状腺功能亢进的临床表现，如心动过速、脉细震颤、情绪紧张、多汗怕热、基础代谢率增高等。

（七）肾上腺皮质激素的副作用

肾上腺皮质激素功能复杂，与体内多种物质、器官系统的代谢密切相关，因而其毒性反应也表现多样。对糖代谢的影响，可以使血糖增高，诱发糖尿病；对蛋白质代谢，可引起肌肉萎缩、骨质疏松症、皮肤变薄；对水电解质代谢，可致水潴留、低血钾；造血系统毒性反应有血红蛋白、红细胞及中性粒细胞的增加，循环淋巴细胞减少；胃肠道反应有影响溃疡愈合或加重溃疡出血；心血管系统反应主要为高血压；对神经系统方面，可有焦虑、欣快的精神表现，有时可致精神病。

三、内分泌治疗的注意事项

1. 内分泌治疗是一种姑息性治疗。一般认为内分泌治疗对肿瘤细胞的生长只有抑制作用而不起直接杀死作用，只起症状缓解而不起延长患者生命的作用。

2. 随着新药的大量开发，外科内分泌治疗有被内科内分泌治疗取代的趋势。内分泌治疗在某些肿瘤如卵巢癌、乳腺癌、前列腺癌中已成为主要疗法。

3. 内分泌治疗所用药物有其主要适应证和副作用，应注意药物的灵活选择。

4. 糖皮质激素（GC）作用广泛。糖皮质激素受体（GCR）存在于人体内一切有核细胞内，除有抗炎抗水肿的作用，尚可使肾上腺皮质激素抑制，使肾上腺不同程度地萎缩，即" 药物性肾上腺切除术"，可广泛用于各种肿瘤的治疗。

5. 内分泌治疗可与化疗联合应用，在某些肿瘤的治疗中效果肯定。内分泌治疗有许多药物，多不提倡联合应用，一种药物无效时可改用另一种药物。

第九节　光动力学治疗

光动力学疗法属于光医学范畴。光动力学疗法应用于肿瘤治疗始于 1903 年，Jesionek 和 Tappeiner 用伊红致敏肿瘤，引起肿瘤细胞破坏。1976 年 Kelly 和 Snell 应用一种血卟啉衍生物（hematoporphyrin deriva-tives，HpD）治疗膀胱癌成功，由此开创了光动力学疗法。光动力学疗法不同于传统的手术、放疗和化疗三大治疗肿瘤手段，它对靶组织及损伤程度都具有可选择性，可减少对正常组织的损伤。近年来由于光敏物质、光激活装置以及导光系统的发展和进步，光动力学疗法已逐步成为肿瘤的基本治疗手段之一。

一、光动力学原理

光动力学疗法是一种冷光化学反应，其基本要素是氧、光敏剂和可见光（常用激光）。首先肿瘤组织选择性摄取光敏剂，并储于其内，随后在适当波长光局部照射下，光敏剂被激活，从而产生光敏效应。

（一）光动力效应

光动力疗法的作用基础是光动力效应，是一种有氧分子参与的伴随生物效应的光敏化反应。其过程是:特定波长的激光照射使组织吸收的光敏剂受到激发，激发态的光敏剂又把能量传递给周围的氧，生成活性很强的单态氧，单态氧和相邻的生物大分子发生氧化反应，产生细胞毒作用而导致细胞受损乃至死亡。

（二）光动力效应所需的基本条件

氧是光敏剂，它和可见光是光动力效应发生的基本条件。由于光动力治疗是在活体上进行的，活体组织又是含氧的，所以光敏剂和与之相匹配的特定波长光便成为光动力效应的两个关键因素。光敏剂的光动力活性、光吸收特性和靶向特性，决定了其临床可用性和适用范围。照射光的波长必须与光敏剂相匹配才能产生强烈的光动力效应。另外照射光输出稳定性和投照可靠性也是决定治疗效果的重要可控因素。

(三) 光动力效应能够用于治病的前提条件

光动力效应能够用于疾病治疗有 2 个前提:其一是特定病变组织能较多地摄取和存留光敏剂;其二是靶部位较易受到光照射。通常,实体恶性肿瘤、某些癌前病变及一些良性病变可较多地摄取和存留光敏剂,只要这些病灶处于激光光纤的照射范围,光动力效应就能发生。

(四) 光动力学疗法的治疗步骤

光动力学疗法治疗肿瘤可 2 步来完成:首先是给注射光敏剂,然后是对病灶区进行激光照射。

二、光动力学疗法的适应证

光动力学疗法已广泛用于治疗传统疗法无效或副作用大的肿瘤。对某些肿瘤的控制率,光动力学疗法不亚于传统疗法如手术、放疗、化疗的效果。

光动力学疗法的适应证包括食管癌、肺癌、脑瘤、头颈部肿瘤、眼肿瘤、咽癌、胸壁肿瘤、乳腺癌、胸膜间皮瘤、腹腔肉瘤、膀胱癌、妇科肿瘤、直肠癌、卡波氏 (Kaposi) 肉瘤、皮肤癌、口腔癌、喉癌、宫颈癌、阴道癌、外阴癌、阴茎癌、肝癌、胆管癌等恶性肿瘤;食管鳞状上皮不典型增生和 Barrett 食管病变、支气管上皮不典型增生、膀胱移行上皮不典型增生等癌前病变;以及老年性眼底黄斑病变、皮肤红斑痣等非肿瘤性的良性病变。

三、光动力学疗法的不良反应

光动力学疗法的主要不良反应是光过敏反应,表现为皮肤局部出现红疹或水泡。这是因为正常组织内有少许光敏剂存在,在日光或强光照射后可发生日光性皮炎,所以在注射光敏剂后 1 个月内,患者应避开日光。另外,有时在治疗数天后,治疗部位可能会出现局部的暂时的反应性水肿,并伴随一些不适,如胸、背或腹部的疼痛,支气管癌的患者发生呼吸困难,食管癌的患者发生吞咽困难,膀胱癌的患者发生尿频、血尿等，以及其他的一些副反应如发热、便秘等，一般因具体的治疗病变部位和病情而异，大多数不严重，持续时间也较短，常可通过常规处理得以缓解。总之，毒副作用是极其轻微的。

第十节 基因及免疫治疗

一、基因治疗

肿瘤的基因疗法的原理是克隆某些可用于肿瘤治疗的目的基因，将目的基因在体外转染受体细胞，然后回输体内，或直接将目的基因体内注射，使目的基因在体内有效表达，增强体内抗肿瘤作用或改善肿瘤微环境增强抗肿瘤免疫力。目前常用的抗肿瘤基因治疗目的基因有：细胞因子基因 [(如编码白细胞介素 2~12（IL-2~12)]、干扰素（IFN），肿瘤坏死因子(TNF)、集落刺激因子（CSF)，肿瘤抗原基因 [(如编码黑色素瘤抗原 (MAGE)，癌胚抗原 (CEA) 等的基因]，主要组织相容性复合体 (MHC) 基因，协同刺激分子基因 (如编码 B7、CD54、LFA-3 等的基因)，肿瘤自杀基因 (如 TK、CD 基因等，肿瘤抑癌基因 (如 RB 基因、P53 基因等)。

常采用的受体细胞有：①体外培养细胞有淋巴细胞 [(以 T 淋巴细胞为主、淋巴因子激活的杀伤细胞（LAK)、肿瘤浸润淋巴细胞 (TIL) 等]、巨噬细胞、造血干细胞、成纤维细胞、肿瘤细胞、其他细胞。②体内细胞。

常采用的转导基因方法：

1. 离体法 (ex vive)：将目的基因转染或转导体外培养受体细胞，离然后回输体内。离体的转导基因方法包括：①非病毒转导法：DNA-磷酸钙共沉淀法、显微注射等。②病毒介导法：常用逆转录病毒、腺病毒、疱疹病毒、痘苗病毒等作为基因载体。

2. 直接体内法 (in vive)： 将目的基因表达载体 (如质粒等)，直接注射体内 (如基因枪、DNA 直接体内注射)，使之在体内细胞中有效表达。肿瘤基因疗法正从实验进入临床阶段。

二、免疫学治疗

肿瘤免疫学治疗的目的是激发或调动机体的免疫系统，增强肿瘤微环境抗肿瘤免疫力，从而控制和杀伤肿瘤细胞。肿瘤免疫学治疗的方法种类繁多，已与现代生物高科技结合，发展成为继手术、化疗和放疗之后的第四种肿瘤治疗模式—肿瘤生物治疗学。

临床上先用常规疗法清除大量肿瘤细胞，再使用生物学治疗方式清除、杀伤少量的残留或扩散的肿瘤细胞，以提高、巩固肿瘤治疗的效果，减少肿瘤的复发。常用的肿瘤免疫学治疗方法有如下：

（一）主动免疫疗法（肿瘤疫苗）

肿瘤的主动免疫疗法与传统免疫疫苗的概念不同，主要不是用于肿瘤的预防，而是给机体输入具有抗原性的肿瘤疫苗，刺激机体产生特异性抗肿瘤免疫，以达到治疗肿瘤、预防肿瘤转移和复发的目的。

（二）免疫导向疗法

免疫导向疗法是将具有细胞毒作用的杀伤因子与单克隆抗体耦联制成“生物导弹”，并利用单抗隆特异性结合肿瘤抗原的特性使杀伤因子“导向”集中到肿瘤病灶，杀伤肿瘤细胞。常用杀伤因子有：放射性核素（I^{131}）、抗肿瘤药物（甲氨蝶呤、阿霉素）、毒素（蓖麻毒素、白喉毒素、绿脓杆菌外毒素等）。其中放射性核素应用方便、标记简便，易显像及定位定量检测，并能破坏邻近未被单抗结合的肿瘤细胞，因此应用最多。

（三）过继免疫疗法

肿瘤过继免疫疗法是将自身或异体的抗肿瘤效应细胞的前体细胞，在体外采用IL-2、抗CD3单抗，特异性多肽等激活剂进行诱导、激活和扩增，然后转输给肿瘤患者，提高患者抗肿瘤免疫力，以达到治疗和预防复发的目的。常见的免疫效应细胞有：①CIK细胞：用IL-2等激活患者自体或正常供者的外周血单个核细胞；②TIL 细胞：从切除的瘤组织或癌性胸腹水中分离淋巴细胞，体外经 IL–2 诱导激活和扩增；③CD3AK 细胞：用抗 CD3 单抗辅以小剂量 IL–2 激活外周血单个核细胞；④CTL 细胞：用特异性多肽抗原体外诱导 CTL 克隆。

（四）细胞因子疗法

该疗法是近期随着高纯化或重组细胞因子的生产得以实现。细胞因子疗法的原理是某些细胞因子注射体内后可调节、增强一种或多种免疫细胞的功能，发挥更强的抗肿瘤免疫功能。目前临床常用的细胞因子有 IL–2、TNF、IFN 及 CSF 等。

第二章 头颈部肿瘤

第一节 脑瘤

脑瘤大多为颅内肿瘤，头皮和颅骨外板肿瘤较少见。脑瘤分为原发和继发两大类。原发性脑瘤是发生于脑组织、脑膜、颅神经、垂体、颅内血管和胚胎组织的肿瘤；继发性脑瘤则是身体其他部分的恶性肿瘤转移或侵入颅内的肿瘤。本节主要介绍原发性脑瘤。

原发性脑瘤占中枢神经系统原发肿瘤的80%~90%。中枢系统肿瘤占男性肿瘤的第八位，女性肿瘤的第十位。除脑膜瘤和听神经瘤女性多于男性外，其他均以男性为多见，尤其是神经胶质瘤为明显。脑瘤可发生于各种年龄，约85%发生于成年人。成年人及1岁以下婴儿以颅内幕上肿瘤居多，并且大多为星形细胞瘤和胶质母细胞瘤，1~12岁儿童以颅内幕下肿瘤居多，最常见是髓母细胞瘤，其次为星形细胞瘤和胶质母细胞瘤。

在中医古籍中，脑瘤见于头痛、头风、中风、眩晕、厥逆等病。

一、病因病机

目前认为脑瘤的诱因有以下因素：①遗传因素：如神经纤维瘤病、血管网状细胞瘤、视网膜母细胞瘤等有明显的家族遗传倾向。②物理因素：目前已肯定电离辐射能增加肿瘤发病率。③化学因素：多环芳香胫类化合物和亚硝胺类化合物均可诱发实验动物产生中枢系统肿瘤。④生物因素：腺病毒、乳头状瘤多瘤空泡病毒、肉毒病毒均能诱发多种脑瘤。

中医学认为，脑瘤的病位虽然在脑，但与肝脾肾等脏腑有关，痰、瘀、毒、虚为其主要的病理因素。感受邪毒、饮食偏嗜是外源病因；情志失调、先天不足或者后天失养，或久病耗伤，正气虚弱是颅内肿瘤的内源病因。病机上，人体正气虚弱，脏腑功能失调，脾主运化，脾虚湿聚可成痰，“痰之为物，无处不到”，可导致颅内肿瘤，另外，由于先天不足、房劳等致肾脏亏虚，脑失所养，诸邪乘虚而入，脑部清阳之气失用，津液输布不利，加之痰瘀蕴结，积于脑部，发为脑瘤。

二、诊断与鉴别诊断

（一）诊断要点

1. 诊断依据：

（1）临床表现：一般以缓慢进行性颅内高压、神经功能障碍为主要临床表现，如头痛、呕吐、视乳头水肿及局灶性神经系统体征或症状。此外，为早期发现颅内肿瘤，特别是局限性发作，育龄妇女非妊娠性闭经、泌乳、单眼突出及视野缺损，成人一侧听力减退等，应及时检查，尽早确诊或排除脑瘤。

（2）影像学上应以行磁共振成像（MRI）为首要神经系统影像检查，而正电子发射断层成像（PET）则能帮助了解脑肿瘤的恶性程度，动态观察肿瘤恶变及复发。

（3）实验室检查：脑脊液中酶学检查如乳酸脱氢酶（LDH）、碱性磷酸酶（ALP）、人绒毛膜促性腺激素（HCG）、垂体激素如泌乳激素（PRL）、生长激素（GH）、促性腺激素（GTH）等均可提示颅内肿瘤的存在。

2. 病理分类：颅内肿瘤组织学分类相当繁杂，1999 年世界卫生组织（WHO）组织专家规范了中枢神经系统肿瘤的分类，并于 2000 年作了修订，见于下表 2–1：

表 2-1 2000 年 WHO 中枢神经系统肿瘤分类简表

肿瘤分类	肿瘤分类
1. 神经上皮组织来源肿瘤	(4) 恶性外周神经鞘膜肿瘤(MPNST)
(1) 星形细胞起源肿瘤	3. 脑膜起源肿瘤
(2) 少突胶质细胞起源肿瘤	(1) 脑膜皮细胞起源肿瘤：脑膜瘤
(3) 混合型胶质瘤	(2) 间叶起源的非脑膜皮肿瘤
(4) 室管膜起源肿瘤	(3) 脑膜原发性黑色素细胞性病变
(5) 脉络丛起源肿瘤	(4) 组织起源不明的肿瘤：血管母细胞瘤
(6) 起源不明的神经胶质肿瘤	4. 淋巴和造血组织肿瘤
(7) 神经元及混合性神经元-神经胶质起源肿瘤	5. 生殖细胞起源肿瘤
(8) 神经母细胞起源肿瘤	6. 鞍区肿瘤
(9) 松果体实质起源肿瘤	(1) 颅咽管瘤
(10) 胚胎性肿瘤	(2) 颗粒细胞瘤
2. 外周神经起源肿瘤	7. 转移性肿瘤
(1) 雪旺氏细胞瘤（神经鞘瘤）	
(2) 神经纤维瘤	
(3) 神经束膜瘤	

3. 脑瘤 TM 分期（国际搞癌协会 UICC，1992）：

(1) 原发肿瘤（T）

Tx　原发肿瘤不能确定

T0　未发现原发肿瘤

1）幕上肿瘤：

T1　肿瘤最大径≤5cm，局限在一侧

T2　肿瘤最大径>5cm，局限在一侧

T3　肿瘤侵犯或侵占脑室系统

T4　肿瘤越过脑中线，侵犯对侧脑半球或侵犯幕下

2）幕下肿瘤：

T1　肿瘤最大径≤3cm，局限在一侧

T2　肿瘤最大径>3cm，局限在一侧

T3　肿瘤侵犯或侵占脑室系统

T4　肿瘤越过脑中线，侵犯对侧脑半球或侵犯幕上

(2) 远处转移(M)：

Mx　远处转移不能确定

M0　无远处转移

M1　有远处转移

(3) 组织病理分级（G)：

Gx　分化程度不能确定

G1　高分化

G2　中分化

G3　低分化

G4　未分化

(4) R 分类—用 R 表示治疗后有无残留肿瘤：

Rx　残留肿瘤有无不能确定

R0　无残留肿瘤

R1　显微镜下有残留肿瘤

R2　肉眼可见残留肿瘤

(5) 临床分期：

A 期　G1，T1，M0

IB 期　G1，T2、3，M0

IIA 期　G2，T1，M0

IIB 期　G2，T2、3，M0

IIIA 期　G3，T1，M0

IIIB 期　G3，T2、3，M0

IV 期　G1，T4，M0

G2，T4，M0

G3，T4，M0

G4，任何 T，M0

任何 G，任何 T，M0

（二）鉴别诊断

脑瘤通常应与以下疾病相鉴别：

1. 脑脓肿：脑脓肿在影像学下同样有占位效应，但患者常有感染灶，起病时发热，并有脑膜刺激征，周围血象有白细胞增多，脑脊液内有炎性细胞；CT 扫描常示圆形或卵圆形密度减低阴影，增强扫描呈薄壁而光滑的环状强化，均有助于与脑瘤鉴别。

2. 脑寄生虫病：包括脑血吸虫病、脑囊虫病、脑包虫病及脑肺吸虫病。患者均有颅压增高症状，并有抽搐发作。凡来自疫区与感染源有接触史者均应考虑之。大便检查、虫卵孵化、痰液检查，如能发现有寄生虫卵，当有助于区别。有上下结节者应作活检以澄清诊断。血清及脑脊液的特殊补体结合试验，皮肤反应试验在囊虫及肺吸虫病中常可呈阳性反应。CT 检查有助于诊断。

3. 慢性硬膜下血肿：老年多见，有或无颅脑外伤史，CT 扫描血肿常呈等密度或仅见中线结构移位，有时需做 MRI 或脑血管造影以作出鉴别。

4. 良性颅内压增高症（又称假性脑瘤）：患者仅有颅内压增高征象而无其他局灶性症状、脑脊液（CSF）检查都属正常，病程进展缓慢，腰穿放液后常有明显好转。一般在半年至一年后常自行缓解，但可复发。本病可见于静脉窦血栓形成、炎症或外伤后蛛网膜粘连、药物反应及某些内源或外源性毒素影响。假性脑瘤的脑脊液检查无阳性所见；而脑瘤患者的脑脊液蛋白质含量增高，且颅脑影像学中可见占位性改变。

5. 脑结核瘤：本病常以头痛、呕吐、视力障碍、视乳头水肿等颅内压增高及神经系统局灶性症状为主要表现，且多发生于小脑及枕叶，常误诊为脑瘤。脑结核瘤的患者多为 20 岁以下的青少年，多有结核病史或体内其他器官有活动性结核病灶，尤其是肺部病灶，患者表现消瘦、营养不良、微热、盗汗等，抗结核治疗有效。而脑瘤患者以中老年多见，除合并感染外没有全身中毒症状，但其病程进展较快，症状进行性加重。头颅 CT 二者均有灶周水肿带、环形增强及结节性增强，但脑结核瘤常为多发，病灶多位于额顶叶皮层或皮层下浅表部位，呈圆形或卵圆形，可有钙化和脑膜增强征象，经抗结核治疗病灶可变小。另外，在脑结核瘤的 X 线片中有钙化时，选择腰穿可查到结核菌。

三、整合治疗原则

脑肿瘤的治疗以手术治疗为主，辅以放疗、化疗、中医药治疗等整合治疗措施。

（一）手术治疗

手术指征一般传统认为应具备颅内压增高或局部脑神经受压。类型分为肿瘤切除手术、内减压手术、外减压手术、捷径手术四种。

（二）放射治疗

主要用于恶性肿瘤，用手术方法不能彻底切除的肿瘤，术后辅以放射治疗可以推迟肿瘤复发。另外一些肿瘤部位深而不宜手术，或肿瘤浸润重要功能区手术会带来严重功能缺损，或因患者全身状况不允许手术，放射治疗可作为首选治疗方法。

（三）化学治疗：选用化学药物原则

1. 选择脂溶性高、分子量小、非离子化、对正常脑组织，毒性较小的药物。

2. 对于不能通过血脑屏障的药物，应选择适用于瘤腔内放置或鞘内给药。

3. 应根据细胞动力学原理，选择不同周期的药物联合应用。目前化疗多采用亚硝脲类为主的单一或联合药物化疗方案。常用的化疗药物如下：环已亚硝脲（CCNU）、甲环亚硝脲（Me-CCNU）、替莫唑胺（TMX）等。

四、中医药治疗

（一）中医治疗原则

中医辨证认为脑肿瘤虚实夹杂，因肾主骨，骨生髓，髓通脑海。治疗脑瘤主要补肾为主。脑瘤可分早期、中期和晚期。早期患者，肿瘤尚小，正气尚盛，瘀毒不深，多采用以攻为主，或大攻小补，或先攻后调；中期，脑瘤发展到一定程度，正气亦伤，但正邪相争处于“势均力敌”阶段，宜攻补并重；晚期，肿瘤已增至严重阶段，正虚邪盛，患者不任攻伐，当扶正为主，少佐祛邪抗瘤药。

（二）辨证论治

1. 痰湿凝聚型：

主证：头痛昏蒙，恶心呕吐，痰多胸闷，或伴有喉中痰鸣，身重肢倦，纳呆食少，舌淡胖，苔白腻，脉滑或弦滑。

治法：化痰散结，祛湿开窍。

方药：涤痰汤（《济生方》）加减。贝母 12g，胆星 10g，制半夏 10g，淡竹茹 10g，陈皮 10g，云苓 30g，薏苡仁 30g，石菖蒲 15g，红花 10g。

加减：若舌底脉络增粗，舌质有瘀斑者加赤芍 10g，川芎 10g。呕吐者可加生姜 10g。口苦干渴者可加黄芩 10g。

2. 气滞血瘀型：

主证：头痛剧烈呈持续性或阵发性加剧，痛有定处，固定不移，面色晦暗，口唇紫绀，肢体偏瘫，大便干，舌质紫暗，有瘀点、瘀斑，脉细涩而沉。

治法：活血祛瘀，行气开窍。

方药：三棱煎丸（《三因方》）加减。三棱 30g，莪术 30g，川芎 15g，赤芍 20g，白花蛇舌草 30g，云苓 30g，薏苡仁 30g，全蝎 5g，蜈蚣 1 条。

加减：呕吐者可加旋覆花 10g（包煎），代赭石 30g。视物不清可加决明子 30g，枸杞子 10g，夜眠不安者可加夜交藤 30g，龙齿 30g。

3. 火炽毒盛型：

主证：头痛头胀，如锥如刺，急躁易怒，呕吐频作，或呈喷射样，面红耳赤，口苦尿黄，大便干结，舌质红，苔黄或白干，脉弦数。

治法：清肝泻火，解毒通腑。

方药：龙胆泻肝汤（《医方集解》）加减。龙胆草 9g，黄芩 10g，栀子 9g，柴胡 5g，生地 15g，车前子 30g，大黄 9g，白花蛇舌草 15g，莪术 30g，甘草 5g。

加减：呕吐者可加旋覆花 10g（包煎），代赭石 30g，黄连3g，石决明 30g。

4. 肝肾阴虚型：

主证：头痛隐隐，时作时止，耳鸣眩晕，视物不清，肢体麻木，形寒肢冷，大便干，小便短赤，舌质红，少苔，脉细数。

治法：滋补肝肾，祛风通窍。

方药：杞菊地黄丸（《医级》）加减。枸杞子 10g，菊花 10g，熟地 12g，山茱萸 15g，僵蚕 10g，山药 12g，丹皮 10g，茯苓 15g，泽泻 10g，龟甲 15g。

加减：头痛甚者，加全蝎 5g，莪术 30g。视物不清者加石决明 30g。

（三）特殊兼证的治疗

1. 癫痫发作：症见突然出现昏仆，不省人事，肢体抽搐或震颤，喉中痰鸣或口吐涎沫，移时苏醒，一如常人，多有头痛、头昏、胸闷等先兆。处理肿瘤病灶，降低颅内压，加上癫痫的对症治疗。常以针对性的丸剂为主，一则取其缓解；二则有利于控制症状。可用脑瘤癫痫丸（上海民生中医肿瘤诊疗中心），药用：钩藤、天麻、全蝎、蜈蚣、僵蚕、地鳖虫、干姜、冰片等各取适量，研为细末，水发为丸，备用。每日 3 次，每次 6g。服用 1 个月后，无癫痫发作，西药抗癫痫药可剂量减半；3 个月后无癫痫发作，全减。此丸当服用 3~5 年，方可彻底根治脑瘤引起的癫痫症状。

2. 偏瘫：症见肢体不能自主活动，肌力下降，偏身麻木，甚至感觉完全丧失。西医手术或放疗处理肿瘤病灶解除肿瘤压迫，对症应用神经保护剂或促进神经再生的药物。中医药可活血化瘀、通经活络、化痰纠瘫，佐用针灸，但针灸只宜远端四肢为主，头皮针、头面部穴位不宜取。后期则以功能锻炼为主。

3. 昏迷：神志模糊、不省人事或昏仆，多由脑疝所致，预后极差。临床上常以西药降低颅内压，中医宜根据正邪情况有闭证和脱证之分。闭证又可分为阳闭和阴闭，阳闭者宜清肝熄风，辛凉开窍，常先灌服（或用鼻饲法）局方至宝丹或安宫牛黄丸治之；阴闭则豁痰熄风，辛温开窍，急用苏合香丸温开水化开灌服（或用鼻饲法）；如属脱证当益气回阳，救阴固脱，立即用大剂参附汤合生脉散治之。

（四）特色治疗

1. 外治法：

（1）蚯蚓 30g，冰片 1g，麝香 0.5g，上药共为小丸，每次用 1 丸置于鼻中，适用于脑胶质瘤头痛甚者。

（2）金剪刀草 120g 洗净加入食盐少许捣烂，敷于肿瘤相应部位。可用于各种颅内肿瘤。

2. 针灸：可给予适当的针灸治疗，以促进肢体的恢复，选穴以下：合谷、曲池、足三里、阳陵泉、三阴交、环跳、委中、昆仑。并且可在上述部位加用当归注射液穴位注射。每日 1 次，每疗程 7~10 天。

（五）心理治疗

七情的变化对于心身都有影响，心脑又有密切联系，所以任何不良情绪都不利于肿瘤的康复，另外肾与脑关系紧密，焦虑、恐惧伤肾，肾髓无以为生，加速了脑瘤的复发。因此要保持精神愉快，乐观，克服焦虑急躁、悲观等情绪。

（六）预防及康复指导

1. 预防要点：

（1）本病主要以虚实夹杂为主，虚为正气虚弱，故应该强身体，增正气。讲究个人卫生，锻炼身体，增强抵抗力，防止病毒感染。

（2）应通过中医药的饮食疗法，提高正气，益肾填髓。

（3）在日常生活中若想远离脑瘤，就应该注意一些饮食卫生，避免苯并芘、亚硝胺等致癌物质进入体内。

（4）避免脑部外伤，发生脑外伤时应及时治愈。

（5）已患颅内肿瘤的人不宜再生育。

（6）脑瘤患者应多食用些黄绿色蔬菜和水果，如胡萝卜、南瓜、西红柿、莴苣、油白菜、菠菜、大枣、香蕉、苹果、芒果等。

2. 康复要点：

(1) 因本病是容易复发的疾病，故应定期复查，早期发现、早期治疗。

(2) 患者可以通过中医药调治，加之功能锻炼，心理疗法来提高生活质量。

(3) 生活上首先要睡眠充足。要保证 8h 以上的睡眠。其次，适度运动。最简便易行的是散步，一般每次 15min 左右，每日 2–3 次即可。速度应缓慢，以微微出汗，心率每分钟 110~120 次为宜。再次，膳食均衡，多吃清淡易消化的食物，多喝水，以利大便通畅，避免引起因便秘导致颅压升高。最后，注意天气变化，预防感冒。

(4) 不同的脑瘤康复方法也不尽相同。如垂体瘤切除后，就应避免用力打喷嚏、擤鼻等。

(5) 做好基础护理，不能进食者或昏迷患者要加强口腔护理，预防口腔感染，可用 0.05%洗必泰或生理盐水给予口腔护理；术后注意翻身、扣背，按摩受压部位皮肤，防止褥疮和肺炎的发生；术后老年人注意活动下肢，每日给予温水擦浴，按摩四肢肌肉，防止下肢静脉血栓形成或静脉炎发生；并要防止便秘，不用力排便及咳嗽。

第二节　鼻咽癌

鼻咽癌又被称为“广东瘤”，是发生于鼻咽部的恶性肿瘤，鼻咽位于颅底和软腭之间，连接鼻腔和口咽。癌瘤常侵犯临近的腔窦、颅底或颅内。据世界卫生组织的粗略估计，世界上 80%左右的鼻咽癌发生在我国。鼻咽癌发病有明显的种族易感性、地区聚集性和家族倾向性。在世界大部分地区发病率低，一般年发病率在 1/10 万以下。但我国是高发区，年发病率为 10~25/10 万，是我国常见的恶性肿瘤之一，占全国恶性肿瘤死亡的 2.81%，居第 8 位。男女发病比例为 3.5:1，发病高峰年龄为40~60岁。

在中医古籍中类似“鼻渊”、“上石疽”、“失荣”等证。

一、病因病机

鼻咽癌的发生可能是多因素的，其癌变过程可能涉及多个步骤。与鼻咽癌发病可能有关的因素包括：

1. 遗传因素：鼻咽癌虽然不属于遗传性肿瘤，但它在某一人群的易感现象比较突出，并有家族聚集现象。在广东中部珠江三角洲及香港特别行政区有鼻咽癌高发家族的报告。连锁分析表明人类白细胞抗原（human leukocyte antigen，HLA）和编码细胞色素p450 2E1酶基因（cytochrome p450 2E，CYP2E1）可能是NPC的遗传易感基因，它们与大多数的鼻咽癌发生有关。

2. EB病毒：经免疫学方法证明EB病毒带有壳抗原（VCA）、膜抗原（MA）、早期抗原（EA）及核抗原（EBNA）等多种特异性抗原。EB病毒与鼻咽癌有密切关系。据报道EB病毒在一些促癌物的作用下可诱发人胚鼻咽黏膜组织的未分化癌。尽管如此，目前尚缺乏EB病毒致鼻咽癌的完整动物模型，还不能认为EB病毒就是鼻咽癌的病因。因此，在鼻咽癌的发病方面，EB病毒很可能以遗传因素及（或）某些特定环境因素为前提，才能发挥致癌作用。

3. 环境因素：国外报道，侨居美国、加拿大的第一代中国人（以广东居民为多）鼻咽癌死亡率为当地白人的30倍，第二代降为15倍，第三代虽未有确切数字，但总的趋势是继续下降。与此同时，出生于东南亚的白人，其鼻咽癌发病则有所增多。其原因除了部分人的血缘关系发生了改变外，显然环境因素也在起着重要的作用。近年的研究发现以下物质与鼻咽癌的发生有一定的关系：①亚硝胺：可以诱发动物肿瘤。其中的二甲基亚硝胺和三乙基亚硝胺在广州咸鱼中含量较高，用咸鱼喂养大白鼠，可诱发鼻腔或鼻窦癌。②芳香烃：在鼻咽癌高发区的家庭内，每克烟尘中3、4苯并芘含量达16.83μg，明显比低发区家庭高。同样，这一化合物在动物实验中也可以诱发大鼠“鼻咽”部肿瘤。③微量元素：硫酸镍可以在小剂量二亚硝基哌嗪诱发大鼠鼻咽癌的过程中起促进癌变的作用。

中医学认为，鼻咽癌的病因，与机体内外多种致病因素有关，如先天不足、正气虚弱、情志不遂、饮食不洁、脏腑功能失调，致邪毒乘虚而入，凝结成癌肿。其病机以热毒壅盛、肝郁痰凝、血瘀阻络、正气亏虚为主。肺开窍于鼻，肺气通于鼻，鼻咽为呼吸之通道。情志不遂、郁而化火，肝胆火毒循经上移，或过食肥甘、嗜酒、饮食不洁损伤脾胃，痰火与邪毒互结，或素体蕴热，复感邪毒，肺气不宣，肺热痰火互结，而致热毒壅盛或肝气郁结，肝郁犯脾，脾失健运，水湿内停痰浊内生，阻塞经络，而致肝郁痰凝；或怒气伤肝，肝失疏泄，气机不畅，气郁日久，血行受阻或“邪之所凑，其气必虚”，因先天禀赋不足或后天失养引起脏腑亏虚，或因外感六淫，内伤七情而致气血功能紊乱，脏腑功能失调，内外合邪而致气虚血亏，痰凝毒结皆能形成肿块。

二、诊断与鉴别诊断

（一）诊断要点：

1. 诊断依据：

(1) 临床表现：

1）涕血：约 70%的患者有此症状，约 20%的患者为其早期首发症状。

2）鼻塞：由于鼻咽肿物堵塞后鼻孔所致，常为单侧持续性鼻塞。

3）耳鸣与听力减退：分别约有 52%~63%和 50%。位于鼻咽侧壁和咽隐窝的肿瘤常浸润、压迫咽鼓管，引起渗出性中耳炎。听力减退常为传导性听力障碍。

4）头痛：约有 57.2%~68.6%患者以单侧颞顶部或枕部的持续性疼痛为特点。约 26.9%的患者以此症状为首发症状前来就诊。多因肿瘤压迫、浸润颅神经或颅底骨质，也可因局部感染或神经受刺激引起反射性头痛。

5）颅神经损害：鼻咽癌向上直接浸润和扩展，可侵入岩蝶区（包括破裂孔、颞骨岩尖、卵圆孔和海绵窦区），使Ⅲ、Ⅳ、Ⅴ（第1、2支）和第Ⅵ对颅神经受损害，表现为上睑下垂、眼肌麻痹、三叉神经痛或脑膜刺激所致颞1区疼痛等。当鼻咽癌扩展至茎突后区，或颈深部转移性淋巴结向深部浸润时，可压迫第Ⅸ、Ⅹ、Ⅺ、Ⅻ对颅神经和颈交感神经节而出现口咽、舌后1/3感觉麻痹，软腭弓下塌，咽反射减弱或消失，吞咽障碍，呛咳、声嘶、耸肩无力，伸舌偏患侧等症状。而第Ⅰ、Ⅱ、Ⅶ、Ⅷ对颅神经则较少受侵犯。

6）颈淋巴结肿大：有些患者以颈淋巴结肿大为其首发症状前来就诊。在治疗中的患者约60%~80%已有颈淋巴结转移。

7）远处转移：当确诊为鼻咽癌时，约有4.2%的患者已有远处转移。治疗后死亡的病例中远处转移率高达45.5%。转移的部位以骨、肺、肝为最常见。

（2）诊断要点：

1）重视患者的主诉，对具有回吸性涕血、持续性鼻塞、单侧性耳鸣、无痛性颈淋巴结肿大、头痛、不明原因的颅神经损害等症状的患者，应进行间接鼻咽镜或鼻咽导光纤维镜仔细检查鼻咽腔。

2）颈部淋巴结检查：注意颈深上、中、下组淋巴结肿大情况。

3）颅神经检查：特别对疑有眼肌、咀嚼肌群和舌肌瘫痪的患者，必须认真进一步检查。

4）EB病毒血清学检测：常用的有EB病毒壳抗原抗体Ig A（ⅤCA-Ig A）、EB病毒早期抗原抗体Ig A（EA-Ig A）、EB病毒DNA酶中和率（EDAb）。

5）影像学检查：鼻咽及颅底X射线照片现已少用。目前多作CT扫描及MR扫描。图像清晰、准确，是协助诊断的好方法。

6）组织学诊断：鼻咽部原发灶或颈淋巴结活检取组织送病理检查，可以确诊。

2. 病理分类：鼻咽癌细胞95%以上分化不良，恶性程度高。国内专家推荐同时使用 1991 年世界卫生组织（WHO）制定的组织学分类和我国制定的《鼻咽癌诊治规范》分类方案(表 2–2)。

表 2–2 《鼻咽癌诊治规范》鼻咽癌组织学分类与 WHO 分类比较

诊治规范	WHO 分类
高度分化的鳞状细胞癌	角化性鳞状细胞癌
中度分化的鳞状细胞癌	
低度分化的鳞状细胞癌	
泡状核细胞癌	分化型非角化性癌
低度分化的鳞状细胞癌	
未分化癌	未分化癌

3. 临床分期：

目前采用 2002 年美国抗癌协会（AJCC）鼻咽癌 TNM 分期。

(1) 原发肿瘤（T）：

TX 原发肿瘤无法评估

T0 无原发肿瘤证据

Tis 原位癌

T1 肿瘤局限于鼻咽区

T2 肿瘤侵及软组织

T2a 肿瘤侵及口咽和（或）鼻腔，无咽旁受侵 *

T2b 咽旁受侵 *

T3 肿瘤侵及骨和/或副鼻窦

T4 肿瘤侵及颅内和/或颅神经、颞下窝、下咽、眶或咀嚼肌间隙受侵

注：* 咽旁受侵表示肿瘤向后外侵润深度超过咽颅底筋膜

(2) 区域淋巴结（N）：

NX 区域淋巴结无法评估

N0 无区域淋巴结转移

N1 单侧淋巴结转移，最大径≤6cm，转移淋巴结位于锁骨上窝以上 *

N2 双侧淋巴结转移，最大径≤6cm，转移淋巴结位于锁骨上窝以上 *

N3 转移淋巴结 * 直径>6cm 和/或锁骨上窝淋巴结转移

N3a 淋巴结直径>6cm

N3b 锁骨上窝淋巴结转移 **

注：* 中线淋巴结认为是同侧淋巴结。

** 锁骨上区或窝与鼻咽癌分期有关。WHO 最初将其描述为三角区，三角区的 3 个界点为：①锁骨胸骨端上缘；②锁骨外侧端（肩峰端）上缘；③颈肩汇合点。

(3) **远处转移（M）：**

MX 远处转移无法评估

M0 无远处转移

M1 有远处转移

0 期 Tis N0 M0

Ⅰ期 T1 N0 M0

ⅡA 期 T2a N0 M0

ⅡB 期 T1 N1 M0

T2 N1 M0

T2a N1 M0

T2b N0 M0

T2b N1 M0

Ⅲ期 T1 N2 M0

T2a N2 M0

T2b N2 M0

T3 N0 M0

T3 N1 M0

T3 N2 M0

ⅣA 期 T4 N0 M0

T4 N1 M0

T4 N2 M0

ⅣB 期 任何 T N3 M0

ⅣC期 任何T 任何N M1

（二）鉴别诊断

1. 鼻咽结核：多见年轻人，可形成糜烂、浅表溃疡或肉芽状隆起，表面分泌物多而脏，甚至累及整个鼻咽腔。特别要注意有否癌与结核并存，以及是否鼻咽癌引起的结核样反应。

2. 鼻咽坏死性肉芽肿：主要病灶在鼻腔、上腭的中线区，表现为局部坏死，有肉芽组织隆起并导致鼻中隔和上腭的穿孔。本病有特殊的墨臭，还可有高热，病理检查仅见慢性炎症性改变。

3. 鼻咽血管纤维瘤：以青年人多见，男性明显多于女性。鼻咽镜下可见肿物表面光滑，黏膜色泽近似于正常组织，有时可见表面有扩张的血管，触之质地韧实。临床一旦疑及此病，切忌轻易钳取活检以免造成严重出血。

4. 颈淋巴结炎：常见，多位于颌下（由咽部或牙齿疾患引起）。但对中年以上患者在颈深上或副神经链处有较硬的淋巴结时，须及时排除肿瘤转移的可能。

5. 颈淋巴结结核：青少年较多见。肿大的淋巴结较硬，可与周围组织粘连成块，有时有触痛或波动感，穿刺可吸出干酪样物质。

6. 恶性淋巴瘤：青少年较多见，颈淋巴结肿大可遍及多处，同时腋下、腹股沟、纵隔等区域亦可见肿大淋巴结。肿块较软、活动。

7. 颈部其他淋巴结转移癌：耳鼻咽喉与口腔的恶性肿瘤常可发生颈淋巴结转移，其部位大多在颈深上、中和副神经链的淋巴结。如锁骨上区有转移的淋巴结肿大时，则应首先考虑来 自胸腔、腹腔和盆腔的恶性肿瘤。

三、整合治疗原则

放疗是最有效的治疗方法，只要没有多发远处转移的初治患者都应首选放疗。鼻咽癌的放疗一般可分为根治性放疗和姑息性放疗。前者适用于病变比较局限，无锁骨以下的转移，颈淋巴结转移灶<8cm 的患者。后者适用于止痛、止血或解除梗

阻等减轻症状放疗，有单个远处转移或颈淋巴结转移>8cm 者亦可作姑息性放疗。放疗后残存或复发病例可给予手术治疗。晚期患者特别是已有多发远处转移者应给予全身化疗。放疗、化疗过程中和放疗、化疗后，手术前后均可辅以中医药治疗。

1. 放射治疗：鼻咽癌的治疗以个体化分层治疗为原则，I/Ⅱ期患者单纯外照射放疗或外照射放疗或外照射放疗+鼻咽腔后装放疗；Ⅲ/Ⅳ期患者采用放疗+化疗的整合治疗；对已有远处转移的患者应采用以化疗为主的姑息性放疗。

放射源采用 ^{60}Co γ 射线、直线加速器高能 X 射线或高能 β 射线。以等中心外照射为主，腔内近距离放疗为辅，必要时可补充立体定向放疗。照射范围包括鼻咽原发灶、邻近可能扩展和浸润的区域、鼻咽淋巴引流区域。鼻咽周围均为重要器官，故放射野设计及摆位均应精确，最大限度地包括肿瘤组织，同时尽量减少周围正常组织的照射剂量。通过成模的低熔点铅挡块给予患者不规则的面颈联合野和缩野后的不规则面颈分野进行等中心照射，可更好地保护大脑、脑干、脊髓和晶体等重要组织器官，减轻放疗反应，提高生存质量。适形调强放射治疗是在三维适形放射治疗的基础上发展起来的一项最新技术，它既能使照射区的形状在三维方向上与受照射肿瘤的形状相适合，还能根据肿瘤与周围正常组织的需要分别给予不同的照射剂量，进一步减少肿瘤邻近正常组织或器官受照射的剂量，更有利于保护正常组织器官的功能。照射剂量：鼻咽照射剂量 6.5~7 周 60~70Gy/30~35 次；颈淋巴结阳性者给予根治量 6 ~7 周 60~70Gy/30~35 次。颈淋巴结阴性者给予预防量 5~5.5 周 50~56Gy/25~28 次。

2. 化学药物治疗：包括新辅助化疗、 辅助化疗和同时期化放疗。常用的化疗方案有：PF 方案包括：①顺铂（DDP）+5–氟尿嘧啶（5–FU）。②卡培他滨（Capecitabine）+5–氟尿嘧啶。③泰素+顺铂（Paclitakel+DDP）。④泰素+顺铂+5–氟尿嘧啶（Paclitakel+DDP+5–FU）。⑤顺铂+吉西他滨（DDP+Gemcitabine）等。

3. 手术治疗：在下述几种情况下可考虑手术治疗：①放疗后鼻咽局部复发，病灶较局限者。②根治量放疗后3个月鼻咽原发灶残留。③根治量放疗后颈部淋巴结残留或复发者。④分化较高的鼻咽癌，如鳞癌I、II级等。⑤放射性并发症（如放射性副鼻窦炎症、放射性溃疡等）。

四、中医药治疗

（一）中医治疗原则

鼻咽癌是我国的主要高发病，特别是在我国的广东省等地，祖国医学认为本病多属肺热，因为肺开窍于鼻，肺气通于鼻，肺气不和则上焦热盛，迫血离经出现鼻衄，若气血凝滞，津液壅塞经络，则变生疮疽，瘀血不散，肝郁气逆，胆必受累，肝胆毒热，可移于脑。中医辨证治疗本病，早期常用清热祛风、凉血解毒、宣肺利窍、化痰散结；中期多以疏肝解郁、清热泄火、软坚散结为主；晚期则以滋阴凉血、补益脾肾、解毒消肿、扶正抗癌治之。

（二）辨证论治

1. 热毒袭肺型：

主证：鼻塞涕血，微咳痰黄，口苦咽干，时有头痛，胃纳如常，尿黄便结。舌质淡红，舌苔薄黄。脉滑数。

治法：清热解毒，润肺止咳。

方药：清燥救肺汤（《医门法律》）加减。桑叶10g，石膏15g，甘草5g，胡麻仁15g，人参15g，真阿胶10g，麦门冬20g，杏仁15g，枇杷叶15g。

2. 肝郁痰凝型：

主证：肋胁胀满，口苦咽干，烦燥易怒，头晕目眩，颈核肿大，时有涕血。舌质淡红或舌边红，舌苔白腻或黄腻。脉弦或滑。

治法：疏肝解郁，化痰散结。

方药：柴胡疏肝散结汤（《景岳全书》）加减。柴胡21g，天冬20g，郁金12g，青皮15g，木通12g，半夏120g，皂角刺12g，贝母、枳核、桃仁、山甲、广三七各15g，宣草根20g，海藻、牡蛎各25g。

3. 瘀血阻络型：

主证：头晕头痛，痛有定处，视物模糊或复视，面麻舌歪，心烦不寐。舌质暗红、青紫或见瘀点瘀斑，舌苔白，脉细涩或细缓。

治法：活血祛瘀，止痉通络。

方药：通窍活血汤（《医林改错》）加减。赤芍15g，川芎15g，桃仁15g，红枣7个（去核），红花9g，麝香0.15g（绢包），蜈蚣5条，全蝎10g，钩藤12g，川芎3g，夏枯草15g，玄参15g，白花蛇舌草30g，浙贝母15g，生牡蛎30g。

4. 气阴两虚型：

主证：口干咽燥，咽喉不适，间有涕血，耳鸣耳聋，气短乏力，口渴喜饮。舌质红或绛红，苔少或无苔、或有裂纹，脉细或细数。

治法：益气养阴。

方药：生脉散（《脾胃论》）合增液汤（《温病条辨》加减。太子参30g，元参、麦冬、生地、女贞子各15g，石斛、天花粉各20g，白花蛇舌草、半枝莲各30g，甘草6g。

加减：鼻塞加苍耳子、辛夷花各10g；涕血加仙鹤草、旱莲草、侧柏叶各15g；头痛加白芷、羌活各10g；面麻、舌歪、复视加蜈蚣5条，僵蚕6g，钩藤15g；颈淋巴结肿大较严重者加生南星30g，生牡蛎30g，夏枯草20g；咽喉肿痛加射干、牛蒡子、山豆根各10g，胖大海5枚；咳嗽无痰加北沙参30g，百合20g，川贝母10g（另研末，冲服），桔梗10g；舌质红绛或青紫、舌边尖瘀点或瘀斑加丹参、赤芍各10g，红花6g；气血亏虚（或白细胞减少至3×10^9/L以下者）加首乌、黄精各20g，补骨脂15g，鸡血藤、黄芪（或党参）各30g。

（三）特殊兼证的治疗

1. 鼻衄：涕血为鼻咽癌早期最常见的症状，若鼻咽肿瘤溃烂则出血量较多而成鼻衄，多因血热伤络而引起。症状为血色鲜红或紫红、口干咽燥、舌红苔黄脉数，治宜清热解毒、凉血止血为主，方用黄连解毒汤、清热地黄汤，药物有黄连、生地、丹皮、水牛角（代犀角）、茅根、大蓟、小蓟、地榆、侧柏叶、藕节等；若为脾不统血者，症见出血量较大，血色较淡、肢倦体乏、舌淡苔白、脉细，治宜引血归脾为主，方用归脾汤加减，药有党参、白术、茯苓、黄芪、当归、山药、阿胶、血余炭、地榆、仙鹤草等；若为瘀血阻络者，症见血色紫黑、头颅刺痛、痛有定处，舌青紫有瘀斑、脉涩，治宜祛瘀止血为主，方用去瘀止血汤，药有丹参、当归、川芎、生地、三七、侧柏叶、茜草等，大量出血后，患者的血容量减少，可导致出血性休克，应即时救治。

2. 头痛：晚期鼻咽癌患者有头痛症状，其疼痛特点是持续时间长，呈进行性加剧，并随病情的发展疼痛越来越剧烈。极度严重者痛不欲生，因持续剧烈的头痛，使患者睡眠不安、精神疲乏、食欲减退、全身衰竭、加重病情恶化。中医认为，鼻咽癌患者的疼痛多因经络阻滞不通所致。“通则不痛，不通则痛”，气滞血瘀，痰湿凝滞，毒邪蕴结等均可引起“不通”，故中医药治疗疼痛亦从疏肝理气，活血化瘀，化湿祛痰，解毒散结等法进行施治，中药乌头、延胡索、徐长卿、川楝子、白芍、罂粟壳等均具有较好的止痛效果，可加入辨证方药中应用。

3. 放射性脑脊髓病：是鼻咽癌放疗后发生的一种严重后遗症，多数为照射后1~2年发病。临床表现为记忆力减退，定向力障碍、神志呆滞、答非所问，个别病例出现幻觉，智能减退甚至完全痴呆。颅内压增高表现为头痛、呕吐、抽搐等，严重的表现为运动障碍，从无力到完全瘫痪，痛、温触觉减退至消失，大小便异常至失禁。用当归、威灵仙、女贞子、枸杞子、菟丝子、桂枝、杜仲、续断、牛膝、吴茱萸、川芎、全蝎、蜈蚣、地龙、僵蚕、金樱子、益智仁、天麻、钩藤等组方治疗，可以减轻放射性脑脊髓病的症状，延缓其病情发展。

（四）特色治疗

1. 外治法：

(1) 三生滴鼻液：生南星、生半夏、紫珠草各等量，制成滴鼻液，每日数次滴鼻，适用于鼻咽癌患者鼻咽部分分泌物多或有臭味者。本品有毒，需慎用。

(2) 鼻咽癌吹药：甘遂末、甜瓜蒂粉各 3g，硼砂、飞辰砂各 1.5g，混匀，吹入鼻内，切勿对口。

2. 针灸:

(1) 痰热郁肺型：

穴位：肺俞、尺泽、列缺、天突、膻中、丰隆。

配穴：发热者，加合谷。

方法：毫针刺，泻法，每日 2 次。

(2) 气阴两虚型：

穴位：肺俞、膏肓俞、太渊、三阴交。

配穴：痰多纳呆者，加中脘、足三里。

方法：毫针刺，平补平泻法，中等量刺激留针 15min。

(五) 心理治疗

应避免精神紧张、情绪过激，保持开朗、乐观良好的心境，并培养广泛兴趣，积极参加文体活动，锻炼身体，提高机体免疫力。若确诊患鼻咽癌后，应克服焦虑、恐惧、悲伤、失望等不良心理，要树立向癌症做斗争的信心，积极配合治疗，克服治疗中的种种困难，同时可适当参加打太极拳、练气功、听音乐等有益的文体活动，积极面对生活。

(六) 预防及康复指导

1. 预防要点：开展肿瘤普查，争取早期诊断，早期治疗。鼻咽癌主要是由于精神和情绪的变化，情志不舒，使内脏虚损，正气不足，不能适应外界气候、环境的变迁，或因病毒、烟雾的吸人、饮食不调、鼻咽疾病（包括鼻咽部位残余腺感染、黏膜糜烂、黏膜溃疡、鼻咽增生结节）等所引起。

2. 康复要点：

(1) 生活调理：

1) 注意气候变化，预防感冒，保持鼻及咽喉卫生，避免病毒感染。

2）尽量避免有害烟雾吸入，如煤油灯气、杀虫气雾剂等，并积极戒烟、戒酒。

3）有鼻咽疾病应及早就医诊治，如发现鼻涕带血或吸鼻后口中吐出带血鼻涕，以及不明原因的颈部淋巴结肿大、中耳积液等应及时作详细的鼻咽部的检查。

4）患了鼻咽癌应避免体力上的过劳，如重体力劳动、熬夜、过度的体育锻炼等，均可使机体的内环境失衡，抵抗力下降，促使癌症复发或转移。

(2) 饮食调理：饮食宜均衡，多吃蔬菜、水果，少吃或不吃咸鱼、咸菜、熏肉、腊味等含有亚硝胺的食物，不宜辛燥刺激食品、不宜过量饮酒。尤其鼻咽癌放化疗期间的患者，常出现口燥咽干，食欲不振、恶心呕吐。中医认为此为气阴虚损、热毒炽盛，更应避免辛燥热毒刺激之品，饮食宜清淡，应选用容易消化、营养丰富、味道鲜美的食物。

第三节　喉癌

喉癌是发生于颈前中央，上接咽部，下连气管的恶性肿瘤，为头颈部的常见恶性肿瘤。近年来，发病率呈上升趋势。发病率约占全身肿瘤的1%~5%，在耳鼻喉科领域中仅次于鼻咽癌和鼻腔、窦癌，居第三位。好发年龄为50~70岁。男性较女性多见，约为8:1，以东北、华北和华东地区发病率最高。常见喉癌分为声门上、声门、声门下、声门旁4型。属于中医的“喉菌”、“喉百叶”、“喉疳”等病症范畴。

一、病因病机

喉癌的病因尚未明了，一般认为喉癌的发生与下列因素有关：①吸烟：烟草燃烧可产生烟草焦油，其中苯芘可致癌且烟草的烟雾可使纤毛运动停止或迟缓，也引起粘膜水肿和出血，使上皮增生变厚鳞状化生成为致癌基础；②饮酒过度：长期刺激粘膜可使其变性而致癌；③慢性炎症刺激如慢性喉炎或呼吸道炎症；④空气污染：有害气体如二氧化硫和生产性工业粉尘如铬砷的长期吸入易致喉癌；⑤病毒感染：一般认为病毒可使细胞改变性质发生异常分裂；病毒可附于基因上传至下代细胞发生癌变；⑥癌前期病变：喉部角化症和喉部良性肿瘤如喉乳头状瘤反复发作可发生癌变；⑦放射线：用放射线治疗颈部肿物时可致癌；⑧性激素：有关实验表明喉癌患者雌激素受体阳性细胞百分率明显增高。

中医学认为喉司呼吸属肺，肝肾经络循行于此。喉癌之病因，外因主要是由于感受风热之邪，内伤则由于饮食不当，情志不调，肝肾不足，脏腑功能失调，而致痰热壅滞，火毒内结，凝结于清窍，久而成块，或阴虚火旺，气血亏虚，气阴两伤，气血紊乱，堵塞经络，久则凝结于喉间，发为癌肿。正虚邪实为关键。本病的病机主要为内有火毒，肝郁气结，阴虚火旺，气血亏虚，或再感受六淫邪毒，日久化火，侵袭于肺，肺失宣降，脉络不畅，气道阻塞。

二、诊断与鉴别诊断

（一）诊断要点

1. 诊断依据：原因不明的声嘶或咽部有异物感的患者，经对症治疗后症状不减，又有吸咽史者应考虑喉癌的可能。除详细询问病史外，应做以下检查。

(1) 临床检查：

1）喉外形：早期喉癌喉外形无变化，晚期因肿瘤压迫或侵及甲状软骨，使喉外形增宽，变形和甲状软骨上切迹消失。同时甲状软骨左右推动时与颈椎间摩擦音（甲脊音）消失。

2）颈淋巴结检查：注意检查两侧颈内静脉淋巴结链及喉、气管前淋巴结有无肿大。

(2) 喉镜检查：

1）间接喉镜检查：是最常用、最基本的检查方法。镜下发现肿瘤时，可钳取活体组织送病理检查，或涂片送细胞学检查。

2）纤维喉镜检查：可窥清间接喉镜难于看清的部位；可录像、拍照作资料保存；可钳取组织行病理学检查，是喉癌的常规检查项目。

(3) X射线检查：

1) 喉正侧位平片：可观察肿瘤的部位、范围、呼吸道情况，甲状软骨有无破坏及椎前软组织阴影有无增厚等。

2) 食道吞钡照片：主要了解下咽及食道入口情况。目前喉X射线检查已较少应用。

(4) CT和MR检查：喉CT扫描能较好地提示肿物存在、肿物的边缘、部位、侵犯范围、软组织或软骨以及淋巴结受侵等方面的信息，有利于提高临床TNM分期的准确性。喉MR的优点是对软组织的分辨率比CT高。

(5) 病理学检查：是喉癌的定性诊断检查，包括脱落细胞学检查和活体组织检查。

2. 病理分类：喉癌的大体病理类型可分为溃疡型、菜花型、结节型及包块型。90%以上的喉癌为鳞状细胞癌，其次为原位癌、腺癌、肉瘤等。

3. 国际抗癌联盟（UICC）2002年喉癌TNM临床分类：

(1) **原发肿瘤**（T）：

Tx　原发肿瘤不能估计

T0　无原发肿瘤证据

Tis　原位癌

声门上型：

T1　肿瘤限于声门上一个亚区，声带活动正常

T2　肿瘤侵犯声门上一个亚区以上、侵犯声门或侵犯声门上区以外（如舌根黏膜、会厌谷、梨状窝内壁黏膜），无喉固定

T3　肿瘤限于喉内，声带固定，和（或）下列部位受侵：环后区、会厌前间隙、舌根深部

T4　肿瘤侵穿甲状软骨，和（或）侵及颈部软组织、甲状腺、食管。

声门型：

T1　肿瘤侵犯声带（可以侵及前联合或后联合），声带活动正常

T1a　肿瘤限于一侧声带

Tlb　肿瘤侵犯两侧声带

T2　肿瘤侵犯声门上或声门下，和（或）声带活动受限

T3　肿瘤仍在喉内，声带固定

T4　肿瘤侵穿甲状软骨，和（或）侵至喉外，如：气管、颈部软组织、甲状腺、咽部声门下型

T1　肿瘤限于声门下

T2　肿瘤侵及声带，声带活动正常或受限

T3　肿瘤限于喉内，声带固定

T4　肿瘤侵穿环状软骨或甲状软骨，侵及喉外组织，如：气管、颈部软组织、甲状腺、食管

（二）区域淋巴结（N）：

Nx　不能评估有无区域性淋巴结转移

N0　无区域性淋巴结转移

N1　同侧单个淋巴结转移，直径≤3cm

N2　同侧单个淋巴结转移，直径>3cm，但≤6cm；或同侧多个淋巴结转移，但其中最大直径<6cm，或双侧或对侧淋巴结转移，其中最大直径≤6cm

N2a　同侧单个淋巴结转移，直径>3cm，但≤6cm

N2b　同侧多个淋巴结转移，其中最大直径≤6cm

N2c　双侧或对侧淋巴结转移，其中最大直径≤6cm

N3　转移淋巴结最大直径>6cm

注：中线淋巴结作为同侧考虑。

（三）全身转移（M）：

Mx　不能评估有无远处转移

M0　无远处转移

M1　有远处转移（应同时注明转移部位）

（2）临床分期：

0期　Tis，N0，M0

I期　T1，N0，M0

Ⅱ期　T2，N0，M0

Ⅲ期　T3，N0，M0

　　　T1-3，N1，M0

ⅣA 期　T4，N0，M0

　　　T4，N1，M0

任何　T，N2，M0

ⅣB 期　任何 T，N3，M0

ⅣC 期　任何 T，任何 N，M1

（二）鉴别诊断

1. 喉结核：病灶多位于毗裂（杓状软骨）间隙，表现为有脓性分泌物覆盖的浅表溃疡，肺部大多有结核病灶存在。可伴有咳嗽、胸痛、午后潮热等症状。

2. 声带小结及息肉：好发于声带的前中 1/3 交界处，声带息肉的表面光滑，灰白色，常有蒂，随呼吸活动。声带小结常为双侧，对称性，大小如米粒，基底充血。

3. 喉乳头状瘤：可见于儿童或成年人，表现为乳头状突起，可单发或多发。成人乳头状瘤应视为癌前病变。

4. 喉角化症及喉白斑：临床表现为声嘶、喉内不适。间接喉镜可见声带增厚，呈粉红色或白色斑块。病理组织学特点为不同程度的上皮增生和角质层出现，黏膜下炎症细胞浸润。可伴有角化不全和乳头瘤样增生。

5. 喉淀粉样变：病因不明，为一种良性病变。主要累及室带和声带，呈黏膜下结节状或斑块状突起，病程长，患者全身状况良好。经病理切片检查可确诊。

三、整合治疗原则

喉癌的治疗以手术和放射治疗为主。喉癌总的治疗原则为局部早期（T1 和 T2 病变）以手术和放疗为主；局部晚期（T3 和 T4 病变）则采用手术联合放疗化疗的整合治疗。而中医药治疗则是贯穿整个整合治疗过程。另外，需要注意以下几点：

（1）对于喉癌 T1 和 T2 病变，选择放疗、喉部分切除手术以及支撑喉镜下激光手术均可，各有优点。

（2）声门下区癌。一般行全喉切除术。

(3) 有颈淋巴结转移者均应行颈清扫术。

(4) 病理为腺癌者均行手术治疗为主。

(5) 喉癌功能保全治疗。对于局部晚期病变，联合应用化疗和放疗进行治疗，对于治疗后肿瘤变化不大或治疗后局部复发，则行全喉切除术进行挽救。其优点就是部分患者经过治疗后可以保全喉的发音功能。

1. 放射治疗：

(1) 适应证：放射治疗的优点是能保存患者的发音功能，是治疗早期(T1) 喉癌的有效方法之一，其适应证包括：①喉癌 T1 病变；②病理为低分化癌者；③采用放射与手术整合治疗的病例；④术后复发或残余肿瘤；⑤晚期病例的姑息治疗。凡肿瘤伴有坏死、感染、呼吸困难者，不宜放射治疗。腺癌放疗不敏感。喉癌颈淋巴结转移灶放疗效果不佳。

(2) 放射治疗计划：其内容包括定位、体位、照射野和剂量。通常采用连续放疗，每周 5 次，每次 200cGy，总剂量 65~70Gy。

(3) 术前、术后放疗：术前放疗适用于晚期患者，目的在于通过放疗使肿瘤缩小，再经过手术切除，彻底清除病变。放射量以 45~50Gy/4~5 周为宜。放疗结束后 3~4 周进行手术。术后放疗一般用在手术切除不彻底，特别是手术切缘有癌残留的病例，在术后 2~3 周开始，照射量应达到根治量。

2. 手术治疗：手术是治疗喉癌的主要手段，但喉全切除术后患者完全失声并改变了正常呼吸通道。近年来，随着喉部分切除术的普及，越来越多的喉癌患者在根治肿瘤的同时又保存了发音功能和呼吸功能。喉癌的手术方法主要有：①支撑喉镜下手术：通过显微镜或影像辅助的方法，利用激光或器械进行喉内的手术。其优点就是能够尽可能保留喉的发音功能。②喉部分切除术：将喉内肿瘤和部分正常喉组织切除，以达到根治肿瘤和尽可能多地保留喉功能的目的。根据切除肿瘤和喉组织的部位不同，近年来出现了许多新的手术方式：包括环状软骨上喉切除术，喉近全切除术等。③喉全切除术：切除范围一般包括全喉及附着的喉外肌，胸骨舌骨肌有时保留。此外，根据需要切除范围还可包括舌根、下咽黏膜、甲状腺、颈段食管和颈前皮肤等。

3. 喉癌颈淋巴结的处理：临床上触及颈淋巴结转移的患者，应行治疗性颈淋巴结清扫术；未触及肿大淋巴结的声门上喉癌患者，在原发灶手术的同时，做颈深上淋巴结（Ⅱ区淋巴结）冰冻检查，如阳性，即行颈清扫术。

4. 喉全切除术后的发音重建：主要有以下几种：①食管发音。经过特殊训练，喉全切除术后的患者能将一定的空气吸入食管内，然后同打嗝一样，将空气自食管向外排出，引起下咽黏膜振动而发音，再经过咽、鼻、口、齿及唇的作用形成了食管音。②电子喉。一种人造的发音装置，声音较响亮，使用方便，容易学习和掌握。③发音重建术。用手术方法将气管的气体通过某种方式送人咽腔使能发音。术式虽多，归纳起来常用的有两类：气管食管瘘法和气管咽吻合法。

四、中医药治疗

（一）中医药治疗原则

喉癌早期多属邪毒内犯，痰火毒结，中期则瘀阻脉络，盘缠喉部久而成块，晚期则正虚邪盛，毒热伤肺，则多表现为气阴两虚。治疗主要根据患者的体质、年龄、局部病变与全身状况，运用望、闻、问、切四诊，进行辨证分析归纳，从而提出治疗原则和处方。治疗以清热解毒，滋阴降火，软坚化瘀为原则。

（二）辨证论治

1. 痰瘀壅滞型：

主证：声音嘶哑或失音，咽喉堵塞感，咽痛不适，干涩，咳嗽痰多，或痰中带血丝，口干，便秘，尿赤，苔白或黄，脉滑数。局部检查见块状隆起，或结节状，色淡红，有黄白分泌物附着。

治法：清热化痰，散结消积。

方药：消瘰丸合二陈汤加减（《医学心悟》、《和剂局方》)。玄参 30g，牡蛎 15g，川贝母 10g，黄芩 10g，半夏 10g，陈皮 10g，白花蛇舌草 30g，桃仁 10g，甘草 6g，水蛭 3g，马勃 10g。

2. 湿热火毒型：

主证：喉部肿物色红，表面溃烂广泛，腐物黄浊量多秽臭，咯痰黄浊量多带血污秽，声嘶严重，烦躁不安，渴喜凉饮，咽喉疼痛，便秘；舌红苔黄，脉数有力。

治法：清热泄火，燥湿散结。

方药：黄连解毒汤合龙胆泻肝汤（《外台秘要》、《医方集解》）加减。黄连 15g，黄芩 15g，栀子 12g，龙胆草 9g，木通 9g，柴胡 12g，泽泻 9g，车前子 30g（包），当归 10g，牡丹皮 9g，半枝莲 30g，山慈菇 15g，土茯苓 60g，砂仁 10g，鸡内金 20g，焦三仙各 15g。

加减：热甚者加生石膏，龙胆草；头痛剧烈者加田七，五灵脂等；痰多者加陈皮，瓜蒌仁，浙贝母等。

3. 肝郁血瘀型

主证：咽喉疼痛，声音嘶哑，头痛剧烈，痰中带血，口苦咽干，吞咽困难，头晕目眩，胸胁胀痛，耳鸣耳聋，舌质暗红或有瘀斑，苔白或微黄，脉弦。局部检查见喉部肿块凹凸不平，色暗红或有血丝缠绕，颈部后有恶核。

治法：疏肝解郁，清利咽喉。

方药：丹栀逍遥散（《医统》）加减。柴胡 10g，栀子 10g，丹皮 10g，当归 10g，白芍 20g，薄荷 6g，茯苓 30g，生白术 20g，甘草 6g，山豆根 12g，射干10g，白花蛇舌草 20g，生姜 3 片。每日 1 剂，水煎服。

加减：痰中带血，心烦易怒加龙胆草，牛蒡子；大便秘结加大黄，厚朴。

4. 阴虚火旺型：

主证：声音嘶哑，咽喉干涩，喉部疼痛，腰膝酸软，五心烦热，舌质红干，苔黄，脉细滑数，局部检查见多呈菜花状，色暗红，颈部或有恶核。

治法：养阴滋肾，解毒散结。

方药：知柏地黄丸（《医宗金鉴》）加减。知母10g，黄柏10g，熟地20g，山萸肉10g，山药20g，茯苓20g，泽泻10g，麦冬15g，牛蒡子10g，桔梗10g，浙贝母10g。每日1剂，水煎服。

加减：咯血者加仙鹤草、血余炭；气短、自汗者加党参；低热者加地骨皮、青蒿。

5. 气血亏虚型：

主证：发声不扬，声音嘶哑，咽喉疼痛，气短喘促，语音低微，形体消瘦，多汗口干，舌淡红或嫩红，光剥少苔，脉细弱。局部检查见肿块呈菜花状溃烂，渗血有腐物，臭秽，颈部结节肿大硬实。

治法：益气养阴，润肺化痰。

方药：生脉散合百合固金汤（《备急千金要方》）（《医方集解》）加减。西洋参10g，沙参15g，生地20g，百合20g，川贝母6g，麦冬20g，五味子10g，石斛15g，黄精15g，生黄芪20g，枸杞20g，大枣6g，甘草6g。

加减：咽喉干燥疼痛者加玄参、青果、山豆根；口干舌绛明显者加知母，重用沙参、麦冬；食欲不振加谷芽、麦芽、神曲，汗多，气短者加白术、防风，烦躁失眠者加酸枣仁。

（三）特色治疗

1. 外治法：

（1）消瘤碧玉散（《医宗金鉴》）：含硼砂，冰片，胆矾等，每次0.1~0.3g，点患处，有敛疮止痛之功效。

（2）八宝珍珠散（《医宗金鉴》）：儿茶4.5g，黄连末4.5g，川贝母（去心）4.5g，青黛4.5g，全蝎（烧灰存性）3g，肉桂粉（冲）3g，黄柏末（冲）3g，鱼脑石（微煅）3g，琥珀末3g，人中白（煅）6g，硼砂2.4g，冰片1.8g，牛黄1.5g，珍珠（豆腐制）1.5g，麝香1g研细末，每次0.1~0.3g用管吹入喉内烂肉处，每日1~2次。有清热解毒止痛之功效。

（3）紫雪散（《医宗金鉴》）：吹患处，或徐徐咽入。

(4) 吹喉散(《咽喉经验秘传》):有僵蚕0.3g,白芷0.3g,牛黄0.15g,牙硝4.5g,蒲黄1.2g,硼砂2.4g,冰片0.4g,研细末吹喉。有清热,敛疮,散结之功效。

2. 蒸熏法:对咽喉部疼痛者,可用超声雾化器,将药液雾化吸收,方可用:庆大霉素8万U,a–糜蛋白酶4000U,薄荷水10ml,生理盐水20ml。雾化吸入。射干15g,山豆根15g,蜂房15g,硼砂1.5g。煎水50 ml时,加人冰片0.5g,雾化吸人。

(四) 心理治疗

心理调摄在喉癌的康复治疗中亦是相当重要的,喉癌是一种较易复发、转移的恶性疾病。若通过手术治疗,术后不能说话,语言表达受到阻碍,患者往往思想负担较重,对治疗效果疑虑重重,担心复发和转移。因此多有抑郁、悲观、自弃等心理状态出现。因此要针对患者的心理状态加以指导,解除患者的紧张心理,使其树立战胜疾病的信心。并嘱其家属多给予患者爱心和理解,用无微不至的关怀和细心周到的照料去抚慰患者,满足患者的心理需要。使患者有愉快的心理状态,从苦闷、悲观中解脱出来,以利于身体的康复。

(五) 预防及康复指导

1. 预防要点:①禁烟、酒等刺激性食物是预防喉癌的关键。②经常在自然环境中活动锻炼,勿至空气污浊的环境,避免外感和呼吸道感染。③手术前后可适当地进行体育锻炼,以增加机体抵抗力,术后或放疗后复查一次,若情况良好每6个月复查一次,并坚持服用益气补肾、软坚散结、清热解毒中药。④平素适当活动,锻炼身体,养成良好的卫生习惯,节制饮食,不要偏食。

2. 康复要点:喉癌早中期多数经过手术或放、化疗,晚期则以中医为主的整合治疗,可通过中医药进行康复治疗:常用益气固表和养阴生津之法。肺主表里,合皮毛,司呼吸,喉为肺之门户,属肺。肺气充足,故皮毛坚固,呼吸通畅。喉癌的发生、发展是一个正虚邪实的过程。局部表现多为邪实,而整体的表现多为正虚。正气不足是喉癌发生和发展的根本原因。《内经》曰“正气内存，邪不可干”，“邪之所凑，其气必虚”，《医宗必读》载有：“积之成也，正气不足而邪气踞之”。手术、放化疗对患者机体正气亦有不同程度的损伤，多表现为邪去正虚，气血亏损，营卫失调，表虚不固，动则汗出，体质下降，疲倦无力等表虚不固的表现，治疗以益气固表为主。现代药理研究益气固表药物可补益人体正气，直接抑癌，控制癌细胞浸润和转移，同时，还可以预防喉癌的发生发展，提高机体免疫力，增强抵抗力，常用玉屏风散、十全大补丸等，药物有人参、黄芪、白术、五味子、女贞子、白芍、山药等。

喉癌患者早期常因热毒内蓄而伤阴液，中晚期患者，由于病情的发展，过度消耗，且营养摄入量的不足，或手术、放疗、化疗灼伤阴津，胃阴大伤，出现手足烦热，低热，盗汗，口干咽燥，心烦失眠，干咳或痰中带血，口臭便秘，舌质红，少苔或舌光无苔，脉细数等阴虚内热证候。常用生脉散，百合固金汤等，药物有生地，麦冬，百合，玄参，北沙参，天冬，石斛，鳖甲，龟甲，玉竹，黄精，天花粉，西洋参等。养阴法与放疗结合能增强放射的敏感性，增强局部效果，并能防止和减轻放疗的毒副反应和后遗症，对巩固放疗疗效，防止复发和转移，提高远期生存率有一定的作用。另外，养阴药物还有保护骨髓，防治放、化疗引起白细胞、血小板减少的作用，并能提高免疫功能。

第四节 舌癌

舌癌为口腔内最常见的恶性肿瘤，发病率约占全身恶性肿瘤的 1%。其大多数为鳞癌，区域淋巴结转移率较高。舌癌早期症状不明显，初发局部可无疼痛，微隆起或无溃烂之硬结。约半数以上发生于舌中 1/3 的边缘部，其余依次为舌根、舌背、舌底及舌尖部。在古代中医古籍描述中，类似“舌疳”、

“舌菌”、“舌蕈”等病症。

一、病因病机

舌癌的病因未明，但与下列因素有关：①化学致癌因素：烟草中的尼古丁有致癌作用，嗜烟的人易患舌癌。其次，酒可作为致癌物的溶剂，促使致癌物进入舌黏膜。②物理致癌因素：不良口腔卫生习惯、放射线损伤、机械性损伤，如不合适的牙托、义齿、龋齿、残缺的牙嵴、骨刺等异物与舌体摩擦引起癌变；嗜好咀嚼槟榔，可能成为促癌因素。③生物致癌因素：梅毒螺旋体感染、人类乳头状瘤病毒与某些类型舌癌的发病有一定关系。遗传、个体易感性、营养代谢障碍、种族亦与舌癌的发生有关。鼻咽癌患者放疗后，舌癌发生率增高。

中医学认为，“舌为心之苗”，“心开窍于舌”。舌本属心，心脉系于舌根，故一般舌病多属于心火偏亢；舌边属脾，脾脉络于舌旁，肝脉络于舌体，肾之津液出于舌下，故外感六淫，内伤七情所引起的病变，均可化火，火性炎上，致舌生溃疡。思虑伤脾则气郁，郁甚则可通过经络影响于舌。或因吸烟、火毒熏烤，或阴虚火自内生，均使火毒瘀结，致生舌癌。《医宗金鉴》谓：“此证由心脾毒火所致”。《外科医镜》云：“夫舌为心苗，心为君主之官，不亦受病，亦不能受病。或其人平日肝火鸱张，拂意则与人揪闹撕打，无所不为，久之肝累及其子，盖肝为心母，母伤累子，理因然也。又有恒遇拂意事，抑郁伤肝，累及其子者，又有平素呃塞，忽遇意外之茶，一旦喜开心花，无几又遭困厄，顺境转为逆途，悲欢离合纷至沓来，心为君主，能受如许折磨?故成舌疳败证”。表明古人对七情所伤乃可引起舌癌早有认识。

二、诊断与鉴别诊断

（一）诊断要点

1. 诊断依据：

（1）临床表现：舌癌好发于舌侧缘中1/3处，舌腹和舌背次之，舌尖最少。舌癌较一般口腔癌恶性度高，病程短，发展快。典型表现为：①舌部肿块，继而出现溃疡灶。②疼痛：因肿块侵犯或感染坏死引起，可伴有放射性耳痛。③舌活动受限：表现为语音不清、吞咽障碍、流涎，系因肿瘤侵犯口底(舌外肌)、舌系带。晚期病灶，肿瘤广泛浸润使舌处于固定状态，肿瘤坏死、溃烂、出血。病变进一步发展还可侵犯翼内肌、颌下腺及下颌骨，引起张口困难。④机体营养障碍，消瘦。⑤颈淋巴结肿大：一部分舌癌患者就诊时已有区域淋巴结转移，多为同侧颈淋巴结肿大。原发于舌背、舌尖或侵犯中线的舌癌可发生双侧淋巴结转移。

(2) 辅助检查：舌有硬结、溃烂，特别是伴有白斑或红斑，短期抗炎治疗无效时，应进行活检以排除舌癌。舌癌的确诊，最终有赖于病理组织学诊断，最常用的手段是钳取舌肿物进行活检，此法损伤小，简单易行。黏膜完整的浸润型舌癌可采用细针吸取细胞学检查或手术切取肿物活检。舌癌颈淋巴结是否转移的临床诊断标准应根据淋巴结的部位、大小、表面情况及质地来确定：淋巴结质硬、表面不平、形态饱满，不论大小均应考虑有转移。CT 检查对病变范围的判断有一定帮助。

2. 病理分类：舌癌多发自舌体正常黏膜上皮，部分由白斑或红斑癌变而成。早期舌癌多数只表现为局部黏膜增厚。典型舌癌的大体类型有菜花型、溃疡型、浸润型和结节型。镜下观察，舌癌大多数是分化好的鳞状细胞癌。

3. 临床分期：

目前采用 2002 年版美国抗癌协会（AJCC）和国际抗癌联盟（UICC）建议的统一分期法。

(1) 原发肿瘤(T):

Tx 原发肿瘤无法估计

T0 原发灶隐匿

Tis 原位癌

T1 肿瘤最大直径≤2cm

T2 肿瘤最大直径>2cm，≤4cm

T3 肿瘤最大直径>4cm

T4a 肿瘤侵及骨皮质、深层舌肌或舌外肌、上颌窦、面

部皮肤

T4b 肿瘤侵犯磨牙后间隙、翼板、颅底、颈内动脉

(2) 区域淋巴结 (N):

Nx 区域性淋巴结转移无法评估

N0 无区域性淋巴结转移

N1 同侧单个淋巴结转移，最大直径≤3cm

N2 淋巴结转移

N2a 同侧单个淋巴结转移，最大直径>3cm，但≤6cm

N2b 同侧多个淋巴结转移，其中最大直径≤6cm

N2c 同侧或对侧淋巴结转移，其中最大直径≤6cm

N3 转移淋巴结最大直径>6cm

(3) 远处转移 (M):

Mx 远处转移无法评估

M0 无远处转移

M1 有远处转移

(4) pTNM 病理分期:

pN0 病理检查分区颈清扫淋巴结 6 个以上，或全颈颈清扫淋巴结 10 个以上均为阴性。

pN 分期应测量转移灶的大小，而不仅是淋巴结的大小

(5) TNM 临床分期:

0 期 Tis，N0，M0

I 期 T1，N0，M0

Ⅱ期 T2，N0，M0

Ⅲ期 T3，N0，M1，T1~3，N1，M0

Ⅳ期 T4，任何 N，M0/任何 T，N2，M0/任何 T，任何 N，M1

(二) 鉴别诊断

1. 创伤性溃疡：多见于老年人，常见发病部位于舌侧缘后方。表现为对应部位的刺激物溃疡较深，表面有灰白色假膜，基底不硬去除刺激物可自行愈合。做活检可以明确。

2. 结核性溃疡：舌背多见，偶尔出现在舌边缘和舌尖。

表现为溃疡表浅，边缘不齐呈鼠咬状，常有灰黄污秽渗出液，自觉疼痛，有时多发。全胸片检查、抗结核诊断性治疗有助于于鉴别诊断，必要时可作活组织检查。

3. 白斑：是粘膜上皮增生和过度角化而形成的白色斑块，稍高于粘膜表面，患者自觉有粗涩感，可发生于颊部、唇、舌、龈、腭等部位。舌粘膜白斑则好发于舌侧缘及轮廓乳头前的舌背部。

4. 乳头状瘤：多发生于舌尖边缘、舌背、舌后少见，粘膜表面有细小乳头，外突，2~4cm，边缘清楚，周围组织软，基底无浸润，需要手术切除。

5. 纤维瘤：口腔各部位皆可发生，生长于粘膜下层，大小不等，硬度不一，边界清楚，活动，生长缓慢，需要手术切除并作组织病理检查。

6. 血管瘤：病期较长，多在婴幼儿时期发现，好发于唇、颊、舌等部位，多为海绵状血管瘤，可单发可多发，大小不等，形状不一，可浅可深，表面粘膜光滑，多呈黯紫色，质软，有压缩性，根据病情可行手术切除或硬化剂注射或液氮冷冻等治疗。

7. 淋巴管瘤：常见于小儿、青少年，好发于舌、唇、颊等部位，于舌则多发生在舌背，肿瘤多为弥漫性，为成片细小乳头状肿物，有光泽，微突出舌面，表面不平，较舌色稍浅。因常与血管瘤并存，可见混以红色或紫红色小颗粒或小结。淋巴管瘤无压缩性，反复感染则瘤体变硬。需要手术切除。

8. 复发性口疮：特点发生于口腔各处粘膜。烧灼样疼痛，饮食语言表达受到影响。一般 10 天左右可以自愈，不留瘢痕。此病较顽固易反复发作。

三、整合治疗原则

舌癌最有效的治疗方法是手术切除和放疗。早期舌癌手术切除，中晚期舌癌则趋向手术、化疗和放疗及中医药治疗的综合应用。颈淋巴结转移灶对放疗不敏感，故以外科治疗为主。

1. 原发癌的处理原则：

（1）T1 期舌癌选择单纯手术治疗、术后中医药治疗。

（2）T2~3 期病灶，多采用手术或辅助化疗、辅助放疗加手术及中医药治疗的整合治疗方案。一般采用 2~3 周期的诱导化疗，然后手术治疗。

（3）T4 病灶，多采用中医药治疗、化疗、手术和（或）放疗之整合治疗。

2. 颈淋巴结转移癌的处理原则：舌癌的颈淋巴结转移率高，而且对放射治疗不敏感，故以手术治疗为主。当临床出现 N1~2 期转移灶时，应行根治性颈清扫术（RND），术后可予以颈野放射治疗。T2 期的手术后患者大约有 40%会出现颈部转移，颈部淋巴结的预防性治疗更显重要。因此，除有条件定期复诊的 T1N0 病例外，T2~4 期患者，即使临床未触及肿大淋巴结，也应行选择性颈清扫术（END）。对于任何 T3~4 患者均应将 RND 作为初次外科治疗的一部分。

3. 放射治疗：

（1）放疗前的准备：舌癌放疗前，必须做好口腔卫生。洁齿或拔除及补好蛀齿，预防和清除牙源性感染，防止放疗后出现放射性骨损伤。

（2）放疗方式方法：①组织间插植内照射为主，辅以体腔管或外照射：病灶<2cm，无论原发灶在舌尖、舌侧缘还是舌腹，均可应用近距离后装 ^{192}Ir 针插植治疗。组织间照射用γ射线高剂量率，一般 1 次或 2 次即可。治疗后局部疤痕少，全身反应较轻，又能保全舌的功能。单纯组织间插植放疗只适用于浅表小病灶，否则必须加外照射治疗。②以外照射为主，辅以体腔管或组织间插植内照射治疗。适用于体积较大的肿瘤。双侧放疗野包括颏下、颌下及颈深上区。采用 X 射线、^{60}Co、电子束治疗。放疗剂量 40~60Gy/4~6 周，再行组织间插植内照射。③单纯外照射：对于无法手术的患者，可行姑息性外照射，总剂量在 70Gy/7 周。控制脊髓受量在 40Gy 以下，以预防放射性脊髓炎。

4. 化疗：

（1）适应证：可作为手术前后辅助性治疗。术前化疗可使肿瘤缩小，利于手术切除，而术后化疗主要用于怀疑切除不彻底或有远处移的患者。

（2）单药化疗：

1）甲氨蝶呤（MTX）：是最早及最普遍使用的药物之一，可以口服、肌内注射、静脉注射，亦可采用大剂最与亚叶酸钙解救，一般认为采用 40~50mg/m^2，每周 1 次，或 15~20mg/m^2 每周 2 次，静脉给药较其他方法疗效好。

2）博莱霉素（BLM）：是一种临床上应用广泛的抗肿瘤药物，可使晚期的肿瘤缩小，合适的剂量为 0.25~0.5U/kg,肌内注射或静脉注射，每周 1 次或 2 次。国内产品为平阳霉素，一般使用剂量 8~12mg，肌内注射或静脉注射，每周 2~3 次。BLM 衍生物培普利欧霉素，肺毒性较少，对口腔癌的疗效较好。

3）第二代铂类抗癌药：卡铂由于其非血液学毒性如肾毒性、消化道反应、耳毒性及周围神经毒性较低，可以代替顺铂。一般可采用 200~400mg/m^2 静脉输入 1 次，或 60~82mg/m^2，静脉注入，每日 1 次，连用 5 天，3~4 周后重复的方案。

4）吡喃阿霉素（THP-ADM）：是化学结构与阿霉素相近的新蒽环类抗肿瘤抗生素，其非血液学毒性较阿霉素轻，单一用药缓解率在 20%~70%，主要毒性为骨髓抑制。剂量一般为 35~45mg/m^2，静脉注入，每 3~4 周 1 次。

（3）联合化疗：方案主要是含顺铂（DDP）和不含 DDP 的两大类。含 DDP 的联合化疗方案疗效优于单一用药，亦优于许多不含 DDP 的联合化疗方案。以 DDP 为基础的联合化疗方案在晚期癌的治疗中目前认为是最为有效的。

1）MVP 方案：

顺铂 30mg/m^2,静脉滴注，第 1~3 天；

长春花碱 5mg/m^2，静脉推注，第 1、8 天；

甲氨蝶呤 20mg/m^2，静脉推注，第 1、8 天。

每 3 周重复。

2）PMDY 方案：

顺铂 80mg/m², 静脉滴注, 第 1 天, 水化利尿;

平阳霉素 5mg/m², 肌内注射, 每周 2 次;

甲氨蝶呤 20mg/m², 静脉注入, 第 1、8 天。

每 3 周重复。

3) DDP+5-FU:

顺铂 20mg/m², 静脉滴注, 第 1~5 天;

5-氟尿嘧啶 500mg/m², 静脉滴注, 第 1~5 天。

每 4 周一次, 共 3 次。

四、中医药治疗

(一) 中医药治疗原则

舌癌多由心脾毒火或阴虚火毒熏蒸所致, 初期多为实热之征, 继则本虚标实, 晚期可出现正气衰败之象。中医对本病的治疗以清热泻火、解毒散结为原则, 或佐以扶正之品, 能减轻痛苦, 延长生存期、提高存活率。

(二) 辨证论治

1. 火毒瘀结型:

主证: 舌的一侧出现结块, 触之较硬, 或伴溃疡、糜烂, 合并感染时伴灼痛, 有时流涎, 口气腥臭, 间有烦躁, 便秘、溲赤、舌质红或红紫, 苔薄黄, 脉细弦。

治法: 泻火清火, 化瘀解毒,

方药: 犀角地黄汤 (《备急千金要方》) 加减。生地 20~30g, 木通 6~9g, 生甘草梢 3g, 竹叶 9g, 犀角3g (水牛角 30g 代之), 生地黄 30g, 白芍 12g, 丹皮 9g。

热甚者加川连、黄柏、黄芩、山栀、竹叶、山豆根、制大黄等; 毒盛者加七叶一枝花、白花蛇舌草、蜀羊泉、石上柏、天葵子、龙葵等抗癌解毒; 局部硬结者加夏枯草、山慈姑、贝母、海藻等软坚散结; 不寐加炒枣仁、柏子仁、夜交藤、合欢皮; 纳少加谷麦芽、焦山楂、佛手片; 便溏加茯苓、泽泻、车前子。

2. 心脾郁火型:

主证: 舌部变厚, 或为硬结, 如菌如豆, 或有糜烂, 流涎秽臭，口渴喜饮，尿黄量少，舌淡苔黄，脉数。

治法：清心泻脾、解毒散郁。

方药：导赤散合泻黄散（《小儿药证直诀》）加减。生地20g，竹叶10g，木通10g，石膏（先煎）15g，藿香叶15g，栀子10g，黄连6g，山豆根15g，蒲公英30g，藤梨根30g，天花粉20g，甘草梢6g。

便秘、烦躁、失眠者，加莲子芯2g，酸枣仁10g，夜交藤20g；肿处疼痛、焮热者，加金银花15g，夏枯草15g，白花蛇舌草30g。

3. 热盛阴虚型：

主证：舌癌硬结不断增大，侵犯肌层或口底合并感染或因放疗后出现口腔粘膜糜烂、口咽干燥、烦躁发热、便秘溲赤、舌光质红紫，脉细弦数。

治法：清热泻火，解毒散结，佐以养阴。

方药：增液汤（《温病条辨》）合豆根二冬汤加减。生地12g，玄参10g，麦冬15g，天冬18g，石斛12g，知母12g，山豆根12g，绞股蓝10g，黄芩9g，半枝莲15g，猪苓12g，茯苓12g，全瓜蒌20g，川连6g，白术12g，太子参15g，淮山药12g，浙贝9g，甘草3g。

4. 正虚毒瘀型：

主证：形体羸瘦，神疲倦怠，舌菌大如泛莲或口腔粘膜糜烂，舌红绛少苔，脉细数。

治法：补气养血育阴，解毒化瘀散结。

方药：二参仙鹤草汤。党参15g，沙参30g，云茯苓10g，白术10g，甘草5g，当归15g，黄芪30g，生地黄20g，仙鹤草30g，知母10g，竹叶10g，山豆根15g，蚤休15g，青黛（包）12g。

（三）特殊兼证的治疗

1. 舌质僵硬：舌癌患者于手术或放疗后，由于局部的纤维化，使舌质呈僵硬状态，活动不灵，影响咀嚼、吞咽及讲话。可用白及、皂角刺、象贝母、半夏、玄参、天花粉等。

2. 舌部渗血：舌癌浸润舌肌层呈弥漫状态时，常见舌部渗血。可用黄连解毒汤加减治疗。

3. 口有异臭味：舌癌患者局部溃疡糜烂时，口常有异常臭味，此时可用漱口剂，药用，佩兰、紫地丁、薄荷、皂角刺、玄参、生甘草等，煮成水，不时啜服或漱口。

（四）特色治疗

1. 外治法：舌癌外治法是用药物涂敷于舌体表面，直接作用于病所。

(1) 珍珠冰硼散：具有清热解毒、消炎止痛之功效。适用于舌癌溃疡。用法：将药散吹撒于舌癌溃疡面。

(2) 双料喉风散：具有清热解毒、消炎止痛之功效。适用于舌癌表面糜烂，咽喉肿痛等。用法：将药散频频外敷于舌溃疡面及患处。

2. 水针疗法：

(1) 舌癌伴口腔溃疡：

治则：清热泻火，滋阴凉血。

取穴：心脾积热配曲池、天突、足三里；虚火上炎取三阴交、太溪、极泉。

药物：用盐酸利多卡因注射液 0.1g 加地塞米松注射液 4mg，混合后使用，或维生素 B_1 注射液 100mg 加维生素 B_6 注射液 50mg。

方法：按辨证取穴，每次取 2 个穴，按水针操作常规，每个穴位注人 0.5~1ml 每日或隔日 1 次，6 次为 1 个疗程。

(2) 舌癌伴牙痛：

治则：清泻胃火，消肿止痛。

取穴：下关、颊车、合谷。

药物：1% 普鲁卡因注射液 2~4ml 或维生素 B_1 注射液 100mg。

（五）心理治疗

舌癌患者经手术或放疗后造成舌质功能的障碍，使患者饮食和语言困难，常会产生悲观消极、恐惧厌世的心理。这种不良的心态更不利于患者的康复。因此，医务工作者必须与患者家属紧密配合，共同帮助患者解除思想顾虑，进行积极的情志调节，避免忧思郁怒，树立战胜癌症的信心和决心。

（六）预防及康复指导

1. 预防要点：要养成良好的生活饮食习惯，不抽烟、不饮烈酒，少食酸辣；讲究口腔卫生，龋齿要补，斜齿要整，假牙要适，溃疡要治；保证足够睡眠，经常锻炼身体，保持良好心态。

2. 康复要点：首先，要坚持中医药的后续治疗，包括配合必要的漱口等；其次，定期作口腔及舌的检查；一旦康复半年以上，体力允许，可酌情参加社会活动或恢复工作。还有，就是要注重康复调养。《素问》云："毒药攻邪，五谷为养，五果为助，五畜为益，五菜为充，气味合而服之，以补益精气。"舌癌患者的康复除了需要药物配合治疗外，也需要饮食的调养和康复治疗。

第五节　甲状腺癌

甲状腺癌在国内头颈部肿瘤中占首位。甲状腺癌年平均发病率为1.49/10万,其中男性为0.9/10万,女性为2.0/10万，占全部恶性肿瘤的0.86%。其发病原因目前认为与癌基因、电离辐射、缺碘、女性激素增加有关。在中医古籍中，类似于"瘿瘤"、"石瘿"等疾病。

一、病因病机

（一）病因

①电离辐射：放射线致癌几乎均产生于头颈部X线外照射之后，被照射的小儿年龄越小发生癌的危险性越高。②缺碘：缺碘区甲状腺癌发病率较高。③内分泌因素：垂体后叶释放的促甲状腺素（TSH）是甲状腺癌发生的促进因子。④其他一些甲状腺增生性疾病、甲状腺瘤偶尔可发生癌变。

（二）中医病因病机

引起甲状腺癌的主要病因是情志内伤及饮食失调，体质因素也有比较重要的作用，其病与肝关系密切。气血津液运行失常，气滞痰凝，日久引起血脉瘀阻.以致气、痰、湿、毒、瘀合为患，壅结颈前而成。

1. 情志内伤：由于长期忿郁恼怒或忧愁思虑，使气机郁滞，肝气失于条达。津液的正常循行及输布，均有顿于气的统率，气机郁滞，则津液易于凝聚成痰，气滞痰凝，痼结颈前而为病。

2. 饮食失调：一则影响脾胃功能，使脾失健运，不能运化水谷，聚而为湿为痰；二则影响气血的正常运行，痰气瘀结于颈而成。

3. 体质因素：妇女的经、孕、产、乳等生理特点与肝经气血有密切关系，遇有情志、饮食等致病因素，常引起气郁痰结，气滞血瓣以及肝经化火等病理变化，故女性易患甲状腺癌。

此外，素体阴虚之人，痰气瘀滞之后易于化火，更加伤阴，也易发病。

二、诊断与鉴别诊断

（一）临床表现

1. 发病初期多无明显症状，只是在甲状腺组织内出现一质硬且高低不平的肿块，吞咽时肿块上下移动度减低。压迫喉反神经，气管或食管，可产生声音嘶哑、咳嗽、呼吸困难或吞咽困难；如压迫颈交感神经，或者颈丛浅支神经侵犯时，患者可有耳枕肩等部疼痛。局部转移常在颈部，出现淋巴结远处转移多见于扁骨和肺。

2. 部分患者的甲状腺肿块并不明显,而以颈、肺、骨骼的转移癌为突出症状，骨骼有原发灶不明的转移癌存在时，应仔细检查甲状腺。

3. 不同病理类型甲状腺癌有各自的临床特点，乳头状癌最常见，约占甲状腺癌60%，40岁以下患者较多，低度恶性，病程发展缓慢，从发现肿块至就诊时间 5 年以上，病程最长可达 20 年以上，肿瘤多为单发原发灶，可以很小，颈淋巴结转移发生率高，发展慢，可有囊性变，预后好。髓样癌约占本病的 5%~10%较少见，常误诊为未分化髓样癌。患者大多数以甲状腺肿块而就诊，病程 10~20 天不等,大多数患者无特殊不适。部分患者可有吞咽障碍、声嘶、咳嗽、呼吸困难等远处转移症状。髓样癌来源于滤泡旁细胞（C 细胞），能分泌多种生物活性物质，患者可有腹泻、面部潮红、高血钙症或其他内分泌失调的表现。

4. 未分化癌：又称间变癌,是一种高度恶性的肿瘤,较少见。平均年龄一般在 60 岁以上，病情进展迅速为其最主要的临床特征。肿块很快累及器官，出现声嘶、咳嗽、吞咽因难及颈部疼痛等症状。检查时可见甲状腺及颈部实性肿块，质硬、固定、边界不清,广泛侵犯周围组织。颈部淋巴结转移率高，易发生血行转移，具有转移快、死亡率高的特点。

（二）辅助检查

1. 放射性核素检查：可以明确甲状腺的形态、位置及甲状腺的功能，是甲状腺疾病的常规检查手段。一般单个冷结节为恶性肿瘤的可能性较大，其发现率为 54.5%。

2. 实验室检查放射免疫测定：血清三碘甲状腺原氨酸（T3）、血清甲状腺素（T4）、血清促甲状腺释放激素（TSH）及甲状腺抗体（TG）的检测可鉴别。TG 如持续增高提示有转移复发的可能。TSH 可以作为调节甲状腺片剂量的依据，临床疑为髓样癌的患者要测定血清降钙素的水平，若在正常最高值 0.2μg/L（200pg/ml）有诊断价值，可进一步作钙剂激发试验；静脉注入氯化钙 14mg/kg，4 h 左右测最高值可达 1.0μg/L（1000pg/ml），这时髓样癌的诊断基本可以确定。

3. 超声波检查：不仅可以探测甲状腺肿块的形态、大小、数目，而且可确定其是囊性还是实性。实质肿块，边缘不整，常见为髓样癌和未分化癌。B 超可以显示血管受压或被癌肿包围情况，测定血液的通畅度。细针穿刺还可以用超声波导向。

4. 细胞学检查：甲状腺结节比较常见，不可能都做手术探查，目前国内外普遍采用活检细胞学检查。此方法操作简单，无出血和喉返神经损伤等并发症，也无癌种植的危险。穿刺涂片对诊断乳头状腺癌的准确性很高，髓样癌和未分化癌也有典型图像，而诊断滤泡型甲状腺癌有困难。

5. X 线检查：主要用于观察气管与甲状腺的关系。良性肿瘤常使气管转移，引起气管狭窄。甲状腺癌晚期常可浸润气管壁，使气管狭窄，而移位程度反而较小，气管狭窄常常是左右径的，前后径则可以正常。这一特点对临床有较重要的意义。狭窄为前后径的，则多数非甲状腺癌所致，应考虑胸腺癌或其他软组织恶性肿瘤。

6. CT 检查：可清楚地显示甲状腺癌的形态、大小以及与喉头、气管、食管的位置关系并且可看到癌肿浸润的范围，包括颈部器官、纵隔和重要的血管、神经，为确诊提供科学的依据。

7. 病理分类：以腺癌为主，其次为移行细胞癌，极少数为鳞状细胞癌。

（三） TNM 分期系统 (AJCC，2002)：

1. TNM 分类：

(1) **原发肿瘤(T)**：

Tx　无法对原发肿瘤做出估计

To　未发现原发肿瘤

Tl　肿瘤直径≤2cm，局限于甲状腺内

T2　肿瘤直径>2cm，≤4cm，局限于甲状腺内

T3　肿瘤直径>4cm，局限于甲状腺内，或肿瘤任何大小侵犯至甲状腺外 (如胸骨甲状肌或甲状腺周围软组织)

T4a　肿瘤任何大小，穿破甲状腺被膜并侵犯皮下软组织、喉、气管、食管或喉返神经

T4b　肿瘤侵犯椎前筋膜、颈动脉或纵隔内结构

所有未分化癌均视为 T4

T4a　甲状腺内未分化癌手术可切除

T4b　甲状腺外未分化癌手术不能切除

(2) 区域淋巴结（N）：

N1a　气管前、气管旁、喉前/Deiph 淋巴结转移

N1b　单、双侧，或对侧颈部或上纵隔淋巴结转移

(3) 远处转移（M）：

Mx　不能确定有无远处转移

M0　无远处转移

M1　有远处转移

2. 分期：

(1) 乳头状、滤泡状癌，年龄在 45 岁以下：

I 期　任何 T，任何 N，M0

Ⅱ期　任何 T，任何 N，M1

(2) 乳头状、滤泡状癌，年龄在 45 岁以上：

I　Tl，N0，M0

Ⅱ　T2，N0，M0

Ⅲ　T3，N0；M0

T1，N1a，M0

T2，N1a，M0

T3，N1a，M0

ⅣA　T4a，N0，M0

T4a，N1b，M0

T1，N1b，M0

T2，N1b，M0

T3，Nlb，M0

T4a，Nlb，M0

ⅣB　T4b，任何 N，M0

Ⅳc　任何 T，任何 N，Ml

(3) 髓样癌：

I　Tl，N0，M0

Ⅱ　T2，N0，M0

Ⅲ　T3，N0，M0

T1，N1a，M0

T2，N1a，M0

T3，N1a，M0

ⅣA　T4a，N0，M0

T4a，N1a，M0

T1，N1b，M0

T2，N1b，M0

T3，N1b，M0

T4a，N1b，M0

ⅣB　T4b，任何N，M0

ⅣC　任何T，任何N，M1

(4) **未分化癌：**

所有未分化癌都视为Ⅳ期

ⅣA　T4a，任何N，M0

ⅣB　T4b，任何N，M0

ⅣC　任何T，任何N，M1

（四）鉴别诊断

1. 腺瘤：多为单发结节，偶然发现，生长缓慢。肿物边界清楚，表面光滑，可随吞咽上下活动。女性多见。

2. 亚急性甲状腺炎：一般认为由病毒引起，起病较急，常有上呼吸道感染史，伴轻度发热及全身症状。甲状腺可及单侧单发结节，肿物韧实，常较硬，结节不平，一般均有压痛。

3. 结节性甲状腺肿：多见于地方性甲状腺肿地区，病程较长。初为双侧甲状腺弥漫性肿大，逐渐出现结节，大小不一，常为多发，质韧或较软，表面光滑，随吞咽上下活动。

4. 淋巴性甲状腺肿：一般认为是自身免疫性疾病。多为中年女性。表现为慢性进行性双侧甲状腺对称性整体肿大，较硬韧，可触及稍隆起的结节，边界清楚，与周围组织无粘连。

三、整合治疗原则

甲状腺癌的治疗应根据患者的年龄、性别及病理分型和临床分期等综合因素选择合理的治疗方法。目前临床常用的治疗方法主要包括手术治疗、放疗、化疗、内分泌治疗及中医中药治疗，但是每种治疗方法需要根据患者的体质和病情决定治疗方法。

（一）甲状腺癌的手术治疗方法

手术切除疗法可作为甲状腺癌的首选治疗方法，特别是早期治疗，但不同病理类型和临床分期的甲状癌手术范围和治疗方法有所不同，具体表现如下：

1. 乳头状腺癌：乳头状腺癌恶性程度低、多发于中年妇女，实施手术治疗时若癌肿尚局限在腺体内，颈部淋巴结无转移，可将患侧腺体连同峡部全部切除，对侧腺体大部切除，不需加行颈淋巴结清除术；如已发生颈淋巴结转移，应同时清除患侧的淋巴结。

2. 滤泡状腺癌：滤泡状腺癌也属于低度恶性癌肿，多通过血道转移，淋巴结转移约占20%，滤泡状腺癌即使癌肿尚局限在一侧腺体内，也应行两侧腺体连同峡部切除，如无颈淋巴结转移，也不需颈淋巴结清除，一旦发生血道转移可将对侧甲状腺腺叶切除。

3. 髓样癌：恶性程度中等，淋巴道和血道转移为多见。髓样癌手术范围是两侧腺体同峡部全部切除，由于髓样癌早期出现颈淋巴结转移，因此，应同时将患侧或双侧颈淋巴结清除，伴有嗜铬细胞瘤者在甲状腺手术以前首先要处理好嗜铬细胞瘤，否则在甲状腺根治术时可激发严重的血压升高，给患者带来生命危险。

4. 未分化癌：恶性程度较高，一般在早期病灶已广泛浸润或发生远处转移，手术治疗几率较小，癌肿呈浸润性生长，可能会引发呼吸困难，必要时可做气管切开，结合放化疗及中药治疗可取得满意疗效。

5. 鳞状细胞癌：发展快、恶性程度高、较早侵犯其他重要器官，目前的治疗方法是尽可能行瘤体切除，而后给予根治性放疗，亦可在明确诊断的情况下先行术前根治放疗，再行手术治疗。

（二）甲状腺癌放疗

放疗是甲状腺癌的辅助治疗方法之一，临床多根据不同的病理类型分为内放射和外放射治疗。各种类型的甲状腺癌对放射线的敏感性差异很大，其中未分化癌对外放射治疗短期疗效较好，可明显缩小原发灶，解除压迫症状，有效缓解疼痛;分化性腺癌对放射线不敏感，所以一般不以放疗作为手术前、后的辅助治疗措施;多数的分化性甲状腺癌具有吸碘功能，放射性高度浓集于肿瘤组织中，可起到内放射作用，明显减轻对周围组织的放射损害，由此得出，对已复发或有远处转移而又不能手术切除的病灶，只要肿瘤内含有功能性的滤泡能显示出吸碘功能，就可采用放射性碘治疗来改善症状，给患者减轻痛苦。

（三）甲状腺癌化疗

化疗主要用于甲状腺癌分化差或未分化癌术后的辅助治疗，还可用于不能手术或发生远处转移及术后局部复发迅速恶化的晚期甲状腺癌的姑息性治疗。常用药物为多柔比星及顺铂等。

（四）甲状腺癌内分泌治疗

内分泌治疗分化型甲状腺癌是内分泌依赖性肿瘤。甲状腺素可抑制垂体前叶促甲状腺素的分泌，从而对甲状腺组织的增生及癌组织的生长起抑制作用。服用甲状腺素是分化型甲状腺癌术后常规的辅助疗法及晚期患者的姑息性治疗手段。用法为甲状腺素片 40~60mg，每日 3 次，可长期服用。

四、中医药治疗

（一）中医治疗原则

中医药应用于甲状腺癌的治疗中，有以下几方面作用：①配合手术、放疗、化疗、内分泌治疗，起增效、减少毒副作用；②晚期患者失去手术、放疗、化疗等机会，单纯使用中医药以减轻痛苦，延长生存期，提高生活质量的作用。

（二）辨证论治

1. 肝郁痰湿型：

主证：颈前肿物质硬，随吞咽而上下，活动受限，伴有胸胁胀痛，颈部胀满发憋或咳吐痰涎，舌质淡红苔白腻，脉弦滑。

治法：理气消瘿，行痰散结。

方药：海藻玉壶汤（《医宗金鉴》）加减。海带20g，昆布、海藻各15g，半夏12g，独活、当归、青皮各10g，象贝母8g，陈皮、甘草各6g。

2. 气滞血瘀型：

主证：颈前肿物，质坚硬固定，胸闷气憋，呼吸、吞咽困难，颈部刺痛，入夜尤甚，舌质紫暗或有瘀斑，苔薄白，脉弦涩。

治法：理气化痰，行瘀散结。

方药：通气散坚丸加减（《中西医肿瘤诊疗大全》）。龙葵、丹参各30g，白英、夏枯草20g，川芎、莪术、胆星、穿山甲各10g，干蟾皮3g。

3. 毒热蕴结型：

主证：颈前肿物，生长迅速，灼热作痛，头颈疼痛，咳嗽咯黄痰，吞咽不适，时有恶心，大便干，小便黄少，舌绛苔黄，脉滑数。

治法：清热解毒，散结消瘿。

方药：清肝芦荟丸（《中西医肿瘤诊疗大全》）。芦荟、青皮、旋复花、猪牙皂各10g，草河车、山豆根、鱼腥草、野菊花、白花蛇舌草各20g，黛蛤散、代赭石各30g。

4. 心肾阴虚：

主证：毒热未尽，甲状腺肿物术后或放疗后复发，心悸气短，五心烦，乏力，自汗盗汗，头晕目眩，精神萎靡，食少，二便失调，舌暗红少苔，脉沉细。

治法：养心益肾，化痰散结。

方药：生脉散（《备急千金要方》）合二至丸（《医方集解》）。太子参、黄精、天花粉、白花蛇舌草各20g，麦冬、五味子、旱莲10g，沙参、女贞子、生石膏各30g，仙灵脾、生地、钩藤各15g，海藻25g。

（三）中成药

1. 扶正解毒颗粒1包，每日3次，口服，1个月为1个疗程。功用：益气养阴、扶正解毒。

2. 益气养阴丸4粒，每日3次，口服，1个月为1个疗程。功用：益气养阴。

3. 化癥回生口服液10ml，每日2次，口服。功用：消癥化瘀。

4. 西黄丸2粒，每日3次，口服，1个月为1个疗程。功用：清热解毒，散结消肿。

5. 小金丸2支，每日2次，口服，1个月为1个疗程。功用：清热解毒，散结消肿。

6. 0.9%生理盐水250ml+复方苦参注射液12ml，静脉滴注，每日1次，14天为1个疗程。

（四）特色疗法

1、外治法：

(1) 癌理通：

功能主治：化痰散结，清热解毒，活血止痛，攻毒抗癌。

用法用量：外用，敷于癌痛患处，一次1贴，每日2次，10天为1个疗程；或遵医嘱。

(2) 金黄散：

功能主治：清热凉血，化瘀止痛，用于疮疡红肿热痛一类的肿物。

用法用量：分为药粉和贴剂两种剂型，外用，敷于患处，一天1~2次；或遵医嘱。

2. 针灸疗法：

(1) 耳穴穴位注射镇痛疗法：可采用野木瓜注射液以耳穴穴注治疗中重度癌痛。

(2) 穴位贴敷疗法：

适应证：化疗期间出现食欲不振，恶心呕吐，消化不良等。

取穴：足三里（双侧），内关（双侧）。

操作：将上述穴位常规消毒以后，用上海曼吉磁生物有限公司生产的“曼吉纳米穴位敷贴”敷贴穴位上，敷贴4h，每日1次，每周5次，3周为1个疗程。

（五）心理治疗

帮助患者解除畏惧、紧张、失望等不良心态，引导其忘却疾病，心情舒畅，更好地配合各种治疗。

（六）预防及康复指导

1. 预防要点：①预防甲状腺癌的发病需要避免、减少患病的危险因素，如避免不必要的射线照射；积极治疗容易恶变的良性肿瘤，如慢性囊性甲状腺腺瘤等。②每月应对甲状腺进行自我检查及定期医院随访检查。此外还需要重视后续的中医药治疗。

2. 康复要点：①定期复查。②正规治疗及时、适度，治疗时间足够。③积极配合综合康复措施，优化生活方式，起居有度，及时排除心中郁闷。

第三章 胸部肿瘤

第一节 乳腺癌

乳腺癌是指起源于乳腺导管上皮及乳腺小叶的恶性肿瘤，是在各种内外致癌因素的作用下，细胞失去正常特性而异常增生，以致超过自我修复的限度而发生癌变的疾病。是全世界女性中最为常见的恶性肿瘤，女性占 99%，近年来乳腺癌的发病呈明显上升趋势，严重危害了人民的身心健康。乳腺癌在传统医学中称谓不一，属中医“乳岩”“乳癌”“乳石痈”“乳发”等范畴，现代比较统一的中医名称为“乳岩”“乳石痈”。

一、病因病机

乳腺癌病因包括：内分泌因素尤其是雌孕激素水平；家族史及基因的易感性；高脂肪、高热量饮食；晚婚晚育；精神抑郁、过度紧张以及药物致癌。其发病机制概括为三大类：①家族聚集性的乳腺癌分为 2 种形成机制，一种是由于多种基因的改变而导致乳腺癌的发生，另一种是由于某一单一基因突变而发生的遗传性乳腺癌；②雌激素刺激乳房腺体上皮细胞过度增生，雌激素中的雌二醇和雌酮可导致乳腺细胞癌变；③胰岛素样生长因子（IGF-1）与乳腺癌的发病呈正相关性。

中医认为本病是由于情志失调，抑郁不畅，肝气郁结，或冲任失调，痰浊内生，气血瘀滞所致，本病发病的关键为气滞、血瘀、痰凝。总体上虚实夹杂，以虚为主，以实为标，局部属实，全身属虚，早期实多虚少，后期虚多实少的疾病。主要涉及肝、脾、肾、冲任。

二、诊断与鉴别诊断

（一）诊断要点

1. 诊断依据：

(1) 病史：询问病史很重要，乳腺癌发病与年龄、家族、饮食、职业等有关。一般来讲，25 岁以下发病很少，30 岁发病明显升高，45~54 岁为高峰期；高脂肪饮食，月经初潮早，长期使用雌激素或避孕药均是乳腺癌发病的高危因素；有家族史者危险性增加。

(2) 临床表现：单侧或者双侧乳腺肿块，呈浸润性生长，可伴有皮肤粘连、皮肤水肿、橘皮样变、乳头回缩、凹陷或溢液、淋巴结肿大，甚至出现卫星结节、溃破，在早期阶段很难与良性疾病相鉴别。

(3) 实验室及影像学检查：

1) 病理检查：病理检查用于乳腺癌的诊断及分期。可手术行组织活检，或淋巴结活检、对乳头溢液、组织或淋巴结穿刺做细胞学检查，从而得出病理及免疫组化情况。此为乳腺癌的确诊依据。

2) 影像学检查：乳腺钼靶、乳腺 B 超、CT 及 MR 检查、ECT 及 PET/CT、放射性核素扫描等用以对肿瘤大小、部位、转移、骨破坏和肿瘤分期的判断。

3) 血清学检查：包括癌胚抗原（CEA）、CA15-3、铁蛋白、降钙素等。

2. 临床分期：根据美国癌症联合委员会（AJCC），2009 年乳腺癌 TNM 分期如下：

(1) 原发肿瘤（T）：

TX 原发肿瘤无法评估

T0 没有原发肿瘤的证据

Tis 原位癌

Tis（DCIS） 导管原位癌

Tis（LCIS） 小叶原位癌

Tis（Paget，s） 乳头 Paget' s 病，不伴有肿块

注：伴有肿块的 Paget' s 病按肿瘤大小分类。

T1 肿瘤最大直径≤2cm

T1mic 微小浸润癌，最大直径≤0.1cm

T1a　肿瘤最大直径>0.1cm，但≤0.5cm

T1b　肿瘤最大直径>0.5cm，但≤1cm

T1c　肿瘤最大直径>1cm，但≤2cm

T2　肿瘤最大直径>2cm，但≤5cm

T3　肿瘤最大直径>5cm

T4　不论肿瘤大小，直接侵犯胸壁（a）或皮肤（b），如下所述

T4a　侵犯胸壁，不包括胸肌

T4b　患侧乳腺皮肤水肿（包括橘皮样变）、溃破或卫星结节

T4c　T4a与T4b并存

T4d　炎性乳腺癌

(2) **区域淋巴结**（N）：

NX　区域淋巴结无法评估（例如曾经切除）

N0　无区域淋巴结转移

N1　同侧腋窝淋巴结转移，可活动

N2　同侧腋窝淋巴结转移，固定或相互融合或缺乏同侧腋窝淋巴结转移的临床证据，但临床上发现*有同侧内乳淋巴结转移

N2a　同侧腋窝淋巴结转移，互相融合或与其他组织固定

N2b　仅临床上发现*有同侧内乳淋巴结转移，而无腋窝淋巴结转移的临床证据

N3　同侧锁骨下淋巴结转移伴或不伴腋窝淋巴结转移；或有临床上发现*同侧内乳淋巴结转移和腋窝淋巴结转移的临床证据；或同侧锁骨上淋巴结转移伴或不伴腋窝或内乳淋巴结转移

N3a　同侧锁骨下淋巴结转移

N3b　同侧内乳淋巴结及腋窝淋巴结转移

N3c　同侧锁骨上淋巴结转移

*“临床上发现”的定义为：影像学检查（淋巴结闪烁扫描除外）、临床体检或肉眼可见的病理异常。

(3) 远处转移（M）：

Mx 远处转移无法评估

M0 无远处转移

M1 有远处转移

(4) 临床分期：

0期 Tis，N0，M0

I期 T1*，N0，M0

IIA期 T0，N1，M0；T1*，N1，M0；T2，N0，M0

IIB期 T2，N1，M0；T3，N0，M0

IIIA期 T0，N2，M0；T1*，N2，M0；T2，N2，M0；T3，N1，M0；T3，N2，M0

IIIB期 T4，N0，M0；T4，N1，M0；T4，N2，M0

IIIC期 任何T，N3，M0

IV期 任何T，任何N，M1

* T1包括T1mic

注：如果无疾病进展的证据，未接受过术前化疗，术后影像学检查（且诊断后4个月内进行）发现存在远处转移，分期可以更改。

（二）鉴别诊断

1. 乳腺囊性增生病：多见于中年妇女且常与月经有关。月经前数天开始有肿痛感，来潮后胀痛消失且肿物缩小。检查见腺体粗厚或呈条索状，有些可扪及有囊性感肿块（高度扩张的腺管是内分泌物所致）。

2. 乳腺纤维腺瘤：好发于青年妇女，18~25岁最为常见。病史长，发展慢。肿块为圆形或椭圆形，质中，表面光滑，活动良好。

3. 大导管乳头状瘤：中年妇女多见。主要表现为乳头溢液（以暗红色液最为常见），此乃为肿瘤合并炎症感染渗血所致。细心轻按乳晕区或稍为外围，有时可扪及肿物，但大多数肿物并不具体。当按压病变时可见相应的乳管开口溢液。

4. 积乳囊肿：常见哺乳后期或断奶后多年的妇女。目前认为乳管梗塞为起病的基础。梗塞原因可为炎症也可为先天性乳腺结构不良。临床表现为乳腺圆形肿块，质中。针吸可明确诊断。

5. 乳腺结核病：中年妇女多见。肿块增大缓慢，类似慢性炎症表现。部分患者可同时有腋窝淋巴结核、肺部结核。确诊有赖于病理。

三、整合治疗原则

自从 20 世纪 90 年代以来，乳腺癌发病率虽然呈上升趋势，但死亡率均下降。乳腺癌死亡率下降的原因与早期诊断和整合治疗的进步有关。

（一）治疗原则

总的治疗原则为：根据患者的临床、病理、分期、分子生物学特征及患者个体差异进行合理序贯的整合治疗。

1. Ⅰ期：手术治疗为主，一般根治手术加中医药治疗或保乳手术加放疗、中医药治疗。目前趋向于后者。对具有高危复发倾向的患者可考虑术后辅助化疗。

2. Ⅱ期：先手术治疗，术后再根据病理和临床情况进行辅助化疗。对肿块较大、有保乳倾向的患者，可考虑新辅助化疗(术前化疗)。对部分肿块大、淋巴结转移数目多的病例可选择性做放疗。序贯长期中医药治疗预防复发转移。

3. Ⅲ期：新辅助化疗后再做手术治疗，术后再根据临床和病理情况做放疗、化疗。序贯长期中医药治疗预防复发转移。

以上各期患者，如果激素受体阳性，应该在化疗结束后给予内分泌治疗。HER-2 阳性（免疫组化+++，FISH +or CISH+）者，应予以曲妥珠单抗（Herceptine）治疗 1 年。

4. Ⅳ期：以化疗、内分泌治疗、中医药治疗为主，根据病情选择化疗、内分泌治疗、姑息性局部肿块切除术。转移灶及局部复发部位给予姑息性放疗。

（二）常用的化疗方案

1. CMF 方案：

CTX（环磷酰胺） 100mg/m^2, 静脉滴注，第1~14天；
MTX （甲氨蝶呤） 40mg/m^2, 静脉滴注，第1，8天；
5-FU （氟尿嘧啶）600mg/m^2, 静脉滴注，第1，8天；
28天为一周期。

2. FAC方案：

5-FU 500mg/m^2，静脉滴注，第1，8天；
ADM（阿霉素） 50mg/m^2, 静脉滴注，第1天；
CTX 500mg/m^2, 静脉滴注，第1天；
21天为一周期。

3. AC方案：

ADM 60mg/m^2, 静脉滴注，第1天；
CTX 600mg/m^2, 静脉滴注，第1天；
21天为一周期。

4. TAC方案：

TXT（多西他赛） 75mg/m^2，静脉滴注，第1天；
ADM 50mg/m^2，静脉滴注，第1天；
5-FU 500mg/m^2，静脉滴注，第1天；
21天为一周期。

5. AC→T：

ADM 60mg/m^2, 静脉滴注，第1天；
CTX 600mg/m^2, 静脉滴注，第1天；
21天为一周期，连用4周期。
紫杉醇 175mg/m^2，静脉滴注，第1天；
21天为一周期，连用4周期。

6. FEC方案：

5-FU 400mg/m^2，静脉滴注，第1，8天；
EPI (表阿霉素) 50mg/m^2, 静脉滴注，第1，8天；
CTX 500mg/m^2, 静脉滴注，第1，8天；
28天为一周期。

7. 多西他塞+卡培他滨方案：

多西他塞 75mg/m^2, 静脉滴注，第1天；

卡培他滨 1250mg/m^2，口服，每日 2 次，第 1~14 天；

21 天为一周期。

8. 紫杉醇+吉西他滨方案：

紫杉醇 135mg/m^2, 静脉滴注 3h，第 1 天；

吉西他滨 1000mg/m^2，静脉滴注，第 1、8 天；

21 天为一周期。

9. 含曲妥珠单抗的联合化疗方案：

PCH 方案：

卡铂 AUC 6，静脉滴注，第 1 天；

紫杉醇 175mg/m^2，静脉滴注 3h，第 1 天；

21 天为一周期。

曲妥珠单抗用法：4mg/kg，静脉滴注 90min，第 1 天；接着用 2mg/kg，静脉滴注 30min，每周 1 次。或者用 8mg/kg，静脉滴注 90min，第 1 天，接着用 6mg/kg，静脉滴注 90min，每 3 周 1 次，连续 52 周。

（三）内分泌治疗

1. 内分泌治疗原则：乳腺癌的内分泌治疗目前主要包括外科去势手术和药物内分泌治疗。外科去势手术主要是双侧卵巢切除术，本文不作详细介绍。内分泌药物治疗与激素受体有关，肿瘤的雌激素受体（ER）和孕激素受体（PR）检测为阳性者，属于激素依赖型乳腺癌，内分泌治疗效果较好。绝经前的乳腺癌可选用雌激素受体拮抗剂或卵巢去势或黄体生成素释放激素类似物；绝经后乳腺癌可选用芳香化酶抑制剂或雌激素受体拮抗剂，如果上述两种方法无效，则可考虑孕激素或雄激素作为第三线治疗。而肿瘤的 ER 和 PR 为阴性者则属非激素依赖型乳腺癌，内分泌治疗效果较差，不推荐使用于这类患者。

2. 常用的内分泌药物：

（1）雌激素受体拮抗剂：他莫昔芬，每次 10mg，口服，每天 2 次；也可每次 20mg，每天 2 次。

（2）芳香化酶抑制剂（AI）：根据作用机制不同，可分为：

1）非甾体类药物：①阿那曲唑：每次 1mg，口服，每日 1 次。②来曲唑：每次 2.5 mg，口服，每日 1 次。

2）甾体类药物：①兰他隆（福美司坦）：250mg，每 2 周 1 次，作臀部深部肌肉注射。②阿诺新（依西美坦）：每次 1 片（25mg），每日 1 次，饭后口服。

（3）LH-RH 类似物：诺雷德，成人 3.6 mg 的注射埋植剂，每 28 日 1 次，作腹前壁皮下注射，如果必要可使用局部麻醉。

（4）雄激素和雌激素：治疗剂量的雄激素和雌激素可以改变人体内分泌环境，抑制肿瘤细胞的生长，但也出现明显的不良反应，目前较少使用。

（5）孕激素：甲地孕酮：口服，每日量 160mg。

四、中医药治疗

（一）中医药治疗原则

本病有正虚邪实之特点，正虚即气血、阴阳虚衰，邪实即气郁、痰浊、瘀血、热毒等。在疾病早期邪实正虚，治当祛邪为主兼扶正气，以祛邪来扶正，疾病后期当以扶正为主，祛邪为辅，以扶正来祛邪。

（二）辨证论治

1. 肝郁气滞证：

主证：心烦易怒或精神忧郁，胸闷胁胀，失眠健忘，阵阵叹息，乳房结块，胃纳欠佳，口苦咽干。舌质暗红，舌苔薄白或薄黄，脉细弦或沉弦。

治法：理气散结，疏肝解郁。

方药：柴胡疏肝散（《证治准绳》）合乳积方（佛山市中医院方）加减。柴胡 15g，杭白芍 15g，川芎 6g，制香附 10g，陈皮 10g，枳壳 15g，全瓜蒌 15g，八月札 15g，蜂房 10g，

气郁明显者加郁金、合欢皮；如乳块坚痛加生莪术 15 g，王不留行 15g。

2. 痰瘀互结证：

主证：乳房结块，局部有刺痛感，胃纳欠佳，口粘腻，呕

吐痰涎，舌淡暗，有瘀点，舌底络脉曲张，舌白腻，脉沉细或涩或濡。

治法：健脾化痰，活血化瘀。

方药：二陈汤（《和剂局方》）合乳积方加减。柴胡 15g，山慈菇 15g，黄药子 15g，浙贝 30g，穿山甲 15g，海藻 15g，八月札 15g，瓜蒌皮 15g，白芍 15g，王不留行 15g，制陈皮 10g，党参 20g，薏苡仁 30g，水半夏 10g，桃仁 15g，苍术 20g，

3. 热毒蕴结证：

主证：乳房迅速增大，伴有发热，间有红肿，甚者破溃呈翻花样，血水外渗，或疮面恶臭，溃难收口，口干舌燥，大便秘结，小便黄赤，消瘦乏力。舌质红绛，舌苔黄腻或厚，脉弦数。

治法：清热解毒，化瘀散结。

方药：五味消毒饮（《医宗金鉴》）合乳积方加减。金银花 15g，野菊花 15g，蒲公英 15g，紫花地丁 10g，紫草 30g，漏芦 30g，土茯苓 30g，蚤休 30g，山慈菇 9g，猫爪草 30g，象贝母 9g，露蜂房 30g，穿山甲 15g，夏枯草 15g，八月札 15g。

大便秘结较甚者，加大黄、枳实；若口干饮水多，干咳无痰，或痰少质粘等肺胃阴津不足者可加用沙参、麦冬等养阴生津之品。

4. 冲任失调证：

主证：乳房肿块，质硬固定，腰膝酸软，五心烦热，头晕目眩，月经失调，面色晦暗，耳鸣健忘，消瘦，舌质红绛，舌苔少，脉细数或细弦。

治法：调理冲任。

方药：六味地黄汤（《金匮要略》）加减。熟地 15g，枸杞 15g，山茱萸 15g，淮山 15g，茯苓 15g，丹皮 10g，夏枯草 15g，王不留行 30g，穿山甲 10g，柴胡 15g，八月札 15g。

若患者心烦不寐，失眠多梦，合用茯神、酸枣仁、远志、生牡蛎；若乳房肿块皮肤紫暗者加水蛭、桃仁。

5. 气血亏虚证：

主证：乳房肿块，推之不移，或布满结节，神疲乏力，少气懒言，心悸气短，面白无华，失眠盗汗，月经延期，量少色淡或闭经；唇舌色淡，舌苔薄白，脉细弱无力。

治法：益气养血。

方药：八珍汤（《正体类要》）加减。黄芪 30g，党参 15g，白术 15g，熟地 15g，淮山 30g，当归 15g，赤芍 15g，穿山甲 10g，柴胡 15g，山慈菇 15g，八月札 15g，夏枯草 15g。

若兼见胸闷，时时叹息，胁肋隐痛等肝气郁滞者可加用杭白芍、郁金等疏理肝脾气滞。

（三）特殊兼证的治疗

1. 胸水或腹水：乳腺癌转移或浸润至胸膜或腹膜，形成胸腹水，症见气急气喘，胸闷腹胀，大便秘结或少尿，舌质暗红。《金匮要略》中称为“悬饮”，与脾不运化，肺失通调，气机郁结有关。脏腑涉及到肺、脾二脏为主。临床中常用葶苈大枣泻肺汤、己椒苈黄丸、苓桂术甘汤等。同时，配合中成药或化疗药物灌注配合深部内生场热疗。

2. 乳腺癌术后腋下淋巴结转移上肢水肿：治则宜补气养血，通经活络、健脾消肿，方用桃仁四物汤。配合外敷伤科黄水、舒筋洗药（佛山市中医院制剂）中药熏洗治疗。

3. 皮瓣坏死：是乳腺癌根治术后常见的并发症，坏死溃疡的发生，延迟了术后进行放化疗的时间，影响乳腺癌整合治疗的效果，如何加速皮瓣坏死溃疡的愈合，是一个不容忽视的问题。治则应以扶正祛邪、通经舒络、清热止痛、解毒祛腐、养血生肌。配合外敷生肌玉红膏、黄油纱，可加速局部修复。

（四）特色治疗

1. 中医外治法：

（1）中药外敷：

1）癌理通膏（徐长卿、毛麝香等）：

功能主治：化痰散结，清热解毒，活血止痛，攻毒抗癌。

用法用量：外用，敷于癌痛患处，每次 1 贴，每日 2 次，

10天为1个疗程；或遵医嘱。

2）玉龙散（干姜、肉桂等）：

功能主治：温经散寒，活血止痛，用于寒邪着络引起的肿物。

用法用量：分为药粉和贴剂两种剂型，外用，敷于患处，每天1~2次；或遵医嘱。

3）金黄散：

功能主治：清热凉血，化瘀止痛，用于疮疡红肿热痛一类的肿物。

用法用量：分为药粉和贴剂两种剂型，外用，敷于患处，每天1~2次；或遵医嘱。

（2）中药熏洗疗法：针对乳腺癌术后腋下淋巴结转移上肢水肿和化疗后引起周围神经毒性而出现四肢麻木，或四肢浮肿等表现，可予以舒筋洗剂颗粒（透骨草、威灵仙、苏木、钩藤等）加温水浸泡、熏洗。每日1~2次，7~10天为1个疗程。

（五）心理治疗

乳腺癌患者常喜猜疑，好胡思乱想，草木皆兵（复发征兆）的倾向也很明显，这种心理状态要随时加以纠正。紧张的精神、不良的情绪都会通过神经反射到大脑、肾上腺，引起体内激素分泌的增加。一方面使卵巢分泌激素增加，对乳房造成不良的刺激；另一方面肾上腺的兴奋又能抑制机体抗癌的免疫功能。因此，保持身心健康，克服抑郁、恐惧的心理，树立战胜疾病的信心，对乳腺癌的康复是很重要的。

在临床诊治过程中，始终关注患者的情绪和心理变化，住院期间细心观察和了解，出院后定期随访，开展肿瘤俱乐部活动，动态了解患者病情，努力使患者做到以下几点：

1. 了解有关抗癌知识，正确认识乳腺癌，做到心中有底，采取相应措施，少走弯路，并积极配合医师治疗。

2. 勇于面对现实，排除绝望忌医心理，树立坚定信念，学会在困境中看到光明，看到自己的优势。

3. 培养自己的兴趣，给自己找乐趣并保持身心开朗、愉悦、有些活动如下棋、聊天、看电视、集邮、养花等均能分散注意力，有利于养病，避免在家中胡思乱想。

（六）预防及康复指导

1. 预防要点：

（1）预防乳腺癌的发病需要避免、减少患乳腺癌危险因素，更年期避免使用雌激素；鼓励母乳喂养婴儿；避免不必要的射线照射；积极治疗容易恶变的良性肿瘤，如慢性囊性乳腺病、导管内乳头状瘤及乳腺纤维瘤等乳腺癌的前期病变。

（2）平素也可以自我经常轻轻扶揉乳房，既有助于发现早期病灶，也可因良性刺激而减少乳房肿块的形成。

（3）为预防患侧上肢水肿及功能的恢复不良，应早期进行功能锻炼，垫高手臂的位置，患侧上肢避免提举重物、注射、测血压及抽血，如出现水肿，可行向心性按摩及治疗。

（4）乳腺癌易转移复发，每月应对患侧胸壁和健侧乳房进行自我检查及定期医院随访检查。此外还需要重视后续的中医药治疗。

（5）乳腺治疗后 3 年内不能受孕，整合治疗后应继续用中药善后数年，对防止转移、复发均有积极意义。

2. 康复要点：

（1）定期复查。

（2）正规治疗及时、适度，治疗时间足够。

（3）正确、及时、恰当地采用中医药是提高乳腺癌临床疗效的关键因素之一。

（4）积极配合综合康复措施，优化生活方式，起居有度，常轻揉健侧乳房，并及时排除心中郁闷。

第二节　肺癌

肺癌又称原发性支气管肺癌，为源于支气管粘膜和细支气管肺泡的恶性肿瘤。它是当今世界上最常见的恶性肿瘤之一，也是我国第一大癌症，其发病率及病死率增长非常的迅速，预后很差。古无肺癌之名，属于中医学肺积、痞癖、咳嗽、咯血、胸痛等范畴。

一、病因病机

肺癌发病机制目前尚不清楚。吸烟、厨房油烟、大气污染、职业致癌因子（如长期接触砷、镉、石棉、镍及放射性粉尘等）和某些慢性肺脏疾病等均是可能的肺癌病因。祖国医学认为，本病主要由于正气虚损、阴阳失调，六淫之邪乘虚入侵，导致肺脏功能失调，肺气积郁，宣降失司，气机不利，血行受阻，津液失于输布，津聚为痰，痰凝气滞，瘀阻络脉，于是瘀毒胶结，日久形成肺部积块。

二、诊断与鉴别诊断

（一）诊断要点

1. 40 岁以上男性，有长期大量吸烟史，近期发生的呛咳持续数周不愈，反复咯血痰，或反复发作的阻塞性肺炎，或无其他原因可解释的肺不张。

2. 临床表现复杂，大致可归纳为四大类：原发肿块、胸内蔓延、远处播散引起的症状和肺外表现。

（1）X 线检查：可见肺门部出现单侧阴影增大，或肺部有孤立圆形或结节性浸润病灶。可有阻塞性肺炎、肺不张、肺门和纵隔增宽、胸腔积液、心包积液和膈肌麻痹等 X 线征象。

（2）CT 检查：能显示胸片上易重叠的解剖部位，能发现 X 线胸片显示不满意部位的肿物，能确定肿瘤在纵隔内侵犯范围，淋巴结转移情况。

（3）MR 检查：胸部 MR 检查较 CT 更容易鉴别实质性肿块与血管关系，而且能显示气管支气管和血管的受压、移位与阻塞。

（4）PET/CT：PET/CT 反映肿瘤的代谢等生物学情况，评价肺癌分期的准确性明显优于 CT 和 MR 等常规的影像学检查方法。

（5）肺癌的病理检查：

1）痰细胞学检查：肺癌普查和诊断的一种简便有效的方

法。起床后用清水漱口，从肺深部咳出的新鲜痰液或经支气管镜冲洗吸出的支气管内分泌物均可作为检查标本。多次痰细胞学检查可提高阳性率。中央型肺癌痰细胞学检查的阳性率可达70%~90%，周围型肺癌痰检的阳性率则仅约50%左右，因此痰细胞学检查阴性者不能排除肺癌的可能性。

2）支气管镜检查：是诊断肺癌的一个重要措施。通过支气管镜可直接窥察支气管内膜及管腔的病理变化情况。窥见癌肿或癌性浸润者，可采取组织供病理切片检查，或吸取支气管分泌物作细胞学检查，以明确诊断和判定组织学类型。

3）纵隔镜检查：主要用于判明中央型肺癌侵犯纵隔的范围。经胸骨切迹上缘短的横切口，沿中线纵向切开颈部带状肌及气管前筋膜，用手指在无名动脉与主动脉弓的后方钝性分离气管前筋膜，到达气管隆突区，然后放入纵隔镜窥察肿大的淋巴结。通过穿刺吸引或切取淋巴结供病理切片检查。纵隔淋巴结阳性者，特别是对侧纵隔淋巴结已有转移或未分化肺癌是肺切除术的禁忌证。

4）经皮穿刺肺活组织检查：靠近胸壁的肿块或浸润性病变疑似周围型肺癌或弥漫型细支管肺泡癌应用其他诊断方法，未能明确病变性质，患者的身体状况又不适宜作剖胸探查术的病例，可采用经皮穿刺肺组织活检。一般在CT引导下进行，靠近胸膜者可以在彩色超声波引导下进行。

5）转移病灶活组织检查：晚期肺癌病例已有锁骨上、颈部、腋下等处表浅淋巴结转移或出现皮下转移结节者，可切取转移病灶组织作病理切片检查或穿刺抽取组织作涂片检查，以明确诊断。

6）纵隔切开术：纵隔镜检查难于窥察位于主动脉弓水平下方左侧前纵隔的病变情况。少数中央型肺癌病例为了避免不必要的剖胸术产生的不良后果，可考虑施行对身体创伤较少的纵隔切开术。

7）剖胸探查术：肺部肿块经多种方法检查和短期试探性治疗仍未能明确病变的性质，肺癌的可能性又不能排除，如患者全身情况许可，应作剖胸探查术。

（二）鉴别诊断

由于肺癌症状较为复杂，极易与其他病症混淆，因此确诊病症前认真做好诊断有着非常重要的意义，避免延误病情。肺癌常需与其他疾病认真鉴别。常见疾病有以下几种。

1. 肺结核：特别是肺结核瘤（球）有时很难与周围型肺癌相鉴别。肺结核瘤（球）较多见于40岁以下青年患者，病程较长，少见痰带血，血沉变化少，有16%~28%患者痰中发现结核菌。胸片多呈圆形，见于上叶尖或后段，体积较小，一般不超过5cm直径，边界光滑，密度不匀可见钙化，16%~32%病例可见引流支气管影指向肺门，较少出现胸膜皱缩，增长慢，如中心液化出现空洞，多居中薄壁且内缘光滑。结核瘤（球）的周围常有散在的结核病灶称为卫星灶。周围型肺癌多见于40岁以上患者，痰带血较多见，痰中癌细胞阳性者达40%~50%。X线胸片肿瘤常呈分叶状，边缘不整齐，有小毛刺影及胸膜皱缩，生长较快。在一些慢性肺结核病例，可在肺结核基础上发生肺癌，因此在慢性肺结核的成年患者，如果肺部出现异常团块阴影，肺门阴影增多或经正规抗结核药物治疗后，病变不见吸收好转反而增大时，都应怀疑肺癌的可能性。必须进一步做痰液细胞学和支气管镜检查，必要时施行剖胸探查术。

2. 肺炎：老年患者支气管肺炎，有时难与肺癌阻塞支气管引起的阻塞性肺炎相鉴别。阻塞性肺炎常按支气管分支做扇形分布，而一般支气管肺炎则呈不规则片状阴影。但如肺炎多次发作在同一部位，则应提高警惕，应高度怀疑有肿瘤堵塞所致，应取患者痰液做细胞学检查和进行纤维光导文气管统检查，在有些病例，肺部炎症部分吸收，剩余炎症被纤维组织包裹形成结节或炎性假瘤时，很难与周围型肺癌鉴别，在可疑病例，应施行肺叶切除术，以免延误治疗。

3. 肺脓肿：肺癌中央部分坏死液化形成癌性空洞时，X线征象易与肺脓肿混淆。肺脓肿病例常有吸入性肺炎病史。急性期有明显的感染症状，痰量多，呈脓性，有臭味。X线片上空洞壁较薄，内壁光滑，有液平面，脓肿周围的肺组织或胸膜常有炎性病变。支气管造影时造影剂多可进入空洞，并常伴有支气管扩张。

4. 肺良性肿瘤：肺部良性肿瘤如错构瘤、软骨瘤、纤维瘤等都较少见，但都须与周围型肺癌相鉴别，一般良性肿瘤病程较长，增长缓慢，临床上大多没有症状，X线摄片上常呈圆形块影，边缘整齐，没有毛刺，也不呈分叶状。支气管腺瘤是一种低度恶性的肿瘤，常发生在年龄较轻的女性患者，多起源于较大的支气管粘膜，因此临床上常有支气管阻塞引致的肺部感染和咯血等症状，经纤维支气管镜检查常能作出诊断。

5. 纵隔肿瘤：中央型肺癌有时可能与纵隔肿瘤混淆。诊断性人工气胸有助于明确肿瘤所在的部位。纵隔肿瘤较少出现咯血，痰细胞学检查未能找到癌细胞。支气管镜检查和支气管造影有助于鉴别诊断。纵隔淋巴瘤较多见于年轻患者，常为双侧性病变，可有发热等全身症状。

6. 肺部孤立性转移性癌：肺部孤立性转移癌很难与原发性周围型肺癌相区别。鉴别诊断主要依靠详细病史和原发癌肿的症状和体征。肺转移性癌一般较少呈现呼吸道症状和痰血，痰细胞学检查不易找到癌细胞。

（三）2009 UICC 分期（第7版）

1. 原发肿瘤（T）：

TX　未发现原发肿瘤，或者通过痰细胞学或支气管灌洗发现癌细胞，但影像学及支气管镜无法发现

T0　无原发肿瘤的证据

Tis　原位癌

T1　肿瘤最大径≤3cm，周围包绕肺组织及脏层胸膜，支气管镜见肿瘤侵及叶支气管，未侵及主支气管

T1a　肿瘤最大径≤2cm

T1b　肿瘤最大径>2cm，≤3cm

T2　肿瘤最大径>3cm，≤7cm；侵及主支气管，但距隆突

2cm 以外；侵及脏层胸膜；有阻塞性肺炎或者部分肺不张，不包括全肺不张。符合以上任何一个条件即归为 T2

T2a　肿瘤最大径>3cm，≤5cm

T2b　肿瘤最大径>5cm，≤7cm

T3　肿瘤最大径>7cm；直接侵犯以下任何一个器官，包括:胸壁（包含肺上沟瘤）、膈肌、膈神经、纵隔胸膜、心包；距隆突<2cm（不常见的表浅扩散型肿瘤，不论体积大小，侵犯限于支气管壁时，虽可能侵犯主支气管，仍为 T1），但未侵及隆突；全肺肺不张肺炎；同一肺叶出现孤立性癌结节。符合以上任何一个条件即归为 T3

T4　无论大小，侵及以下任何一个器官，包括:纵隔、心脏、大血管、隆突、喉返神经、主气管、食管、椎体；同侧不同肺叶内孤立癌结节

2. 区域淋巴结（N）：

NX　区域淋巴结无法评估

N0　无区域淋巴结转移

N1　同侧支气管周围及（或）同侧肺门淋巴结以及肺内淋巴结有转移，包括直接侵犯而累及的

N2　同侧纵隔内及（或）隆突下淋巴结转移

N3　对侧纵隔、对侧肺门、同侧或对侧前斜角肌及锁骨上淋巴结转移

3. 远处转移（M）：

MX　远处转移不能被判定

M0　没有远处转移

M1　远处转移

M1a　胸膜播散（恶性胸腔积液、心包积液或胸膜结节）以及对侧肺叶出现癌结节（许多肺癌胸腔积液是由肿瘤引起的，少数患者胸液多次细胞学检查阴性，既不是血性也不是渗液，如果各种因素和临床判断认为渗液和肿瘤无关，那么不应该把胸腔积液考虑入分期的因素内，患者仍应分为 T1-3）

M1b　肺及胸膜外的远处转移

0 期 Tis、N0，M0

ⅠA T1a，b，N0，M0

ⅠB T2a、N0，M0

ⅡA T1a，b，N1，M0；T2a，N1，M0；T2b，N0，M0

ⅡB T2b，N1，M0；T3，N0，M0

ⅢA T1-2，N2，M0；T3，N1-2，M0；T4，N0-1，M0

ⅢB T4，N2，M0；任何 T 分期，N3，M0

Ⅳ 任何 T 分期，任何 N 分期，M1a，M1b

注：绝大部分小细胞肺癌患者在诊断时已是Ⅲ、Ⅳ期，故TNM 分期系统在 SCLC 中的价值不如 NSCLC 重要。目前TNM分期在 SCLC 主要应用于需要外科切除者的分期。美国退伍军人医院的肺癌研究组（VALG）制定了比较简便的分期：局限期（LD）和广泛期（ED）。

局限期定义为病变局限于一侧胸腔、纵隔、前斜角肌及锁骨上淋巴结，但不能有明显的上腔静脉压迫、声带麻痹和胸腔积液。

如果癌症扩散到另一侧肺，或者对侧胸部的淋巴结，或者远处器官，或者有恶性胸水包绕肺，则叫做广泛期。

三、整合治疗原则

肺癌治疗应根据患者全身情况、病变的早晚、肿瘤的大小、范围以及病理类型等采取不同的治疗方法。其治疗方法主要有：中医药、手术、放疗、化疗、生物治疗等。

（一）小细胞肺癌的治疗原则

1. 局限期：①首先化疗，并配合中医药和放疗，加或不加颅脑放疗；②化放疗后，手术切除受侵的肺叶。

2. 广泛期：①化疗加局部放疗，配合中医药治疗；②骨、颅脑等病变处首选放疗，以尽快解除压迫症状。

3. 复发的处理：①放疗或化疗以解除症状，配合中医药治疗；②使用新药。

4. 常用的化疗方案：

（1）EP 方案：

DDP（顺铂）60~75mg/m^2，静脉滴注，第 1 天 或 分 3~4 天；

VP-16（依托泊苷）100~120 mg/m^2 静脉滴注，第 1，2，3 天，每 3 周重复 1 次。

(2) VP-16+CBP 方案：

CBP（卡铂）AUC 5 或 6，静脉滴注，第 1 天；

VP-16　100 mg/m^2，静脉滴注，第 1，2，3 天，每 3 周重复 1 次。

或 CBP　300~350mg/m^2，静脉滴注，第 1 天；

VP-16　100~120mg/m^2，静脉滴注，第 1，2，3 天，每 3 周重复 1 次。

(3) CPT-11+DDP：

DDP　60 mg/m^2，静脉滴注，第 1 天 或 分 3~4 天；

CPT-11（伊立替康）60 mg/m^2，静脉滴注，第 1，8，15 天，每 4 周重复 1 次；

或 DDP　30mg/m^2，静脉滴注，第 1，8 天；

CPT-11　65mg/m^2，静脉滴注，第 1，8 天，每 3 周重复 1 次。

(4) Topotecan (拓扑替康) 1.5 mg/m^2，静脉滴注，第 1~5 天，每 3 周重复 1 次。

（二）非小细胞肺癌的治疗原则

1. 治疗原则：

Ⅰ期：①手术，术后中医药维持治疗；②不能耐受手术的患者或未完全切除病灶的患者，可酌情放疗；③手术后可选择行化疗、生物治疗。

Ⅱ期：①手术切除肿瘤、清扫区域淋巴结；②不能耐受手术的患者或未完全切除病灶的患者可放疗；③手术、放疗后序贯辅助化疗、中医药治疗。

Ⅲ期：① 手术后辅助化疗和（或）放疗及中医药治疗；②放疗、化疗后手术；③根治性放化疗后中医药维持治疗。

Ⅳ期：①化疗或辅助放疗；②生物治疗；③中医药治疗。

2. 常用化疗方案：

（1）EP 方案：

DDP 75mg/m^2，静脉滴注，第 1 天或分 3~4 天；

VP-16 120mg/m^2，静脉滴注，第 1~3 天，每 3 周重复 1 次。

（2）TP 方案：

DDP 75 mg/m^2，静脉滴注，第 1 天或分 3~4 天；

PTX（紫杉醇）135~175mg/m^2，静脉滴注，第 1 天，每 3 周重复 1 次。

（3）TC 方案：

CBP AUC 5-6，静脉滴注，第 1 天；

PTX 135~175mg/m^2，静脉滴注，第 1 天，每 3 周重复 1 次。

（4）GP 方案：

DDP 75mg/m^2，静脉滴注，第 1 天或分 3~4 天；

GEM（吉西他滨）1250mg/m^2，静脉滴注，第 1, 8 天，每 3 周重复 1 次。较适合鳞状细胞癌患者

（5）DP 方案：

DDP 75 mg/m^2，静脉滴注，第 1 天或 分 3~4 天；

DOC（多西他赛）75 mg/m^2，静脉滴注，第 1 天，每 3 周重复 1 次。

（6）NP 方案：

DDP 80mg/m^2，静脉滴注，第 1 天；

NVB（长春瑞滨）25mg/m^2，静脉滴注，第 1, 8 天，每 3 周重复 1 次。

（7）Pemetrexed+DDP 方案：

DDP 75 mg/m^2，静脉滴注，第 1 天或 分 3~4 天；

Pemetrexed（培美曲塞）500mg/m^2，静脉滴注，第 1 天，每 3 周重复 1 次；

用于腺癌、大细胞癌和 NSCLC NOS（组织学类型不确定）。

(8) CPT-11+DDP 方案：

DDP　60 mg/m^2，静脉滴注，第 1 天；

CPT-11 60 mg/m^2，静脉滴注，第 1，8，15 天，每 4 周重复 1 次。

(9) GEM+NVB 方案：

GEM　1000 mg/m^2，静脉滴注，第 1、8 天；

NVB　20~25 mg/m^2，静脉滴注，第 1、8 天，每 3 周重复 1 次。

(10) GEM+DOC 方案：

GEM　800~1000 mg/m^2，静脉滴注，第 1、8 天；

DOC　35~40 mg/m^2，静脉滴注，第 1、8 天，每 3 周重复 1 次。

3. 二线化疗常用方案：

(1) Docetaxel 75mg/m^2　第 1 天，每 3 周重复 1 次。

(2) Pemetrexed 500mg/m^2　第 1 天，每 3 周重复 1 次。

4. 分子靶向治疗：

(1) 吉非替尼 250mg，口服，每晚 1 次，化疗失败后二线或三线使用，服用至疾病进展或不可耐受，若 EGFR 基因突变，可一线使用。

(2) 埃罗替尼 150mg，口服，每晚 1 次，化疗失败后二线或三线使用，服用至疾病进展或不可耐受。

四、中医药治疗

(一) 中医药治疗原则

本病应在中医理论指导下，分清邪正虚实予以立方遣药。要根据局部与整体相结合的观点，把辨证施治与辨病治疗结合起来，扶正治疗与抗癌治疗结合起来。并考虑不同患者的体质和病症特点，或以中医药为主，或以中医药为辅，配合手术、放疗、化疗和生物治疗等。

(二) 辨证论治

根据肺癌的病理机制，按照中医的辨证分型特点，大体把肺癌分为气虚痰湿、肺郁痰瘀、阴虚痰热、气阴两虚4个常见的临床证型。其辨证要点和施治方法分述如下：

1. 气虚痰湿型：

主证：咳嗽痰多，胸闷纳呆，神疲乏力，或咳嗽痰多，气短乏力，气促胸闷，甚者喘脱，面色㿠白，大便溏薄，舌质淡胖，舌苔腻，脉濡缓或濡滑。

治法：健脾益气，化痰除湿。

方药：益气除痰方：党参30g，云苓15g，苡米30g，生半夏（先煎）15g，浙贝15g，山慈姑15g，守宫6g，鱼腥草30g，仙鹤草30g，天冬20g）加减。黄芪20g，党参20g，北沙参15g，云苓15g，陈皮10g，莪术15g，白术15g，生半夏先煎15g，苡米30g，浙贝15g，山慈姑15g，守宫6g，鱼腥草30g，仙鹤草30g，蛇舌草30g等。

2. 肺郁痰瘀型：

主证：咳嗽咳痰，或痰中带血，气促，胸胁胀满或刺痛，大便干结，舌质紫暗，瘀斑，舌苔薄白，脉弦或涩。

治法：行气化痰，化瘀散结。

方药：益气除痰方、温胆汤（《备急千金要方》）合血府逐瘀汤（《医林改错》）加减。桃仁15g，枳壳15g，柴胡15g，川芎15g，桔梗15g，丹皮10g，延胡索30g，香附10g，姜黄15g，苡米30g，浙贝15g，山慈姑15g，守宫6g等。

3. 阴虚痰热型：

主证：咳嗽无痰或少痰，痰黄难咯，痰中带血，或干咳，咽干不适，胸闷气促，心烦失眠，口干，潮热盗汗，小便黄，大便干结，舌质红，舌苔花剥，或光绛无苔，脉细数或弦数无力。

治法：养阴清热，解毒散结。

方药：肺积方（佛山中医院经验方）、千金苇茎汤（《外台秘要》）合桑白皮汤（《古今医统》）加减。北沙参15g，天冬15g，八月札15g，石上柏15g，鱼腥草20g，浙贝20g，生甘草10g，天花粉15g，金银花10g，蒲公英15g，野菊花10g，白花蛇舌草 30g，山慈姑 15g，守宫 6g 等。

4. 气阴两虚型：

主证：咳嗽少痰，咳声低微，咳血痰，口干短气、气促，神疲乏力，面色㿠白，自汗恶风，或盗汗，口干，不喜多饮，纳差体乏，舌红干或嫩红、苔白干或无苔，脉沉细。

治法：益气养阴，扶正除积。

方药：肺积方、生脉散（《丹溪心法》）合六味地黄汤（《金匮要略》）加减加减。北沙参 15g，天冬 15g，八月札 15g，石上柏 15g，鱼腥草 20g，浙贝 20g，党参 15g，麦冬 15g，五味子 10g，五指毛桃 30g，太子参 30g，熟地黄，山茱萸，百合，浙贝母各 15g，山药 25g，山慈姑 15g，守宫 6g 等。

（三）特殊兼证的治疗

1. 肺癌骨转移所引起疼痛：多为晚期表现，在临床中很常见。在遵循癌痛三阶梯治疗原则的基础上，充分发挥中医药外治的特点和优势，自制外用中药止痛膏：癌理通（75g 或 150g/贴）外用痛处 1~2 次/天，疗效显著。

国内最新的肿瘤深部内声场热疗机在使用癌理通外用的基础上，配合对患者病灶进行深部内声场热疗，在癌痛镇痛方面取得了良效。

2. 恶性胸腔积液：患者一旦出现胸腔积液，一般失去手术机会，根据中医理论，在辨证施治内服汤剂的基础上，开展了中成药制剂（羟喜树碱、香菇多糖、鸦胆子油乳等）或化疗药物（顺铂、博来霉素等）的热灌注治疗（灌注药物后予以局部内生场深部热疗）。

目前国内先进的深部热疗机，已开展了中药热灌注、化疗药热灌注治疗，取得了良效。

（四）特色治疗

1. 外用制剂系列：

(1) 癌理痛膏（徐长卿、毛麝香等）：

功能主治：化痰散结，清热解毒，活血止痛，攻毒抗癌。

用法用量：外用，敷于癌痛患处，一次 1 贴，每日 2 次，

10 天为 1 个疗程；或遵医嘱。

(2) 玉龙散（干姜、肉桂等）：

功能主治：温经散寒，活血止痛，用于寒邪着络引起的肿物。

用法用量：分为药粉和贴剂两种剂型，外用，敷于患处，一天 1–2 次；或遵医嘱。

(3) 金黄散（天花粉、红花、大黄等）：

功能主治：清热凉血，化瘀止痛，用于疮疡红肿热痛一类的肿物。

用法用量：分为药粉和贴剂两种剂型，外用，敷于患处，每天 1~2 次；或遵医嘱。

2. 针灸疗法

(1) 耳穴穴位注射镇痛疗法：针灸是祖国医学的瑰宝之一，治疗疼痛作用肯定，已被沿用千年，临床上将针灸用于癌痛的治疗也取得较好的效果，与其他止痛疗法相比有着独特的优势。体针、全息疗法、耳针、电针、穴位注射、艾灸等均有较好的临床疗效。其中尤其是对于耳针和穴位注射的研究较多，临床疗效较好，据报道有效率可达 90%以上。作者采用野木瓜注射液以耳穴穴注治疗中重度癌痛患者，取得了良好的疗效，并获得 2008 年度广东省中医药局科研课题。

(2) 穴位贴敷疗法：

取穴：中府（双侧）、膻中、中脘、孔最（双侧）。

中府穴：在胸前壁的外上方，距前正中线 6 寸，平第一肋间隙；膻中穴：在胸部，当前正中线上，平第四肋间；中脘穴：在上腹部，前正中线上，当脐中上 4 寸；孔最穴：在前臂掌面桡侧，当尺泽与太渊连线上，腕横纹上 7 寸处。

操作：将上述穴位常规消毒以后，用上海曼吉磁生物有限公司生产的“曼吉纳米穴位敷贴”敷贴穴位上，敷贴 4h，每天 1 次，每周 5 次，3 周为 1 个疗程。

(3) 中药熏洗疗法：

1) 手足麻木方：

组成1：熟附子40g，桂枝40g，川芎40g，仙灵脾60g，透骨草60g，白芍40g

功效：温阳通络，祛瘀止痛。

用法：上方加水800ml，煎200ml，沐手足用。

适应证：化疗后周围神经病变、手足综合征；手足末端麻木，青黑，冷痛等。

组成2：黄芪200g，丹参400g，川芎100g，当归200g，桂枝300g，透骨草600g，乳香25g，没药25g，制附片100g。

功效：温阳通络，祛瘀止痛。

用法：将药物压碎分为10份，分别用20cm×20cm白色棉布缝袋装药，最后将袋口缝好备用。用时取药袋11个，放入脚盆内，加水2000ml浸泡120min，文火煮沸30min，由护士用温度计测水温，待水温降至38℃时，告知患者将双足浸于药液中泡洗，每次20min，每日1次，15天为1个疗程。每2天更换1次药袋，均连续使用2个疗程。

2）四肢浮肿方：

组成：仙鹤草200g，补骨脂30g，杜仲30g，肉桂20g，菟丝子30g

功效：温阳补肾，利水消肿。

用法：上方加水1000ml，煎200ml，沐手足用。

适应证：脾肾阳虚胸腹水、四肢浮肿。

3）口服易瑞沙、特罗凯等分子靶向药物后出现的皮疹。

组成：马齿苋30g，薏苡仁60g，蒲公英30g，板蓝根30g，紫草15g，大青叶15g，川芎15g。

功效：清热凉血解毒，活血通络止痛。

用法：上方煎取200ml，外洗，每隔4h1次，连用10天为1个疗程。

适应证：使用分子靶向药物后出现的皮疹、皮肤瘙痒不适等。

4）注意事项：泡洗过程中防止烫伤患者，因很多化疗后周围神经病变的患者感觉迟钝，所以在患者泡洗过程中要有护士在旁指导。泡洗后应及时擦干双足皮肤，以防受凉。浸泡过程中注意观察患者生命体征和足部皮肤颜色、疼痛、麻木感的情况。

(五) 心理治疗

肺癌患者在整个诊治、康复过程中会伴随着较大的心理变化，表现出众多的不良心态，这些心理失衡和障碍可直接影响到治疗的效果和患者的生活质量，因此，心理调整尤其重要。

在临床诊治过程中，关注患者的情绪和心理变化，住院期间细心观察和了解，出院后定期随访，动态了解患者病情，努力使患者做到一下几点：

1. 了解有关抗癌知识，正确认识肺癌，做到心中有底，采取相应措施，少走弯路，并积极配合医师治疗。

2. 勇于面对现实，树立坚定信念，学会在困境中看到光明，看到自己的优势。

3. 培养自己的兴趣，给自己找乐趣并保持心身开朗、愉悦、有些活动如下棋、聊天、看电视、集邮、养花等均能分散注意力，有利于养病，避免在家中胡思乱想。

(六) 预防及康复指导

1. 预防要点及饮食：

(1) 及早戒烟。

(2) 远离空气污染包括空气污染，烹饪油烟与烧烤煤烟，被动吸烟，室内不良装修空气污染等。

(3) 多摄入三类食物，多食用富含维生素的新鲜水果和蔬菜；多食富硒食品，如大蒜、海产品、谷物、蘑菇、芝麻、蛋类等含硒比较多。

(4) 多吃新鲜蔬果选择清凉、水分多、容易入口、可以补养气血，促进消化功能的种类，水果如梨子、奇异果、苹果、莲雾、枇杷。种子类如核桃、绿豆、南瓜子、红豆、葵瓜子。蔬菜如冬瓜、白木耳、大白菜、金针、莲藕、萝卜、芦笋、高丽菜、荸荠、菠菜和香菇等等。

(5) 适量选择荤食鱼类较佳，海鲜次之，家禽、家畜肉又次之。鱼类如鲈鱼、黄鱼、草鱼、泥鳅（切忌鲤鱼）；海鲜如蚵仔、海参；肉类如鸡、牛肉、鸭等。但含有胆固醇海鲜如螃蟹、龙虾等，一般并不鼓励食用。

2. 康复要点：充分运用网络优势，开展网上问答，密切随访患者，定期开展防癌俱乐部活动，指导患者的康复活动。具体有：

(1) 根据患者的的病理类型和分期不同，选用科学，合理的整合治疗手段，积极应用中医药疗法，注重患者的整体免疫功能，辨证论治的选方用药。

(2) 注重综合康复措施，包括心理调整、饮食调理、行为纠正、家庭与社会支持等等。

(3) 定期复查。

(4) 中西医结合治疗并发症，改善患者的生存质量，延长生存期。

(5) 心理调理。

第四章　消化道肿瘤

第一节　食管癌

食管癌又叫食道癌，是发生在食管上皮组织的恶性肿瘤，占所有恶性肿瘤的 2%。全世界每年约有 22 万人死于食管癌，我国是食管癌高发区，因食道癌死亡者仅次于胃癌居第二位，发病年龄多在 40 岁以上，男性多于女性。古无食管癌之名，食管癌在中医学上多属“噎膈”、“噎”的范畴，明朝著名中医学家张景岳有曰：“噎膈者，膈塞不通，食不能下，故曰噎膈”。

一、病因病机

食管癌如长期吸烟与饮酒、长期进食过烫过快、食物粗糙、质地较硬等均可引起经久不愈的食管炎，导致食管癌的前期病变，此外，真菌、病毒、亚硝胺及其前体物、营养素、微量元素和遗传因素等，均与食管癌的发病有相关性。

祖国医学认为，情志不遂，肝郁气滞，久而脾胃受伤，运化功能不健，津液失于正常输布与转化而内聚成痰。肝郁气滞，失于宣畅，致血液不能畅流，渐瘀为死血，痰瘀互结为有形之块阻塞于食道，妨碍饮食下咽而发为本病。

二、诊断与鉴别诊断

（一）临床表现

1. 咽下疼痛，进食后出现咽下困难的同时，可有胸骨后灼痛，钝痛，特别在摄入过热或酸性食物后为明显，片刻后自行缓解。

2. 消瘦、脱水、恶液质、声嘶及食管癌穿孔引起的并发症均为晚期症状。

3. 进行性咽下困难是本病最典型的症状，表现为进食不顺或困难，一般为经常性，但时轻时重。至病发侵及食管全周时，则常为进行性吞咽困难，甚至滴水不入。

4. 食管反流多出现在晚期。

（二）实验室检查

1. 食管脱落细胞学捡查：咽下困难的患者应列为常规检查，对早期诊断有重要意义，阳性率可达90%以上。

2. 颈部淋巴结活检阳性。

3. 食管钡餐捡查：食管粘膜紊乱、断裂，局部管腔狭窄或充盈缺损，食管管壁僵直，蠕动消失，或见软组织阴影。

4. 食管镜检查及活组织病理证实：食管镜检查总是放在X线钡餐检查和食管脱落细胞学检查之后仍不能定性或定位的时候方才进行。

（三）鉴别诊断

1. 食管炎及食管上皮细胞重度增生：患者常有类似早期食管癌的症状，X线检查常无异常发现，可以通过食管拉网细胞学检查，内镜染色及内镜超声检查进行鉴别，但常需要定期复查。

2. 贲门失弛缓症：患者表现为吞咽困难，X线上表现食管体部无收缩和蠕动、食管粘膜光滑、贲门部呈“鸟嘴”样狭窄，发作常为间歇性，病程较长，症状进展缓慢。

3. 食管外压性改变：食管邻近的血管先天性异常、主动脉瘤、胸内甲状腺、纵隔肿瘤、纵隔淋巴结肿大、主动脉弓纡曲延长等，患者虽有吞咽困难，但食管粘膜完好。

4. 食管良性狭窄：食管良性狭窄多为化学性灼伤的后遗症，也可能是食管炎所引起的瘢痕狭窄。

5. 食管良性肿瘤：食管良性肿瘤以平滑肌瘤最常见，可发生食管的任何部位。内镜检查可见食管腔内有隆起性肿物，表面粘膜有色泽改变，但粘膜光整无糜烂和溃疡。内镜超声检查表现为境界清晰、外形光滑、轮廓规整的低回声声像。

6. 其他恶性肿瘤：如癌肉瘤、肉瘤（包括纤维肉瘤、横纹肌肉瘤、平滑肌肉瘤）、恶性淋巴瘤、恶性黑色素瘤、雀麦细胞癌等，其临床表现、X线检查所见及内镜检查所见极似食管癌，均需经组织病理学诊断证实。

（四）分期

1. AJCC 分期 （第7版）。

(1) **原发肿瘤（T）：**

TX　原发肿瘤难以评估

T0　无原发肿瘤证据

Tis　原位癌

T1:肿瘤侵及粘膜固有层、粘膜肌层或粘膜下层

T1a　肿瘤侵及粘膜固有层、粘膜肌层

T1b　肿瘤侵及粘膜下层

T 2　肿瘤侵及肌层

T 3　肿瘤侵及食管纤维膜

T 4　肿瘤侵及邻接组织器官

T4a　肿瘤侵及胸膜、心包、膈，但可切除

T4b　肿瘤侵及邻近结构，如大动脉、椎体、气管，不可切除

(2) **区域淋巴结（N）：**

Nx　局部淋巴结转移未知

N0　无局部淋巴结转移

N1　1-2个淋巴结转移

N2　3-6个淋巴结转移

N3　7个以上淋巴结转移

(3) **远处转移（N）：**

M0　无远处转移

M1　有远处转移

2. 临床分期：

0期　TisN0M0

Ia期　T1N0M0

Ib期　T2N0M0

IIa期　T3N0M0

IIb 期 T1-2N1M0

IIIa 期 T4aN0M0 ,T3N1M0 ,T1-2N2M0

IIIb 期 T3N2M0

IIIc 期 T4aN1-2M0 ,T4bNanyM0 ,TanyN3M0

IV 期 TanyNanyM1

三、整合治疗原则

食管癌的较佳治疗方案，是结合中西医进行科学的整合治疗，其中包括放疗、化疗、手术、中医药应用以及新兴的靶向与基因治疗，治疗方案的选择需综合考虑患者的功能状态、心理情况，肿瘤的病理类型和分期，并提倡生存率与生活质量并重的原则，选择合适的治疗方式。手术治疗是食管癌获取治愈机会最主要的手段，如患者可耐受手术，0、Ⅰ、Ⅱ和部分Ⅲ期的患者应争取完全性外科手术治疗。其他局部晚期且无法切除或有远处转移的患者，因旁路手术的并发症及死亡率高，应首先选用非手术的姑息治疗方法。中西医在治疗食管癌方面各有优势，但其药物的抗癌机制都是相通一致。临床实践也证实，中西医结合治疗食管癌较之单纯治疗有效，可提高临床疗效，对于患者生活质量及治愈率等方面都有很大贡献。

1. 不能手术切除的食管癌，主要的治疗为同步放疗和化疗：

(1) 5-FU/ DDP（氟尿嘧啶+顺铂）：

氟尿嘧啶 1000 mg/(m^2.d)，持续静脉滴注，第 1~4 天。顺铂 75 mg/m^2，静脉滴注，第 1 天。第 1，5，8，11 周重复治疗；

(2) 同步放疗 2 Gy/d，总剂量 50 Gy。

2. 患者有远处转移，主要的治疗方法为化疗：

(1) 5-FU/ DDP（氟尿嘧啶+顺铂）：

氟尿嘧啶 1000 mg/(m^2.d)，持续静脉滴注，第 1~5 天。顺铂 100 mg/m^2，静脉滴注，第 1 天。21 天后重复治疗。

(2) Paclitaxel /5-FU/ DDP（紫杉醇+氟尿嘧啶+顺铂）：

紫杉醇 175mg/m^2，静脉滴注，第 1 天。顺铂 80 mg/m^2，

静脉滴注，第 1 天。氟尿嘧啶 750 mg/(m².d)，持续静脉滴注，第 1~5 天。28 天后重复治疗。

(3) CPT-11/DDP（依立替康+顺铂）：

依立替康 65 mg/m²，静脉滴注，第 1 天。顺铂 30 mg/m²，静脉滴注，第 1 天。7 天后重复治疗。

(4) DDP/EPI/5-FU（顺铂+表柔比星+氟尿嘧啶）：

顺铂 60 mg/m²，静脉滴注，第 1 天，21 天后重复治疗。表柔比星 50 mg/m²，静脉滴注，第 1 天，21 天后重复治疗。氟尿嘧啶 200 mg/(m²·d)，持续静脉滴注，共 6 个月。

(5) DDP（顺铂）：

顺铂 100 mg/m²，静脉滴注，第 1 天，21 天后重复治疗。

(6) Paclitaxel（紫杉醇）：

紫杉醇 250 mg/m²，24h 持续静脉滴注，21 天后重复治疗。需用粒细胞集落刺激因子支持治疗。

(7) Vinorelbine（长春瑞滨）：

长春瑞滨 25 mg/m²，静脉滴注，第 1 天，7 天后重复治疗。

四、中医药治疗

(一) 中医药治疗原则

食管癌病机之根本为阳气虚弱，机体功能下降，主张治疗宜温阳益气，扶助正气，提高机体功能，所以治疗主方要体现这一中医治疗原则。关于食管癌的分证各有不同，立法用药亦随之而异。但治法总不离疏肝理气、降逆化瘀、活血化瘀、软坚散结、扶正培本、生津润燥、清热解毒、抗癌止痛、温阳益气等。食管癌属本虚标实证，治疗初期重在治标，宜理气、化痰、行瘀、消积为主，但均应加入滋阴养血润燥之品。后期重在治本，宜滋阴养血，温补脾肾疗法，但亦需结合开郁理气，化痰行瘀之法。

(二) 辨证论治

1. 痰气交阻：

主证：食入不畅，吞咽不顺，嗳气不舒，胸脘痞闷，胃脘隐痛阵作，口干。脉细弦，舌淡质红，苔薄白。

治法：降气开郁，化痰散结。

方药：启膈散加味（《医学心悟》）。柴胡 10g，枳壳 10g，白芍 10g，旋复花 10g，代赭石 15g，法半夏 10g，郁金 10g，陈皮 10g，山豆根 10g，草河车 15g。

2. 痰阻血瘀：

主证：吞咽困难，伴胸背疼痛不适，饮水难下，食后即吐，大便燥结，小便黄赤，形体消瘦，肌肤甲错，舌质暗红，少津或有瘀斑点，苔黄薄，脉细涩或细滑。

治法：化痰散结，解毒祛瘀。

方药：通幽汤加味（《兰室秘藏》）。当归 10g，生地 10g，桃仁 10g，红花 10g，枳壳 10g，赤芍 10g，川芎 10g，桔梗 6g，柴胡 10g，急性子 15g，半夏 10g，瓜蒌 30g。

3. 阴虚内热：

主证：进食哽噎，形体虚羸，潮热盗汗，五心烦热，大便秘结，舌干红少苔，或有裂纹，脉细数。

治法：清热养阴，生津润燥。

方药：沙参麦门冬汤（《温病条辨》）。沙参 30g，麦冬 15g，生地 20g，石斛 15g，玉竹 15g，当归 10g，川楝子 10g，枸杞子 10g。

4. 气虚阳微：

主证：患者晚期，饮食不下，泛吐清水痰涎，形体消瘦，气短乏力，面色苍白，行寒肢冷，面足浮肿，舌质淡，脉虚细无力。

治法：益气养血，温阳开结

方药：补气运脾汤（《证治准绳·类方》） 黄芪 30g，当归 10g，干姜 10g，党参 20g，白术 10g，熟地 15g，白芍 15g，桂枝 10g，急性子 10g，半夏 10g。

（三）特殊兼证的治疗

1. 反酸：肿瘤的刺激或术后，出现胃、食管反流，常表现为胸骨后烧灼、刺痛感，严重者可呕血。其中，肝气犯胃者常兼见胸胁不舒、口干、口苦、心烦易怒、舌苔薄黄、脉弦细，宜疏肝理气、和胃降逆，可予左金丸加柴胡、金铃子、瓦楞子。食积为主者宜理气和中、消食导滞，保和丸治之；内有湿热者选用理气和中之香砂六君子汤。

2. 呛咳：突发呛咳，伴胸痛、发热者，提示食管穿孔、食管气管瘘可能，在西医抗炎、胃肠外营养支持同时，配合中药治疗。肺热者咳痰色黄带血、血色鲜红、急躁易怒、便秘溲赤、舌红苔黄、脉滑数，宜泻肺清火、凉血止血，予以泻白散合十灰散；脾虚者咳嗽痰白量多、神疲乏力、纳少便溏、苔白脉细等症状，宜益气健脾，选参苓白术散；阴虚火旺者干咳少痰、痰粘难咯、乏力盗汗、舌红少苔、脉细数等症，宜百合固金汤滋阴降火。

3. 出血：表现为呕血、黑便等，伴或不伴胸骨后疼痛、反酸。肝火犯胃者吐血量多、心烦胸闷、口苦胁痛、舌红苔黄、脉细数等症状，宜泻肝清热、凉血止血，龙胆泻肝汤合十灰散治之；气不摄血者以吐血不止、神疲乏力、心悸气短、面色苍白、舌淡脉细为症状特点，宜健脾益气、温经止血，归脾汤主之。

（四）特色治疗

1. 中药外敷：

（1）癌理痛膏：

功能主治：化痰散结，清热解毒，活血止痛，攻毒抗癌。

用法用量：外用，敷于癌痛患处，一次 1 贴，每日 2 次，10 天为 1 个疗程；或遵医嘱。

（2）玉龙散：

功能主治：温经散寒，活血止痛，用于寒邪着络引起的肿物。

用法用量：分为药粉和贴剂两种剂型，外用，敷于患处，每日 1~2 次；或遵医嘱。

（3）金黄散：

主要成分：天花粉、红花、大黄等。

功能主治：清热凉血，化瘀止痛，用于疮疡红肿热痛一类的肿物。

用法用量：分为药粉和贴剂两种剂型，外用，敷于患处，每日1~2次；或遵医嘱。

2. 拔火罐：

穴位：膈俞、脾俞、胃俞、阿是穴。

方法：将火罐对准穴位、用闪火法迅速罩在穴位上、每次拔罐2~6个，留罐10~15min，间日1次，10次为1个疗程，间歇1周再进行下1个疗程

3. 推拿疗法：可作为食管癌的辅助治疗手段。一般认为推拿背部俞穴可以减轻胸背部的癌性疼痛；揉按合谷、足三里、涌泉可以扶正固本、启膈降逆。

（五）心理治疗

加强医患沟通，密切医患关系，患者情绪变为乐观开朗，可以使紧张的心理得到放松，精神和内分泌系统的活动恢复平衡，调动患者体内潜藏的抑制癌细胞能力，让患者充分认识自己的病情；并主动采取积极的态度去对抗疾病，使大脑皮层能够产生良好的兴奋；这种兴奋可以有效地刺激大脑下部和激素分泌有关的脑垂体兴奋，从而使机体的免疫能力不断得到增强；做好手术前的心理疏导，消除患者紧张、恐惧心理，稳定情绪，应加强与患者及家属的沟通，鼓励患者增强战胜疾病的信心；医护人员真诚地向患者介绍国内外先进医疗技术对本病的新进展，同时请典型康复病患现身说法，消除患者紧张恐惧心理，增强患者战胜疾病的信心和勇气。

（六）预防与康复指导

1. 预防要点：一级预防即病因学预防，消除病因，积极治疗食管癌前病变，做好筛查方法，尤其是对于高危人群的筛选，提高早期诊断及早期治疗水平，从而提高治愈率和降低病死率。改善生活环境，改变不良的生活习惯，减少促癌因素的暴露水平。二级预防指预防致癌物的代谢或抑制致癌物与细胞

DNA 的结合，应用预防药物治疗癌前病变阻断癌的发生。即发病学预防。三级预防为临床预防，对高危人群进行预防性普查，进行早期检查，早期诊断、早期治疗，进一步提高治愈率，阻断癌的发展，降低病死率。

2. 康复要点：食管癌的发生、发展、放化治疗造成内环境的失衡、正气损伤。因此，食管癌的康复治疗十分重要。如术后体虚患者可中医辨证选用补肾健脾、补气养血、活血化瘀的药物和方剂，如六味地黄丸、四君子汤、滋血润肠丸、归脾汤等，有助于巩固疗效、康复机体。手术吻合口瘘可用甲硝唑液内冲洗、白及粉封堵的方法进行治疗。

第二节　胃癌

胃癌是指发生在胃上皮组织的恶性肿瘤，任何年龄均可发生，以 50~60 岁居多，早期诊断少；病程短，预后差。男女之比为 1.5~2.5:1。属于中医的“伏梁”，“积聚”，“胃脘痛”，“噎塞”及“胃反”等范畴。

一、病因病机

胃癌发病与以下因素密切相关：①环境与饮食因素，饮食因素较环境因素更重要。②烟熏、腌制食物含大量硝酸盐及亚硝酸盐，进入体内形成致癌性亚硝酰胺化合物，导致胃粘膜癌变。③种族及遗传因素。④癌前病变与胃幽门螺旋杆菌感染。

祖国医学认为，本病主要多因忧思恼怒，情志不遂或饮食不节，致肝失疏泄，胃失和降，或久病损伤脾胃，导致肝胃不和；或者正气不足，尤其是脾胃虚衰，加之情志、饮食失调，导致运化失职，痰凝气滞，热毒血瘀交阻于胃，积聚成块而发病。

二、诊断与鉴别诊断

（一）诊断要点

1. 临床表现：

（1）上腹部饱胀不适及疼痛，与饮食多无明显联系，很少呈现节律性发作。

（2）恶心、呕吐，可出现朝食暮吐、夕食朝反的现象，消瘦、食欲下降、乏力等症。

（3）呕血、黑便。

（4）腹部肿块。

（5）其他如较晚期患者还会出现贫血、黄疸、肠梗阻，以及恶病质等表现。

（二）实验室检查

大便常规+隐血试验，肿瘤相关抗原检查：CEA（癌胚抗原）,CA19–9（血清糖类抗原19–9），CA125（血清糖类抗原125），CA247（血清糖类抗原247）等。

（三）器械检查

1. 纤维胃镜检查：敏感性高，可准确定位肿瘤位置，同时完成病理活检，为首选检查方法。

2. 上消化道造影：安全无创，可在基层医院开展或不能耐受胃镜检查者使用。

3. 螺旋CT（电子计算机X线断层扫描）：评价病变范围，局部淋巴结及远处转移情况。胃癌术前分期首选方法。

4. 超声内镜：评价肿瘤浸润深度，粘膜下扩散情况及淋巴结转移情况。

5. 腹腔镜：怀疑肿瘤侵犯胃全层或周围组织脏器可考虑腹腔镜探查。

（四）鉴别诊断

1. 浅表性胃炎：常有食欲不振、胀满感，偶有恶心呕吐；常在劳累受寒或饮食不当时发作;不伴极度消瘦、神疲乏力等恶病质征象。胃镜或钡餐检查很容易与胃癌相鉴别。

2. 胃溃疡：胃癌早期没有特殊症状，易与胃溃疡或慢性胃炎相混淆，应加以鉴别。特别是青年人，一般通过X线钡餐可鉴别，胃镜活检可明确诊断。

3. 胃良性息肉：又称胃腺瘤，来源于胃粘膜上皮的良性肿瘤。以60~70岁多见，较小的腺瘤一般无明显症状，较大者可见上腹部饱胀不适，或隐痛、恶心，偶见黑便。胃腺瘤应与早期隆起型胃癌相鉴别，胃镜活检可明确诊断。

4. 胃巨大皱襞症：好发于胃上部大小弯处，与浸润型胃癌相鉴别。X线检查可见胃粘膜呈环状或弯曲改变，而浸润型胃癌粘膜多为直线形增粗。另外，巨大皱襞症常伴有低蛋白血症，而浸润型胃癌可见恶液质。

5. 胃黏膜脱垂：由于异常松弛的胃粘膜逆行进入食管或脱入十二指肠球部导致胃黏膜脱垂。通过x线钡餐检查可以鉴别，腹痛呈周期性、节律性，经胃镜检查较易区别。

6. 肥厚性胃窦炎：幽门螺旋杆菌感染病史，胃窦狭窄，蠕动消失。但粘膜正常多有环形皱襞，胃壁仍保持一定伸展性，而浸润型胃癌粘膜平坦或呈颗粒变形，胃壁僵硬，不扩张，两者不难相鉴别。

7. 胃平滑肌瘤：50岁以下多见，其瘤体多单发，呈圆形或椭圆形，好发于胃窦及胃体部。患者常有上腹饱胀不适、隐痛或胀痛，当肿瘤增大时可出现间歇性呕血或黑便，通过胃镜可以鉴别。

8. 胃平滑肌肉瘤：多见于老年人，瘤体呈球形或半球形，好发于胃底及胃体部。临床表现为上腹部疼痛、恶心、呕吐、胃纳减退、消瘦、发热、上消化道出血等症状。X线钡餐检查可见粘膜下型胃平滑肌肉瘤，呈半透明状，周围粘膜出现皱襞，一般与胃癌很容易鉴别。

9. 原发性恶性淋巴瘤：多见于青壮年。临床表现为腹部饱胀、疼痛、恶心等非特异性消化道症状，还可见贫血、消瘦、乏力等症状，胃镜下组织活检有助于鉴别诊断。

（五）AJCC分期（第7版）

1. 原发肿瘤（T）：

TX　原发肿瘤无法评估

T0　无原发肿瘤的证据

Tis　原位癌：上皮内肿瘤或未侵及固有层

T1　肿瘤侵犯固有层、粘膜肌层或粘膜下层

T1a　肿瘤侵犯固有层或粘膜肌层

T1b　肿瘤侵犯粘膜下层

T2　肿瘤侵犯固有肌层

T3　肿瘤穿透浆膜下结缔组织，而尚未侵犯脏层腹膜或邻近结构

T4　肿瘤侵犯浆膜（脏层腹膜）或邻近结构

T4a　肿瘤侵犯浆膜（脏层腹膜）

T4b　肿瘤侵犯邻近结构

2. 区域淋巴结（N）：

NX　区域淋巴结无法评估

N0　无区域淋巴结转移

N1　1~2 枚区域淋巴结转移

N2　3~6 枚区域淋巴结转移

N3　7 枚或 7 枚以上区域淋巴结转移

N3a　7~15 枚区域淋巴结转移

N3b　16 枚或 16 枚以上区域淋巴结转移

3. 远处转移（M）：

M0　没有远处转移

M1　远处转移

4. 临床分期:

0 期　Tis，N0，M0

ⅠA　T1，N0，M0

ⅠB　T2，N0，M0；T1，N1，M0

ⅡA　T3，N0，M0；T2，N1，M0；T1，N2，M0

ⅡB　T4a，N0，M0；T3，N1，M0；T2，N2，M0；T1，N3，M0

ⅢA　T4a，N1，M0；T3，N2，M0；T2，N3，M0

ⅢB　T4b，N0-1，M0；T4a，N2，M0；T3，N3，M0

ⅢC　T4b，N2-3，M0；T4a，N3，M0

Ⅳ 任何 T 分期，任何 N 分期，M1

三、整合治疗原则

（一）治疗原则

1. I 期肿瘤侵透肌层或有区域淋巴结转移时（T1N1M0，T2bN0M0），建议术后同步化疗、放疗。

2. II 期（T1N2M0，T2a/bN1M0，T3N0M0），建议术后同步化疗、放疗。

3. III 期（T2a/b–T3N2M0，T3N1M0，T4N0M0），建议术后同步化疗、放疗，也可以考虑术前同步化疗、放疗。

4. IV 期（T4N1–3M0，T1–3N3M0），建议术后同步化疗、放疗，也可以考虑术前同步化疗、放疗。

5. 局部晚期不可手术切除胃癌（T4NxM0），如果患者一般情况允许，建议同步化疗、放疗。

6. 各期病例如果术后有肿瘤残存，建议术后同步化放疗。

7. 不可手术晚期胃癌（TxNxM1）出现呕血、便血、吞咽不顺、腹痛、骨或其他部位转移灶引起疼痛，严重影响患者生活质量时，如果患者身体状况允许，可考虑同步化疗、放疗或单纯放疗达到姑息减症治疗目的。

8. 术后局部复发病例如果无法再次手术且未曾接受过放疗，身体状况允许，可考虑同步化放疗，化疗、放疗后 4 周评价疗效，期望争取再次手术。

（二）常用化疗方案选择

1. 术前化疗：ECF (表阿霉素+顺铂+氟尿嘧啶) 或其改良方案。

2. 术前放化疗：推荐用于局部进展但估计无法根治切除的病例。

（1）以氟尿嘧啶为基础的方案。

（2）以铂类为基础的方案。

（3）以紫杉类药物为基础的方案。

（4）以伊立替康为基础的方案。

3. 术后辅助放化疗、化疗：

（1）氟尿嘧啶类药物联合放疗（推荐）。

（2）以氟尿嘧啶为基础的方案：氟尿嘧啶/顺铂；ECF或其改良方案。

4. 晚期胃癌化疗方案：

（1）CF方案（醛氢叶酸+氟尿嘧啶）：

醛氢叶酸200mg/m^2，静脉滴注，第1~5天。氟尿嘧啶425mg/m^2，静脉滴注，第1~5天。21天后重复治疗。

（2）CAPE（卡培他滨）：

卡培他滨2000~2500mg/(m^2.d)，口服，分2次，服14天休7天为1个疗程。21天后重复治疗。

（3）CDDP/S1（顺铂+S1）：

顺铂25mg/(m^2.d)，静脉滴注，第1~3天，S1 40mg/m^2，口服，每日2次，连服14天，21天后重复治疗。

（4）XP（卡培他滨+顺铂）：

卡培他滨1600~2000mg/(m^2.d)，口服,分2次；第1~14天。顺铂25mg/(m^2.d)，静脉滴注，第1~3天。21天后重复治疗。

（5）ECF（表阿霉素+顺铂+氟尿嘧啶）：

表阿霉素50mg/(m^2.d)，静脉推注，第1天。顺铂60mg/(m^2.d)，静脉滴注，第1天。氟尿嘧啶200mg/(m^2.d)，持续静脉滴注，第1~21天。21天后重复治疗。

或：表阿霉素50mg/(m^2.d)，静脉推注，第1天。顺铂25mg/(m^2.d)，静脉滴注，第1~3天。氟尿嘧啶500mg/(m^2.d)，静脉滴注，第1~5天。21天后重复治疗。

（6）mFOLFOX6（奥沙利铂+醛氢叶酸+氟尿嘧啶）：

奥沙利铂85mg/(m^2.d)，静脉滴注2h，第1天。醛氢叶酸400mg/(m^2.d)，静脉滴注，第1天。氟尿嘧啶400mg/(m^2.d)，静脉推注，第1天。氟尿嘧啶2400mg/(m^2.d)，持续静脉滴注46h。14天后重复治疗。

（7）mFOLFIRI（伊立替康+醛氢叶酸+氟尿嘧啶）：

伊立替康180mg/(m^2.d)，静脉滴注30~120min，第1天。醛氢叶酸400mg/(m^2.d)，静脉滴注，第1天。氟尿嘧啶400mg/(m^2.d)，静脉推注，第1天。氟尿嘧啶2400mg/(m^2.d)，持续静

脉滴注 46h。14 天后重复治疗。

(8) DCF (多西紫杉醇+顺铂+氟尿嘧啶):

多西紫杉醇 75mg/(m^2.d)，静脉滴注 1h，第 1 天，先用(需预处理)。顺铂 75 mg/(m^2.d)，静脉滴注，第 1 天。氟尿嘧啶 750mg/(m^2.d)，持续静脉滴注 5 天。21 天后重复治疗。

(9) TCF (紫杉醇+顺铂+氟尿嘧啶):

紫杉醇 175mg/(m^2.d)，静脉滴注 1h，第 1 天，先用（需预处理）。顺铂 60mg/(m^2.d)，静脉滴注，第 1 天。氟尿嘧啶 750mg/(m^2.d)，静脉滴注，第 1~5 天。21 天后重复。

四、中医药治疗

(一) 中医治疗原则

胃癌初期以标实为主，多呈气滞、血瘀、痰凝、邪热；后期以本虚为主，表现为气血的亏虚、津液枯槁、脏器的衰弱。治宜权衡病情轻重，根据不同阶段的表现，采取不同的措施，或祛邪、或扶正，或祛邪扶正并举。

(二) 辨证论治

1. 肝胃不和：

主证：胃脘痞满，痛及两胁，进食哽噎或嗳气连连，苔薄白或薄黄，舌质红，脉弦。

治法：疏肝和胃，降逆止痛。

方药：柴胡疏肝散加减（《证治准绳》）。柴胡 15g，白芍 10g，当归 10g，茯苓 10g，代赭石 15g，旋复花 15g，法半夏 15g，甘草 10g，郁金 10g。

2. 脾胃虚寒：

主证：胃脘隐痛，喜温喜按，遇寒或进食生冷痛剧，进食热食则舒，时呕清水，大便溏薄，或朝食暮吐，或暮食朝吐，神疲肢冷，舌淡胖齿痕，苔白滑润，脉沉细或沉缓。

治法：温中和胃，健脾益气。

方药：理中汤（《伤寒论》）合四君子汤加味（《太平惠民和剂局方》）。熟附子 10g，炮姜 10g，人参 15g，白术 15g，茯苓10g，砂仁 6g，甘草 10g，黄芪 15g，生薏苡仁 10g，法半夏

10g，陈皮 10g。

3. 胃热伤阴：

主证：胃脘嘈杂灼热，痞满吞酸，食后痛胀，口干喜饮，尿赤便干，舌苔黄燥或少苔、无苔，舌质红绛，脉细数。

治法：清热和胃，养阴润燥。

方药：玉女煎加减（《景岳全书》）。沙参 15g，麦冬 15g，玉竹 10g，生地 10g，知母 10g，白花蛇舌草 10g，西洋参 15g，山药 15g，甘草 10g。

4. 瘀血内阻：

主证：脘痛剧烈，心下痞，肌肤甲错，或上腹部可及肿块，舌质紫暗或瘀斑，舌下脉络紫胀，脉弦涩。

治法：理气活血，解毒祛瘀。

方药：膈下逐瘀汤（《医林改错》）。五灵脂 15g，桃仁 10g，红花 10g，赤芍 10g，牡丹皮 10g，川芎 10g，乌药 10g，延胡索 15g，香附 15g，枳壳 10g。

5. 痰湿阻胃：

主证：脘膈痞闷，呕吐痰涎，面黄虚胖，口淡纳呆，大便时溏时结，舌胖边齿痕，苔白厚腻，脉濡。

治法：消痰和胃，燥湿健脾。

方药：二陈汤（《和剂局方》）加减。半夏 10g，生姜 10g，橘红 10g，茯苓 10g，乌梅 10g，甘草 10g。

6. 气血两虚：

主证：神疲乏力，少气懒言，面色无华，唇甲色淡，消瘦，舌苔薄白，舌淡白边齿痕，脉沉细无力或虚大无力。

治法：益气养血。

方药：八珍汤（《正体类要》）加味。人参 15g，白术 10g，茯苓 10g，甘草 10g，当归 15g，川芎 10g，熟地 15g，白芍 15g。

（三）特殊兼证的治疗

1. 出血：依据出血量多少、颜色、部位辨证论治。出血量少、色鲜红，病在上焦，为血热妄行；量多、色暗、病在下焦，为脾不统血；色紫、有块为瘀血；色黑，发热为毒火；色淡、骨酸为肾虚。中医药治疗出血注重全身用药。结合脏腑功能立法开方：清心能凉血止血，健脾能统血止血、柔肝能藏血止血、补肾填髓能生血补血。

2. 恶心、呕吐：呕吐清水多属胃寒，治宜丁香柿蒂散加减。呕吐苦水、酸水多属胃热，治宜陈皮竹茹汤加减。

3. 腹泻：症见食少、大便溏薄、或腹泻、或呕吐，四肢乏力，形体消瘦，胸脘闷胀，面色萎黄，舌苔白，质淡红，脉细缓或虚缓，治宜参苓白术散加减；下痢清谷，行寒肢冷，为脾肾阳虚，治宜附子理中丸或四神丸加减。

（四）特色治疗

1. 中药外敷：

(1) 癌理痛膏：

功能主治：化痰散结，清热解毒，活血止痛，攻毒抗癌。

用法用量：外用，敷于癌痛患处，一次 1 贴，每日 2 次，10 天为 1 个疗程；或遵医嘱。

(2) 玉龙散：

功能主治：温经散寒，活血止痛，用于寒邪着络引起的肿物。

用法用量：分为药粉和贴剂两种剂型，外用，敷于患处，每日 1~2 次；或遵医嘱。

(3) 金黄散：

主要成分：天花粉、红花、大黄等

功能主治：清热凉血，化瘀止痛，用于疮疡红肿热痛一类的肿物。

用法用量：分为药粉和贴剂两种剂型，外用，敷于患处，每日 1~2 次；或遵医嘱。

2. 针灸：

(1) 针刺止痛：主穴：中脘、下脘、章门、脾俞、胃俞、膈俞、足三里、三阴交；配穴：丰隆、公孙、肾俞。

(2) 艾灸止痛：穴位：中脘、下脘、脾俞、胃俞、关元、神阙、足三里、三阴交。

(3) 术后顽固性呃逆或重症患者的呃逆：①按压百会穴，由轻渐重，至产生较强酸胀感为度。②或用拇指按压膻中穴。

(4) 针刺止呃：①针刺双侧内关、足三里。平补平泻，留针 40min，每日 1 次。②针刺迎香穴。③针刺缺盆穴。

(5) 耳针止呃：①主穴：膈、胃、肝、脾、交感；②配穴：神门、皮质下、肾上腺。

(6) 穴位封闭止呃法：用维生素 B_1、B_6 各 2ml，或甲氧氯普胺 20mg，取双侧内关或双足三里作穴位封闭，有效率在 95%以上。

(五) 心理治疗

“三忌一勤”的自我养生方法。一忌丧志，即对疾病要充满信心，不要乱投医乱服药，在饮食上不必过多忌嘴，可让其适量地吃，让患者把自己当正常人看待，解除精神上的抑郁，过多的忌嘴，会造成精神上的负担。二忌疲劳，三忌烦恼，过度的疲劳和烦恼是刺激与诱发癌症复发转移的重要因素，疲劳使正气受损，烦恼使气血不畅，都将影响机体的抵抗力。勤就医，即任何局部的不适与障碍，即使与癌症部位无关的证候，也应尽早就医，及时消除病痛，不要拖延硬挺。

(六) 预防及康复指导

1. 预防要点：一级预防要求加强预防胃癌的宣传教育，纠正不良的生活习惯，特别是饮食习惯，应避免进食粗糙食物，少吃烫食，不过快进食，避免对上消化道黏膜的机械损害；少吃或不吃盐腌食物，不吃霉变食物，少吃烟熏、油炸和烘烤食物，减少致癌物的摄入；保持乐观开朗的情绪，不生气进食、不抽烟，使机体免疫及神经系统保持良好的状态。提倡多吃新鲜蔬菜、水果，多饮鲜牛奶，经常饮茶特别是绿茶，有助于预防胃癌的发生。二级预防提倡“三早”，及早发现、早诊断、早治疗。对胃癌的高危人群，如慢性萎缩性胃炎、肠上皮化生、胃溃疡、胃息肉、术后残胃、恶性贫血等患者，尤其是有胃癌家庭史、40 岁以上胃病久治不愈者，应定期复查，有条件者对有癌前病变者应通过 X 线、纤维胃镜和黏膜活检进行监测，一经确诊，尽早争取手术治疗。三级预防要对中、晚期胃癌患者加强整合治疗，提高生存率，晚期病例要减轻痛苦，提高生活质量。治疗后应定期随访观察，采取各种措施促进康复。

2. 康复要点：胃癌患者在确诊时多属中晚期，5 年生存率仅为 11.6%，许多患者虽经手术治疗，常作大部或全胃切除术，对术后患者的消化功能有一定的影响，术后化疗，也会出现一些毒副反应。胃癌患者除定时接受服药、打针等治疗外，要根据自己的病情安排好自己的日常生活，如听轻松的音乐、读书、看报、下棋、绘画、书法，参加适度的社会活动，或从事适当的工作，重建生活规律，有利于促进机体免疫功能的提高。另外，胃癌患者适宜进食易消化的食物，新鲜的蔬菜、水果、蘑菇类、豆类食物、含有丰富的蛋白质、维生素和热能的食物，不易进食油炸、干硬、辛辣、过冷的食物，以及霉变、熏制、腌制的食物。

第三节　胰腺癌

胰腺癌主要是指胰腺外分泌腺腺癌，起源于胰腺导管上皮或腺泡细胞的实质性癌。男性略高于女性。胰腺癌发病的最高峰在 70 多岁，2/3 的新病例出现在 65 岁以上的人群中。总体的 5 年生存率仅为 25%。胰腺癌术后中位生存时间 8~12 个月，晚期胰腺癌的中位生存期仅 3~6 个月。属于中医学腹痛，黄疸，积聚，伏梁等范畴。

一、病因病机

本病病因迄今不明，但与下列因素有关：①饮食因素：高脂肪高动物蛋白饮食可能促使胰腺增生，使其对致癌物质敏感性增加，且研究表明嗜饮咖啡者胰腺癌发病率较非嗜饮咖啡者为高。②糖尿病：患者其胰腺癌死亡率比例高于一般人群。③吸烟：吸烟者中胰腺癌的患病率比不吸烟者高 2 倍，其患病平均年龄亦较不吸烟者提前10~15年。吸烟为公认的危险致病因素。④其他因素：包括慢性胰腺炎、胆道疾患或胆道切除患者，胰腺癌亦多见。

祖国医学认为，本病主要由于饮食不节、嗜烟好酒、过食厚味，致使脾胃受伤，脾失运化，加之情志郁怒，肝气横逆，致肝脾失和，水湿不能运化，脾湿郁困，郁久化热，湿热搏结，瘀久成毒，结于肝胆胰脾间，可发为黄疸、症积、痞块。

二、诊断与鉴别诊断

（一）临床表现

进行性加重的中或左上腹部疼痛与闷胀，放射至腰背部。仰卧与侧卧时疼痛加重，前俯时疼痛可减轻。可有进行性梗阻性黄疸及严重消瘦等。体征：上腹深部肿块，肝脏、胆囊肿大。

（二）实验室检查

CEA（癌胚抗原）、CA19-9（血清糖类抗原19-9）阳性。

（三）器械检查

1. B型超声检查有胰头或体尾部肿块的表现。

2. CT（电子计算机X线断层扫描）检查显示胰腺癌表现。

3. ERCP（内窥镜逆行胰胆管造影）显示胰管狭窄变形、阻塞、造影剂漏出管外等。

4. X线检查：平片见有钙化且十二指肠低张造影见十二指肠圈扩大，胃幽门部或十二指肠受压、狭窄、充盈缺损或胃体后壁受压移位；横结肠、空肠受压向下移位。

5. 选择性腹腔及肠系膜上动脉造影见围绕胰腺的动静脉变形及移位。

（四）鉴别诊断

1. 慢性胰腺炎：发病缓慢，病史长，常反复发作，急性发作可出现血尿淀粉酶升高，且极少出现黄疸症状；CT检查可见胰腺轮廓不规整，结节样隆起，胰腺实质密度不均；慢性胰腺炎患者腹部平片和CT检查胰腺部位的钙化点有助于诊断。

2. 壶腹癌：黄疸是最常见症状，肿瘤发生早期即可以出现黄疸。鉴别如下：因肿瘤坏死脱落，可出现间断性黄疸；十二指肠低张造影可显示十二指肠乳头部充盈缺损、黏膜破坏“双边征”；B超、CT、MRI、ERCP等检查可显示胰管和胆管扩张，胆道梗阻部位较低，“双管征”，壶腹部位占位病变。

3. 胰腺囊腺瘤与囊腺癌：B超、CT可显示胰腺内囊性病变，囊腔规则，而胰腺癌只有中心坏死时才出现囊变，且囊腔不规则。

4. 其他：少见的胰腺病变，临床鉴别诊断较困难。

（五）AJCC分期（第7版）

1. 原发肿瘤（T）：

TX　原发肿瘤无法评估

T0　无原发肿瘤的证据

Tis　原位癌

T1　肿瘤局限于胰腺内，最大径≤2cm

T2　肿瘤局限于胰腺内，最大径>2cm

T3　肿瘤侵犯至胰腺外，但未累及腹腔干或肠系膜上动脉

T4　肿瘤累及腹腔干或肠系膜上动脉（原发肿瘤不可切除）

2. 区域淋巴结（N）：

NX　区域淋巴结无法评估

N0　无区域淋巴结转移

N1　有区域淋巴结转移

3. 远处转移（M）：

MX　远处转移无法评估

M0　没有远处转移

M1　有远处转移

4. 临床分期：

0期　Tis，N0，M0

ⅠA T1，N0，M0

ⅠB T2，N0，M0

ⅡA T3，N0，M0

ⅡB T1-3，N1，M0

Ⅲ T4，任何N，M0

Ⅳ 任何T，任何N，M1

三、整合治疗原则

（一）治疗原则

1. 可手术切除胰腺癌，术后辅助放疗目前没有定论，可以考虑术后4-8周辅以同步化放疗。

2. 可手术胰腺癌术后有肿瘤残存，建议术后4~8周同步化疗、放疗。

3. 如果术中发现肿瘤无法手术切除或无法彻底手术时，可考虑术中局部照射再配合术后同步化疗、放疗。

4. 不可手术切除局部晚期胰腺癌，无黄疸和肝功能明显异常，患者身体状况较好，建议穿刺活检，再给予同步化疗、放疗。

5. 局部晚期不可手术病例，存在黄疸和肝功能明显异常者，胆管内置支架或手术解除黄疸梗阻，改善肝功能后，如果身体状况允许，有病理证实，建议（5-Fu/吉西他滨）同步化疗、放疗/单纯化疗。

6. 术后局部复发病例，无黄疸和肝功能明显异常，身体状况较好，经穿刺病理证实，建议（5-Fu/吉西他滨）同步化放疗，存在胆道梗阻和肝功能异常者，先解除胆道梗阻，改善肝功能再考虑治疗。

7. 不能手术的晚期胰腺癌出现严重腹痛、骨或其他部位转移灶引起疼痛，严重影响患者生活质量时，如果患者身体状况允许，可考虑同步化疗、放疗或单纯放疗以减轻患者症状，改善生活质量。

（二）常用化疗方案

1. Gemcitabine（吉西他滨）：

吉西他滨 $1000mg/m^2$，静脉滴注 30min，每周 1 次，每周 1 次，持续 3 周，28 天后重复治疗。

2. 5-Fluorouracil（氟尿嘧啶）：

氟尿嘧啶 $500mg/(m^2.d)$，持续泵注，第 1~5 天，28 天后重复治疗。

3. CF+5-FU（醛氢叶酸+氟尿嘧啶）：

醛氢叶酸 $20mg/m^2$ 静脉滴注 2h，第 1~5 天。氟尿嘧啶 $425mg/m^2$ 持续泵注，第 1~5 天，28 天后重复治疗。

4. Gemcitabine+CF+5-FU（吉西他滨+醛氢叶酸+氟尿嘧啶）：

吉西他滨 $1000mg/m^2$，静脉滴注 30min，第 1,8,15,22 天。醛氢叶酸 $200mg/m^2$，静脉滴注 2h，第 1,8,15,22 天。氟尿嘧啶 $750mg/m^2$，持续静脉滴注第 1,8,15,22 天，6 周重复。

5. CAPE（卡培他滨）：

卡培他滨 1000 mg/m^2，口服，每日 2 次，第 1~14 天，21 天后重复治疗。

6. CapeOX（奥沙利铂+卡培他滨）：

奥沙利铂 $130mg/m^2$，静脉滴注，第 1 天。卡培他滨 850~1,000mg/m^2，每日 2 次，持续 14 天，21 天后重复治疗。

四、中医药治疗

（一）中医治疗原则

胰腺癌临床上往往表现为全身属虚、局部属实、虚实夹杂的证候。虚者多见脾胃气虚或气血两虚之证，实者多见气滞、痰湿、毒瘀之证。临证时抓住其主要病机，分清标本虚实，灵活运用健脾理气、化痰祛湿、祛瘀散结等治法，然"扶正祛邪"为本病的主要治疗原则，应根据疾病的不同治疗阶段和邪正盛衰情况有所侧重。

（二）辨证论治

1. 脾虚气滞型：

主证：上腹部不适或疼痛，喜按，面浮色白，纳呆，消瘦，便溏，恶风自汗，口干不多饮，舌质淡，苔薄或薄腻，脉细或细弦。

治法：健脾理气，扶正抑瘤。

方药：香砂六君子汤（《古今名医方论》）加减。党参30g，白术15g，茯苓30g，木香10g，砂仁10g，柴胡12g，陈皮10g，法半夏12g，八月札30g，生苡米30g。

2. 湿热内蕴型：

主证：上腹部胀满不适或胀痛，发热缠绵，口渴不喜饮，或见黄疸，小便黄赤，口苦口干，心中懊恼，舌红苔黄或腻，脉数。

治法：清热利湿，抗癌抑瘤。

方药：茵陈蒿汤（《伤寒论》）加减。生苡米30g，白蔻仁10g，杏仁10g，绵茵陈30g，山栀10g，白术15g，猪苓30g，茯苓30g，泽泻12g，莪术15g。

3. 气滞湿阻型：

主证：上腹部胀满不适或胀痛，腹部肿块明显，胸闷气短，纳食减少，或大便溏薄，肢体乏力，甚至面浮足肿，舌淡苔白腻，脉濡细或细弦。

治法：理气祛湿，散结抑瘤。

方药：苍术除湿汤（《脾胃论》）。苍术10g，厚朴10g，陈皮10g，法半夏15g，胆南星15g，苡米30g，猪苓30g，茯苓30g，泽泻30g。

4. 阴津不足型：

主证：上腹部胀满不适或胀痛，低热，午后颧红，盗汗，口干喜饮，便燥行艰，舌质红苔燥或少苔，脉细数。

治则：养阴清热，平调阴阳。

方药：沙参麦冬汤（《温病条辨》）合青蒿鳖甲汤（《温病条辨》）加减。沙参15g，麦冬15g，生地15g，玄参15g，青蒿15g，鳖甲10g，知母10g，丹皮10g，甘草6g。

（三）特殊兼证的治疗

1. 黄疸：身目俱黄、纳呆、恶心、皮肤瘙痒、大便干结或溏薄。阳黄者舌红苔薄黄腻、脉弦数，中医辨证为肝胆湿热、瘀毒内聚，治宜清热利湿、化瘀解毒，方用茵陈蒿汤或茵陈五苓散加减，大便干结者可用大柴胡汤。对于黄疸的变病治疗，茵陈、车前草、田基黄、溪黄草、六月雪等可适当选用。

2. 腹水：腹胀大、皮色苍黄为特征，常伴双下肢水肿，口干烦躁，舌红绛少津，脉弦细数者，为阴津亏损，湿毒停聚，治则滋养阴津、解毒利水，方用一贯煎加减；若面色苍黄，脘闷纳呆，神倦怯寒，舌质胖淡紫，脉沉细者，为脾阳不振，水毒内聚，治宜温通脾阳，利水解毒，方用五苓散加减。临证时，切忌急功近利、攻伐太过。

（四）特色治疗

1. 针灸治疗：

（1）腹痛明显穴位：足三里、中脘、内关、中渚、天突、章门、涌泉。配穴：纳呆、恶心或呕吐者加脾俞、胃俞。方法：若虚证为主，则用毫针刺，补法，可加灸，每日 1 次；若实证为主或虚实夹杂，则用毫针刺，泻法或平补平泻，不灸，每日 1 次。

（2）黄疸明显穴位：至阳、腕骨、足三里、中渚、大陵。配穴：胆囊穴、胆俞、阳陵泉。方法：毫针刺，泻法，每日 1 次，2 周为 1 个疗程。

2. 推拿疗法：适用于胰腺癌腹胀、腹痛、恶心呕吐者。采用擦、拿、抹、摇、拍击等手法，达到扶正固本，理气止痛功效。常用取穴：大椎、肩井、脾俞、胃俞、中脘、气海、天枢、足三里以及胰腺在足部、手部及耳部的反射区。

3. 贴敷疗法：

（1）癌理痛膏：

功能主治：化痰散结，清热解毒，活血止痛，攻毒抗癌。

用法用量：外用，敷于癌痛患处，一次 1 贴，每日 2 次，10 天为 1 个疗程；或遵医嘱。

（2）玉龙散：

功能主治：温经散寒，活血止痛，用于寒邪着络引起的肿物。

用法用量：分为药粉和贴剂两种剂型，外用，敷于患处，每日1~2次；或遵医嘱。

(3) 金黄散：

功能主治：清热凉血，化瘀止痛，用于疮疡红肿热痛一类的肿物。

用法用量：分为药粉和贴剂两种剂型，外用，敷于患处，每日1~2次；或遵医嘱。

(五) 心理治疗

由于胰腺癌的恶性程度高，进展快，疼痛重，故要给与患者足够的关怀与安慰，向患者讲解胰腺癌的科学知识，使患者正确对待疾病，乐观面对人生，以增强自身的免疫力，积极配合各项治疗。不要过度劳心伤神，做好自我心理放松，可适当配合打太极拳、练气功、听音乐等活动。

(六) 预防与康复指导

1. 预防要点：胰腺癌的预防首先纠正不良的生活习惯，戒烟酒，少饮咖啡，少吃咸鱼、咸菜、熏肉等不新鲜食物；多吃新鲜蔬菜、宜清淡饮食，控制高脂肪、高动物蛋白摄入；定期复查，有肿块或假性囊肿的早日切除；积极进行防癌普查，对40岁以上人群有条件者，定期进行B超检查，以便早期发现、早期诊断、早期治疗，达到根治。已发现的应积极采取手术、化疗、放疗、免疫治疗、中医药治疗。对胰腺癌术后患者，由于复发率高，应每2~3个月复查1次，主要观察CEA、CA199水平及B超、X线摄片等情况。

2. 康复要点：胰腺癌患者需长期治疗与康复，故一定要有坚定必胜的信心和长期与疾病作战和克服困难的思想准备。保持乐观情绪，尽量避免在遇到困难和反复时产生急躁情绪和焦虑、心情压抑等情绪，以防导致机体内分泌失调，抗病能力下降而不利于治疗。劳逸结合，不宜整天卧床或过多锻炼。根据自身条件建立一些爱好，如散步、体操、气功、太极拳。胰腺癌术后患者可适当服用补益气血、健脾和胃之品，如山药、枸杞、淡菜、无花果、牛奶、陈皮粥等。改变不良饮食习惯；

戒烟戒酒；避免刺激性食物及高动物脂肪和低纤维素的饮食结构；少食不易消化的食物，多吃富含纤维和维生素的食物；保持大便通畅。

第四节　原发性肝癌

原发性肝癌是指发生于肝细胞与肝内胆管上皮细胞的癌变，是人类最常见的恶性肿瘤之一。我国肝癌中，肝细胞癌（HCC）约占80%~90%，其次为胆管细胞癌和混合细胞癌。原发性肝癌为恶性肿瘤发病率的第五位，在我国高发，占全球的55%；在肿瘤相关死亡中仅次于肺癌，位居第二。本病起病隐匿，进展迅速，疗效差，死亡率高。原发性肝癌属于中医学中“肝积”、“臌胀”、“澼黄”、“肥气”、“积聚”等范畴。

一、病因病机

肝癌高发区的研究表明乙肝病毒、丙肝病毒感染、黄曲霉素、亚硝胺类物质、肝癌家族史、大结节性肝硬化、肝吸虫病均为高危因素，目前倾向于多种致癌因素综合作用导致肝癌发生。

祖国医学认为，本病主要由于七情内伤、饮食劳倦，或邪毒内侵，致脏腑气血亏虚，脾虚不运，气滞、血瘀、湿热痰毒等互结于肝所致。

二、诊断与鉴别诊断

（一）诊断要点

1. 血清甲胎蛋白（AFP）≥400μg/L，能排除妊娠、生殖系胚胎源性肿瘤、活动性肝病及转移性肝癌，并能触及肿大、坚硬及有大结节状肿块的肝脏或影像学检查有肝癌特征的占位性病变者。

2. AFP<400μg/L，能排除妊娠、生殖系胚胎源性肿瘤、活动性肝病及转移性肝癌，并有2种影像学检查有肝癌特征的占位性病变或有2种肝癌标志物阳性及1种影像学检查有肝癌特征的占位性病变者。

3. 有肝癌的临床表现并有肯定的肝外转移病灶（包括肉眼可见的血性腹水或在其中发现癌细胞），并能排除转移性肝癌者。

（二）鉴别诊断

1. 肝硬变：病程发展缓慢，肿大的肝脏仍保持正常的轮廓。B 超检查，核素扫描及血清 AFP 测定，有助于鉴别。肝硬变呈结节状；或肝脏萎缩，放射性核素肝扫描图上表现为放射性稀疏区时，不易鉴别。应密切观察，动态观察血清 AFP。

2. 继发性肝癌：病程发展相对较缓慢；主要鉴别方法是寻找肝脏以外有无胃肠道，泌尿生殖系统、呼吸系统、乳腺等处原发灶。

3. 肝脓肿：一般都有化脓性感染或阿米巴肠病病史和寒战发热等临床表现。肿大肝脏表面无强节，但多有压痛。B 超检查肝区内有液性暗区。

4. 肝包虫病：右上腹或上腹部有表面光滑的肿块，患者一般无明显的自觉症状。肝包虫皮内试验阳性可资鉴别。

5. 肝外肿瘤：腹膜后的软组织肿瘤，来自肾、肾上腺、胰腺、结肠等处的肿瘤也可在上腹部呈现肿块。超声以及 CT 其他检查有助于区别肿块的部位和性质。

6. 肝良性占位病变：肝血管瘤、多囊肝、肝腺瘤等可应用CT、核素血池扫描、MRI 和超声检查帮助诊断。

1. AJCC 分期 （第 7 版）。

(1) **原发肿瘤**（T）：

Tx 原发肿瘤大小无法测量

T0 没有原发肿瘤的证据

T1 单个肿瘤结节，无血管侵润

T2 单个肿瘤结节，伴有血管侵润；或多个肿瘤结节，≤5cm

T3 多个肿瘤结节，>5cm；或肿瘤侵犯门静脉或肝静脉的主要分支

T4 肿瘤直接侵犯除胆囊以外的附近脏器；或穿破内脏腹膜。

(2) 区域淋巴结（N）：

Nx　淋巴结转移情况无法判断

N0　无局部淋巴结转移

N1　有局部淋巴结转移

(3) 远处转移（M）：

Mx 无法评价有无远处转移

M0 无远处转移

M1 有远处转移

(4) 临床分期：

I 期　　T1 N0 M0

II 期　　T2 N0 M0

IIIa 期　T3 N0 M0

IIIb 期　T4 N0 M0

IIIc 期　任何 T N1 M0

IV 期　　任何 T 任何 N M1

2. 巴塞罗那临床肝癌分组方案（BCLC）。

<table>
<tr><td colspan="7">HCC</td></tr>
<tr><td colspan="2">分期 0
Child;
PS0</td><td colspan="4">分期 A–C
Child A–B;
PS 0–2</td><td>分期 D
Child C
PS >2</td></tr>
<tr><td colspan="2">极早期 0
单发<2cm 原位癌</td><td colspan="2" rowspan="3">早期 A
单发或多发
肿瘤<3cm
数量≤3
PS 0</td><td rowspan="5">中期 B
多发结节
PS 0</td><td rowspan="5">晚期 C
门静脉浸润
N1, M1
PS1–2</td><td rowspan="6">终末期 D</td></tr>
<tr><td colspan="2">单发</td></tr>
<tr><td colspan="2">门静脉压
胆红素</td></tr>
<tr><td>正常</td><td>升高→</td><td colspan="2">伴发疾病</td></tr>
<tr><td rowspan="2">手术切除</td><td rowspan="2"></td><td>无</td><td>有</td></tr>
<tr><td>肝移植</td><td>PEI/RF</td><td>化疗栓塞</td><td>新药</td></tr>
<tr><td colspan="4">治愈性治疗（30%）
5 年生存率 50%~70%</td><td colspan="2">随机对照试验 30%
3 年生存率 20%~40%</td><td>对症支持治疗 30%
1 年生存率 10%</td></tr>
</table>

3. 肝癌的中国分期（2001 年，广州）。

Ⅰa：单个肿瘤最大直径<3cm，无癌栓、腹腔淋巴结及远处转移；肝功能分级 Child A。

Ⅰb：单个或两个肿瘤最大直径之和<5cm，在半肝，无癌栓、腹腔淋巴结及远处转移；肝功能分级 Child A。

Ⅱa：单个或两个肿瘤最大直径之和<10 cm，在半肝或两个肿瘤最大直径之和<5cm，在左、右两半肝，无癌栓、腹腔淋巴结及远处转移；肝功能分级 Child A。

Ⅱb：单个或两个肿瘤最大直径之和>10cm，在半肝或两个肿瘤最大直径之和>5cm，在左、右两半肝，或多个肿瘤无癌栓、腹腔淋巴结及远处转移；肝功能分级 Child A。肿瘤情况不论，有门静脉分支、肝静脉或胆管癌栓和（或）肝功能分级 Child B。

Ⅲa：肿瘤情况不论，有门静脉主干或下腔静脉癌栓、腹腔淋巴结或远处转移之一；肝功能分级 Child A 或 B。

Ⅲb：肿瘤情况不论，癌栓、转移情况不论；肝功能分级 Child C。

三、整合治疗原则

目前将肿瘤分期治疗方案和预期生存相结合的唯一分期系统是巴塞罗那分期系统。A 期（早期）：根治性治疗如肝切除及肝移植等，5 年存活率达 50%~70%；B 期（中期）：肝动脉栓塞化疗及其他局部肿瘤微创治疗综合治疗；C 期（晚期）：可以进入临床试验如分子靶向新药的治疗，可考虑联合局部微创治疗。对 B、C 期患者，包括射频消融、瘤内无水酒精注射、聚焦超声、热疗等局部治疗手段的应用及分子靶向治疗如索拉非尼的临床应用已经为大家熟悉。临床实践中注重多种介入治疗的序贯应用，并且口服中药扶正抗癌、增效减毒贯穿始终，3 年生存率 20%~40%；D 期（终末期）：最佳支持治疗，1 年存活率 10%。治疗注意事项：①强调整合治疗以提高疗效和防止复发；②治疗中要注意保护肝脏功能；③以提高患者生活质量为重点。

四、中医药治疗

（一）中医治疗原则

中医以整体观念根据患者的全身特点辨证论治，可以适用于各型各期肝癌。中医中药治疗应注意整体的攻补兼顾,根据肝癌患者的不同情况，采用不同的治则。中医药治疗肝癌的优势在于有利于稳定病情，毒副作用轻微、症状改善较明显，使病情发展减慢，少数患者肿瘤缩小或带瘤较长期生存，患者易于接受和费用比较低廉。中医药有助于减少放、化疗的毒性，改善癌症相关症状，提高生存质量，并且有可能延长生存。肝癌分为肝郁脾虚、气滞血瘀、湿热蕴结、肝肾阴虚 4 种证型。本病早期呈现脾虚肝郁征象，治宜益气健脾、疏理气机为主；中期出现气滞血瘀、痰湿互搏、宜疏理气血、化痰消导；晚期正气大损，实邪不减、肝肾亏损、热毒痰瘀居多，当从肝肾入手，补益肝肾兼祛邪实为治。

（二）辨证论治

1. 肝郁脾虚证：

主证：两胁胀痛，嗳气纳呆，便溏，泛吐酸水，舌淡苔薄白，脉弦。

治法：健脾疏肝理气、消积解毒抑瘤。

方药：肝积方（柴胡 15g，土茯苓 30g，白花蛇舌草 30g，半枝莲 30g，薏苡仁 30g，莪术 15g，土鳖虫 15g，水蛭 10g，牡蛎 30g，党参 15g，白术 15g，白芍 15g。）合柴胡疏肝散（《景岳全书》）加减。党参 15g，白术 15g，土茯苓 30g，白花蛇舌草 30g，半枝莲 30g，薏苡仁 30g，莪术 15g，土鳖虫 15g，水蛭 10g，牡蛎 30g，八月札 20g，柴胡 15g，北芪 20g，山楂 30g，神曲 30g，半夏 10g，陈皮 10g。

2. 气滞血瘀证：

主证：右胁下积块，按之质硬，胀痛或刺痛，窜及两胁，舌质紫暗或有瘀斑，苔薄白，脉弦或涩。

治法：理气化瘀，软坚散结。

方药：肝积方合血府逐瘀汤（《医林改错》）加减。桃仁

15g，川红花 10g，当归 12g，生地 15g，川芎 10g，赤芍 15g，牛膝 15g，柴胡 10g，山楂 30g，鳖甲 20g（先煎），牡蛎 15g（先煎），甘草 6g。

3. 湿热蕴结证：

主证：右胁下积块，增大较快，发热，口苦口干，面目黄如橘子色，小便短赤，大便干或溏，舌红苔黄腻，脉弦滑数。

治法：清热利湿，疏利肝胆。

方药：肝积方、茵陈蒿汤（《伤寒论》）合龙胆泻肝汤（《医方集解》）加减。茵陈 15g，栀子 15g，大黄 9g，龙胆草 10g，柴胡 15g，黄芩 10g，枳壳 15g，车前草 15g，生地 10g，泽泻 15g，木通 10g，甘草 6g。

4. 肝肾阴虚证：

主证：右胁下积块疼痛，低热或午后潮热，五心烦热，或手足心热，口干喜饮，舌红少苔，脉眩细数。

治法：滋补肝肾，扶正抑瘤。

方药：一贯煎（《柳州医话》）合六味地黄丸（《金匮要略》）加减。生地 15g，沙参 20g，白芍 20g，麦冬 15g，当归 10g，杞子 15g，山萸 15g，茯苓 15g，山药 20g，丹皮 10g，泽泻 10g，陈皮 6g。

（三）特殊兼证的治疗

1. 肝性脑病：中医药治疗以化痰开窍、凉血清心为主。①紫雪丹 3~6g，2~3 次/天，口服。②安宫牛黄丸，每次 1 丸，2~3 次/日，口服。③清开灵注射液 60~100ml，加入 10%葡萄糖 250ml 静脉滴注，每日 1~2 次。

2. 肝脏破裂出血：绝对卧床休息，补液输血扩容，应用止血药物，尽快行手术治疗。

3. 肝肾综合征：①复方丹参注射液、川芎嗪注射液，每次 10~20ml，加入液体糖盐中静脉滴注，每日 1 次。②灌肠：大黄 45g（后下），黄芩 20g，槐花 15g，白头翁 30g，苏叶 15g，生牡蛎 30g（先煎）。水煎取汁 150~200ml 保留灌肠，每日 1 次，10 日为 1 个疗程。

（四）特色治疗

1. 针灸治疗：

(1) 针刺：章门、期门、肝俞、内关、公孙。疼痛加外关、足三里、支沟、阳陵泉；呃逆加膈俞、内关；腹水加气海、三阴交、水道、阴陵泉、上消化道出血加尺泽、列缺、曲泽、合谷；肝昏迷加少商、涌泉、人中、十宣、太溪。早期以针刺为主，晚期以艾灸为主，针刺以平补平泻法为主，得气后提插捻转，留针 15~20min；疼痛者可留针 20~30min，每隔 5~10min 行针 1 次。每日 1 次，10~15 天为 1 个疗程，休息 3~5 天，再开始另 1 个疗程。

(2) 穴位注射：针对肝癌疼痛，选取肝俞、内关、外关、公孙、足三里及阿是穴进行野木瓜注射液或当归注射液穴位注射治疗。

2. 贴敷疗法：

(1) 癌理痛膏：

功能主治：化痰散结，清热解毒，活血止痛，攻毒抗癌。

用法用量：外用，敷于癌痛患处，一次 1 贴，每日 2 次，10 天为 1 个疗程；或遵医嘱。

(2) 玉龙散：

功能主治：温经散寒，活血止痛，用于寒邪着络引起的肿物。

用法用量：分为药粉和贴剂两种剂型，外用，敷于患处，每日 1~2 次；或遵医嘱。

(3) 金黄散：

功能主治：清热凉血，化瘀止痛，用于疮疡红肿热痛一类的肿物。

用法用量：分为药粉和贴剂两种剂型，外用，敷于患处，每日 1~2 次；或遵医嘱。

3. 中药熏洗疗法：

(1) 手足麻木方：

组成 1：熟附子 40g，桂枝 40g，川芎 40g，仙灵脾 60g，透骨草 60g，白芍 40g。

功效：温阳通络，祛瘀止痛。

用法：上方加水 800ml，煎 200ml，沐手足用。

适应证：化疗后周围神经病变、手足综合征：手足末端麻木，青黑，冷痛等。

组成 2:黄芪 200g，丹参 400g，川芎 100g，当归 200g，桂枝 300g，透骨草 600g，乳香 25g，没药 25g，制附片 100g。

功效：温阳通络，祛瘀止痛。

用法：将药物压碎分为 10 份，分别用 20cm×20cm 白色棉布缝袋装药，最后将袋口缝好备用。用时取药袋 11 个，放入脚盆内，加水 2000ml 浸泡 120min，文火煮沸 30min，由护士用温度计测水温，待水温降至 38℃时，告知患者将双足浸于药液中泡洗，每次 20min，每日 1 次,15 天为 1 个疗程。每 2 天更换 1 次药袋,均连续使用 2 个疗程。

(2) 四肢浮肿方：

组成：仙鹤草 200g，补骨脂 30g，杜仲 30g，肉桂 20g，菟丝子 30g。

功效：温阳补肾，利水消肿。

用法：上方加水 1000ml，煎 200ml，沐手足用。

适应证：脾肾阳虚胸腹水、四肢浮肿。

(五) 心理治疗

肝癌的发生和发展与精神情志关系密切，因此要调整好自己的情绪，解除不良的情绪习惯。然后，肝癌患者在整个诊治、康复过程中经常会伴随着较大的心理变化，表现出众多的不良心态，这些心理失衡和障碍可直接影响到治疗的效果和患者的生活质量，因此，心理调整尤其重要。

在临床诊治过程中，始终关注患者的情绪和心理变化，住院期间细心观察和了解，出院后定期随访，动态了解患者病情，努力使患者做到以下几点：

1. 了解有关抗癌知识，正确认识肝癌，做到心中有底，采取相应措施，少走弯路，并积极配合医师治疗。

2. 勇于面对现实，排除绝望忌医心理，树立坚定信念，学会在困境中看到光明，看到自己的优势。

3. 培养自己的兴趣，给自己找乐趣并保持心身开朗、愉悦、有些活动如下棋、聊天、看电视、集邮、养花等均能分散注意力，有利于养病，避免在家中胡思乱想。

（六）预防及康复指导

1. 预防要点：

(1) 注意饮食卫生、改善饮水条件，勿饮池塘水、沟水。定期对饮用水进行消毒。不食霉变食物，少吃煎炸、辛辣、腌制食物。不吸烟，适量饮酒。

(2) 饮食不偏嗜，多食用富含维生素、微量元素及纤维素类食品，如新鲜的蔬菜、水果、冬菇及海产品。

(3) 预防并治疗病毒性肝炎，做好肝癌的二级、三级预防。

2. 康复要点：充分运用网络优势，开展网上问答，密切随访患者，定期开展防癌俱乐部活动，指导患者的康复活动。具体有：

(1) 根据患者的的病理类型和分期不同，选用科学，合理的整合治疗手段，积极应用

中医药疗法，注重患者的整体免疫功能，辨证论治的选方用药。

(2) 注重综合康复措施，包括心理调整、饮食调理、行为纠正、家庭与社会支持等。

(3) 定期复查。

(4) 中西医结合治疗并发症，改善患者的生存质量，延长生存期。

第五节 大肠癌

大肠癌为结肠癌和直肠癌的总称，大肠癌是指大肠粘膜上皮在环境或遗传等多种致癌因素作用下发生的恶性病变，预后不良，死亡率较高。大肠癌是大肠粘膜上皮起源的恶性肿瘤，是最常见的消化道恶性肿瘤之一。本病与历代文献记载的“肠覃”，“脏毒”“下痢”等有相似之处。腹中有包块者，又属“癥瘕”、“积聚”等范围。

一、病因病机

大肠癌的发生与慢性炎症（溃疡性结肠炎、日本血吸虫病）、大肠息肉、腺瘤及一定的遗传因素有关。另外，经常进食高蛋白、高脂肪者，纤维素类食物摄入量少，粪便贮留过久，致癌物质聚集，极易导致大肠癌。

祖国医学认为，本病主要由于机体正气不足，邪毒湿热滞留肠道，致局部气血运行不畅，湿毒瘀凝结于肠所致。

二、诊断与鉴别诊断

（一）诊断要点

凡中年以上出现原因不明体重减轻、贫血、大便习惯改变、粘液便、血便、肠梗阻等症者，均应考虑大肠癌的可能。

临床表现：早期大肠癌可无症状或仅隐约腹部不适、消化不良、隐血等。随着肿瘤进展，症状表现为大便习惯改变、便血、腹痛、腹块、肠梗阻以及发热、贫血和消瘦等全身毒性症状。大肠癌依其原发部位不同而呈现不同的临床征象和体征。①右半结肠癌：突出症状为腹块、腹痛、贫血；②左半结肠癌：突出症状为大便习性改变、粘液血便或血便、肠梗阻等；③直肠癌：突出的症状为便血、排便习惯改变及因晚期癌肿浸润引起的伴发病征。

（二）鉴别诊断

1. 结肠癌的鉴别诊断主要是结肠炎性疾病，如肠结核、血吸虫病、肉芽肿、阿米巴肉芽肿、溃疡性结肠炎以及结肠息肉病等。临床上鉴别要点是病期的长短，粪便检查寄生虫，钡灌肠检查所见病变形态和范围等，最可靠的鉴别是通过结肠镜取活组织检查。

2. 阑尾周围脓肿可被误诊为盲肠癌（结肠癌），但本病血象中白细肠及中性粒细胞增高，无贫血、消瘦等恶病质，作钡灌肠检查可明确诊断。

3. 直肠癌往往被误诊为痔、细菌性痢疾、慢性结肠炎等。误诊率高达 60%~80%，其主要原因是没有进行必要的检查，特别是肛门指诊和直肠镜检查。

4. 结肠其他肿瘤如结肠直肠类癌，原发于结肠的恶性淋巴瘤，病变形态呈多样性，与结肠癌常不易区别。均应作组织活检来鉴别之。

（三）分期

1. AJCC 分期（第 7 版）

(1)**原发肿瘤**（T）：

TX　原发肿瘤无法评估

T0　无原发肿瘤的证据

Tis　原位癌：局限于上皮内或侵犯粘膜固有层

T1　肿瘤侵犯粘膜下层

T2　肿瘤侵犯固有肌层

T3　肿瘤穿透固有肌层到达浆膜下层，或侵犯无腹膜覆盖的结直肠旁组织

T4a　肿瘤穿透脏层腹膜

T4b　肿瘤直接侵犯或粘连于其他器官或结构

(2) **区域淋巴结**（N）：

NX　区域淋巴结无法评估

N0　无区域淋巴结转移

N1　1~3 枚区域淋巴结转移

N1a　1 枚区域淋巴结转移

N1b　2~3 枚区域淋巴结转移

N1c　浆膜下、肠系膜、无腹膜覆盖结/直肠周围组织内有肿瘤种植，无区域淋巴结转移

N2　4 枚或以上区域淋巴结转移

N2a　4~6 枚区域淋巴结转移

N2b　7 枚或以上枚区域淋巴结转移

(3) 远处转移 (M)：

M0　没有远处转移

M1　远处转移

M1a　远处转移局限于单个器官或部位（如肝、肺、卵巢、非区域淋巴结）

M1b　远处转移分布于 1 个以上的器官、部位或腹膜转移

(4) 临床分期：

0 期　Tis，N0，M0

Ⅰ　T1-2，N0，M0

ⅡA　T3，N0，M0

ⅡB　T4a，N0，M0

ⅡC　T4b，N0，M0

ⅢA　T1-2，N1/N1c，M0；T1，N2a，M0

ⅢB　T3-4a，N1/N1c，M0；T2-3，N2a，M0；T1-2，N2b，M0

ⅢC　T4a，N2a，M0；T3-4a，N2b，M0；T4b，N1-2，M0

ⅣA　任何 T 分期，任何 N 分期，M1a

ⅣB　任何 T 分期，任何 N 分期，M1b

2. 大肠癌 DUKES’分期：

(1) DUKE’S A 局限于肠壁内：

A1 局限于肠壁粘膜内及穿透粘膜肌层达粘膜下层

A2 累及肠壁浅肌层

A3 累及肠壁深肌层

(2) DUKE' S B 穿透肠壁，无淋巴结转移

(3) DUKE' S C 有淋巴结转移：

C1 转移仅限于癌肿附近，如：结肠壁、结肠旁等

C2 转移至系膜或者系膜根部

(4) DUKE' S D 有远处转移或者腹腔转移或者广泛周围器官浸润无法切除者

三、整合治疗原则

(一) 治疗原则

1. Dukes A 期：原则上应尽早手术，术后 5 年存活率可达 90%，无须辅助化疗，可考虑中医药巩固治疗。

2. Dukes B 期：术后是否行辅助化疗还有很大争议。建议对具有高危因素比如术前有肠梗阻、肠穿孔，术后高 CEA (癌胚抗原)、肿瘤浸润生长、分化差、血管或淋巴结转移等的 Dukes B 期患者，应行辅助化疗，结合中医药治疗。

3. Dukes C 期：结肠癌术后应做化疗，直肠癌术后应做放疗和化疗，中医药治疗减毒增效。

4. Dukes D 期：原则上以全身治疗为主，ps>2 分可考虑中医药整合治疗。

(二) 常用化疗方案

1. 辅助化疗：

(1) 5-FU/LV (醛氢叶酸+氟尿嘧啶)：

醛氢叶酸 500 mg/m^2，静脉滴注 2h，每周 1 次共 6 周。氟尿嘧啶 500 mg/m^2，在 LV 滴注 1h 后静脉推注，每周 1 次共 6 周。每 8 周重复治疗。

(2) CAPE (卡培他滨)：

卡培他滨 1250 mg/m^2，每日 2 次口服，第 1~14 天，每 3 周重复，共 24 周。

(3) mFOLFOX6 (醛氢叶酸+氟尿嘧啶+奥沙利铂)：

奥沙利铂 85 mg/m^2，静脉滴注 2h，第 1 天。醛氢叶酸 400 mg/m^2，静脉滴注 2h，第 1 天。氟尿嘧啶 400 mg/m^2，静脉

推注，第 1 天，然后 2 400 mg/m^2，持续静脉滴注 46~48h。每 2 周重复。

2. 复发或转移的化疗：

（1）FOLFIRI（醛氢叶酸+氟尿嘧啶+奥沙利铂）：

伊立替康 180 mg/m2，静脉滴注 30~90min，第 1 天。醛氢叶酸 400 mg/m^2 与伊立替康同时输注，第 1 天。氟尿嘧啶 400 mg/m^2 静脉推注，第 1 天，然后 2 400 mg/m^2，持续静脉滴注 46~48h。每 2 周重复。

（2）CapeOX（奥沙利铂+卡培他滨）：

奥沙利铂 130 mg/m^2，静脉滴注，第 1 天。卡培他滨 850~1 000 mg/m^2，每日 2 次，持续 14 天。每 3 周重复。

（3）mFOLFOX6（醛氢叶酸+氟尿嘧啶+奥沙利铂）：

奥沙利铂 85 mg/m^2，静脉滴注 2h，第 1 天，醛氢叶酸 400 mg/m^2，静脉滴注 2h，第 1 天，氟尿嘧啶 400 mg/m^2，静脉推注，第 1 天，然后 2, 400 mg/m^2，持续静脉滴注 46~48h）。每 2 周重复。

（4）贝伐单抗+含 5-FU 的方案：

贝伐单抗 5 mg/kg 静脉输注，每 2 周重复+5-FU+LV 或 FOLFOX 7 或 FOLFIRI。

贝伐单抗 7.5 mg/kg 静脉输注，每 3 周重复+CapeOX。

贝伐单抗安全的输注速率应该是每分钟 0.5mg/kg（5mg/kg 的剂量输注 10min，7.5mg/kg 的剂量输注 15min）。

（5）CAPE（卡培他滨）：

卡培他滨 2 000~2 500mg/(m^2.d)，分两次口服，第 1~14 天，休息 7 天。每 3 周重复。

（6）FOLFOXIRI（醛氢叶酸+氟尿嘧啶+奥沙利铂+伊立替康）：

伊立替康 165 mg/m^2，奥沙利铂 85 mg/m^2，醛氢叶酸 400mg/m^2，静脉滴注，第 1 天。氟尿嘧啶 3 200 mg/m^2，48h 持续静脉滴注，第 1 天开始。每 2 周重复。

(7) 西妥昔单抗 (仅 KRAS 野生型) +伊立替康:

西妥昔单抗首次剂量 400 mg/m^2 静脉滴注，后每周 250 mg/m^2。伊立替康 300~350mg/m^2，静脉滴注，第 1 天。每 3 周重复。

(8) 帕尼单抗 (仅 KRAS 野生型):

帕尼单抗 6mg/kg 静脉输注 60min，每 2 周重复。

四、中医药治疗

(一) 中医治疗原则

肠癌是由于脏腑气血功能不足，邪毒湿热滞留肠道，致局部气血运行不畅，湿毒瘀凝结于肠所致。因此，治疗应以扶正祛邪，标本兼治为基本原则。肠癌早期，以邪实为主，治当攻邪，兼以扶正，如行气活血、化瘀软坚和清热解毒利湿，佐以健脾益气；中期则攻补兼施扶正与祛邪并重；肠癌晚期，以正虚为主，治宜扶正祛邪，可采用滋养肝肾，清热解毒散结等法。

(二) 辨证论治

1. 脾虚湿阻证:

主证：腹胀痛，神疲乏力，食少面黄，血便或粘液血便，或有肛门坠胀，舌胖苔白腻或薄黄，脉缓或滑数。

治法：健脾理气，化湿解毒。

方药：补中益气汤 (《脾胃论》)，参苓白术散 (《太平惠民和剂局方》)，槐花散 (《普济本事方》) 加减。党参 15g，白术 12g，生薏仁 30g，枳壳 15g，佩兰 15g，白头翁 15g，白花蛇舌草 30g，槐花 15g，地榆 10g 等。

加减：腹痛剧加广木香 9g 后下；腹胀明显加大腹皮 15g，莱菔子 15g；便血量多加仙鹤草 30g；纳呆加山楂 15g，鸡内金 15g。

2. 湿热瘀毒证:

主证：腹胀腹痛，痛有定处，拒按，便下脓血，便溏不爽，里急后重，纳呆，口干口苦，舌红或见瘀点、瘀斑，苔黄浊，脉弦数或滑数。

治法：清热祛湿解毒，逐瘀化滞。

方药：槐花散、三仁汤（《温病条辨》）或通瘀解毒汤（《中医肿瘤学》·周岱翰编）加减。大黄12g，川连12g，枳实15g，槐花20g，水蛭6g，鸡内金12g，败酱草20g，甘草5g，五灵脂10g，蒲黄15g，黄柏15g，荆芥炭10g等。

加减：小腹胀，里急后重明显加厚朴15g，广木香10g；呕恶加陈皮10g，姜制竹茹15g；腹痛剧加土鳖虫15g，田七末6g。

3. 脾肾阳虚证：

主证：形寒肢冷，倦怠乏力，纳差腹胀，大便溏泄或粘液便，腰膝酸软，面色无华。舌质淡胖，有齿痕，苔薄白，脉沉细。

治法：温补脾肾，解毒抗癌。

方药：参苓白术散（《太平惠民和剂局方》）和四神丸（《内科摘要》）加减。党参15g，白术15g，茯苓15g，生薏仁30g，肉豆蔻15g，五味子10g，补骨脂15g，吴茱萸15g，焦山楂15g，白花蛇舌草30g等。

4. 肝肾阴虚证：

主证：头晕耳鸣，口苦咽干，五心烦热，夜间盗汗，腰酸背痛，失眠多梦，阳痿遗精，大便不爽，时有脓血，腹部疼痛，舌红或红绛，苔少或无，脉弦细。

治法：滋养肝肾，解毒抗癌。

方药：知柏地黄汤（《景岳全书》）加减。五爪龙30g，生地10g，山萸肉15g，女贞子15g，旱莲草15g，黄柏15g，泽泻15g，土茯苓15g，半边莲15g，白花蛇舌草30g，山慈菇15g等。

（三）特殊兼证的治疗

肠梗阻：①梗阻早期针刺穴位治疗，穴位可选用:中脘、天枢、足三里、内庭，也可选用内关、次髎、大肠俞、气海、关元。②不全梗阻，口服中药调理肠道。口服汤药对麻痹性肠梗阻的疗效较好。选方用药应以益气、健脾、养阴为要随证治之。③治疗麻痹性肠梗阻，以腹胀为主症，可行中药灌肠，中药保留灌肠，源于张子和《儒门侍亲》的“下”法思想，以通腑泻下、解毒消瘀为法。

（四）特色治疗

1. 贴敷疗法：

（1）　癌理痛膏：

功能主治：化痰散结，清热解毒，活血止痛，攻毒抗癌

用法用量：外用，敷于癌痛患处，一次 1 贴，每日 2 次，10 天为 1 个疗程；或遵医嘱。

（2）玉龙散：

功能主治：温经散寒，活血止痛，用于寒邪着络引起的肿物。

用法用量：分为药粉和贴剂两种剂型，外用，敷于患处，每日 1~2 次；或遵医嘱。

（3）金黄散：

功能主治：清热凉血，化瘀止痛，用于疮疡红肿热痛一类的肿物。

用法用量：分为药粉和贴剂两种剂型，外用，敷于患处，每日 1~2 次；或遵医嘱。

2. 针灸疗法：

（1）　耳穴穴位注射镇痛疗法：采用野木瓜注射液以耳穴穴注治疗中重度癌痛患者，取得了良好的疗效。治疗方法：

1）取穴：主穴选癌症所侵犯的主要脏器，如肝癌的主穴为肝，肺癌的主穴为肺。副穴可任选交感、神门、耳中、皮质下、三焦等 2~3 个穴位。特殊穴位（常见肿瘤在耳廓上的病理反应区，凡耳廓皮肤脱屑、变形、变色、充血部位，如肝癌患者的耳肝区多有梅花样凹陷，贲门癌在耳轮脚消失处有高低不平的玉米状突起等，如能观察到即选 1~2 穴。

2）操作方法：以1ml无菌注射器配5号无菌针头吸取药液，耳廓皮肤常规消毒，左手固定耳廓并把注射局部皮肤绷紧，右手持注射器，细心将针头刺入耳穴的软骨与皮肤之间，将针芯回抽一下，若无回血，则可缓慢地推注药液，按组织松弛情况，每穴约注入药物0.1~0.3ml，使局部呈丘疹或黄豆大隆起，耳廓可产生痛、胀、红、热等反应。注射完毕后，针眼处可能稍有渗血或药物外溢，应以消毒干棉枝轻轻压迫，不宜重压和按摩，让药液自然吸收。

3）疗程：每次治疗取2~3个穴位，可适当增加，左右耳交替注射，每日注射1次，7~14天为1个疗程。

(2) 穴位贴敷疗法：

1）取穴：合谷（双侧）上巨虚（双侧） 关元 足三里(双侧) 章门(双侧)。

合谷穴：侧腕对掌、自然半握拳。在手背，第一、第二掌骨间，第二掌骨桡侧的中点处；上巨虚穴：仰卧伸下肢，或正坐屈膝。在小腿前外侧，当犊鼻下6寸（约为18cm)，距胫骨前缘一横指（中指)；关元穴：在下腹部，前正中线上，当脐中下3寸（约为9cm)；足三里穴：仰卧伸下肢，或正坐屈膝。在小腿前外侧，当犊鼻下3寸（约为9cm)，距胫骨前缘一横指；章门穴：在侧腹部，当第十一肋游离端的下方。

2）操作：将上述穴位常规消毒以后，用上海曼吉磁生物有限公司生产的"曼吉纳米穴位敷贴"敷贴穴位上，敷贴4h，每天1次，每周5次，3周为1个疗程。

3. 中药熏洗疗法：

(1) 手足麻木方：

组成1：熟附子40g，桂枝40g，川芎40g，仙灵脾60g，透骨草60g，白芍40g。

功效：温阳通络，祛瘀止痛。

用法：上方加水800ml，煎200ml，沐手足用。

适应证：化疗后周围神经病变、手足综合征：手足末端麻木，青黑，冷痛等。

组成 2:黄芪 200g，丹参 400g，川芎 100g，当归 200g，桂枝 300g，透骨草 600g，乳香 25g，没药 25g，制附片 100g。

功效：温阳通络，祛瘀止痛。

用法：将药物压碎分为 10 份，分别用 20cm×20cm 白色棉布缝袋装药，最后将袋口缝好备用。用时取药袋 11 个，放入脚盆内，加水 2 000ml 浸泡 120min，文火煮沸 30min，由护士用温度计测水温，待水温降至 38℃时，告知患者将双足浸于药液中泡洗,每次 20min，每日 1 次，15 天为 1 个疗程。每 2 天更换 1 次药袋，均连续使用 2 个疗程。

(2) 四肢浮肿方：

组成：仙鹤草 200g，补骨脂 30g，杜仲 30g，肉桂 20g，菟丝子 30g。

功效：温阳补肾，利水消肿

用法：上方加水 1 000ml，煎 200ml，沐手足用。

适应证：脾肾阳虚胸腹水、四肢浮肿。

(3) 希罗达化疗后手足相关综合征：

组成 1：赤芍 30g，丹皮 30g，茵陈 12g，防风 30g，蝉蜕 15g，白鲜皮 45g，红花 15g，延胡索 45g，苍耳子 45g，地肤子 45g。

功效：活血凉血，祛瘀通络。

用法：上方加水 1 000ml，煎取 200ml，加温水至 1 000ml，隔日手足浸泡 30min。

适应证：服用希罗达后，出现 1~3 级手足综合征者。

组成 2:赤芍 30g，牡丹皮 30g，防风 30g，延胡索 45g，蝉蜕 15g，白鲜皮 45g，苍耳子 45g，地肤子 45g，红花 15g。

功效：凉血祛风，通络止痛。

用法：每日 1 剂,水煎外洗,每日 4~5 次,每次泡洗 1h 左右。均以 7 天为 1 个疗程。

适应证：服用希罗达后，出现 1~3 级手足综合征者。

(4) 使用分子靶向药物后出现的皮疹：

组成：马齿苋 30g，薏苡仁 60g，蒲公英 30g，板蓝根 30g，紫草 15g，大青叶 15g，川芎 15g。

功效：清热凉血解毒，活血通络止痛。

用法：上方煎取 200ml，外洗，每隔 4h 1 次，连用 10 天为 1 个疗程。

适应证：使用分子靶向药物后出现的皮疹、皮肤瘙痒不适等。

注意事项：

泡洗过程中防止烫伤患者,因很多化疗后周围神经病变的患者感觉迟钝,所以在患者泡洗过程中要有护士在旁指导。泡洗后应及时擦干双足皮肤,以防受凉。浸泡过程中注意观察患者生命体征和足部皮肤颜色、疼痛、麻木感的情况。

(五) 心理治疗

肠癌患者在确诊后常出现抑郁、焦虑等心理问题，此时应及时给以心理治疗，引导对肿瘤正确认知，消除其恐惧绝望情绪，恢复心理平衡，勇敢的面对现实，确立战胜肿瘤的信心。在患者漫长的诊治过程中应注意：

1. 消除患者的入院后的陌生感，唤起患者对治疗的信心。

2. 治疗期间采取积极鼓励的措施，详细向患者讲解某些预防措施可以将化疗不良反应降到最低，并且停药后部分反应将会消失，促进患者积极配合治疗与护理。

3. 医护在进行操作时多与患者沟通，多给予人文关怀，可以建议患者听听音乐、看电视，进而转移注意力，使患者消极心理状态转化为积极心理状态，从而维护各系统功能，达到心理平衡，增强应激能力，提高免疫功能。

(六) 预防及康复指导

1. 预防要点：

(1) 合理的膳食结构，尽可能荤素搭配，多食绿叶菜、新鲜蔬菜、水果、粗粮等，少食高脂饮食。

(2) 保持每天排便，且排便畅通。

(3) 及时治疗各种肠胃病，包括良性息肉、增生及溃疡等。

(4) 40 岁以后 2~3 年一次定期作肠镜检查，一旦发现大便有异常而又无法解释时，一定要查明原因。

2. 康复要点：

(1) 根据患者具体情况，予以规范化治疗，多学科协作整合治疗，同时，中医药治疗要结合运用到治疗的各个时期。

(2) 注重综合康复措施，包括心理调整、饮食调理、行为纠正、家庭与社会支持等等。

(3) 定期复查，观察腹部 CT、B 超，观察血清 CEA（癌胚抗原）的变化，判断转移复发情况。

(4) 中西医结合治疗并发症，改善患者的生存质量，延长生存期。

第五章　泌尿生殖系统肿瘤

第一节　肾癌

肾癌是泌尿系统常见的肿瘤之一，约占全身恶性肿瘤的3%，在原发性肾恶性肿瘤中，肾癌占85%，近几十年其发病呈上升趋势。欧美国家发病率明显高于亚洲国家，据1990~1992年我国22个省市抽样地区居民恶性肿瘤死亡率及死因构成统计，肾肿瘤的粗死亡率为32/10万人。男女之比为2~3:1，常见于40岁以后发生，发病高峰为50~70岁。在中医的文献中，没有肾癌病名记载，但散见于“血尿”、“腰痛”、“癥积”等论述中。

一、病因病机

肾癌的病因未明，其发病与吸烟、肥胖、长期血液透析、长期服用解热镇痛药物等有关；某些职业如石油、皮革、石棉等产业工人患病率高；少数肾癌与遗传因素有关，占肾癌总数的4%。

祖国医学认为，素体内虚，过度劳累，年老体弱而致肾气亏损，水湿不化，湿毒内生，结于腰腑；或外感六淫，寒湿内蕴，化热蓄毒，气滞血瘀，阻结水道，致成本病。日久由肾及脾，脾肾两虚，正气衰败，病位在肾，牵及心脾。病性多表现为虚实相夹，早期以实为主，中晚期正虚而邪实，根治术后为正虚邪未尽。

二、诊断与鉴别诊断

(一) 诊断要点

1. 诊断依据：

(1) 肾癌早期症状常不明显，肉眼血尿是其最常见的临床表现，其次是腰痛和腹部肿块。约1/3患者同时具有上述三大症状，有些患者症状不典型，临床出现非泌尿系症状，如原因不明发热、贫血和消瘦等，常是肾癌的信号，应引起重视，早日追查原因。

(2) 一般检查：当癌肿侵入肾盂、肾盏时，尿常规检查有数量不等的红细胞；但是，尿常规完全正常，也不能除外肾脏肿瘤。

(3) X线检查：为诊断肾脏肿瘤的非常重要方法，特别是随着设备技术不断更新，X线检查对肾癌检查的准确性也在明显提高。胸片观察肺内情况。

1) 尿路平片：在平片上可见患者患侧肾影不规则增大，腰大肌影模糊，有10%肾癌肿块内或肿块周围可见钙化。

2) 肾盂造影：静脉肾盂造影或逆行肾盂造影是诊断肾脏肿瘤的最基本方法。

3) 腹主-肾动脉造影：是肾肿瘤早期诊断及定性诊断的一项重要手段。

4) 下腔静脉造影：5%~15%肾癌的静脉内有瘤栓，造影可了解下腔静脉、肾静脉内有无瘤栓、下腔静脉有无受到肿瘤压迫和浸润等改变。

(4) CT检查：主要用来确诊肾占位性病变，对囊性和实质性肿块的鉴别，CT检查对肾癌检查的准确率达93%。对肺转移灶易早期发现。

(5) MR检查：优点在于：①一次扫描可获得肾脏横断面、冠状面和矢状面的图像；②没有CT图像中存在的伪影；③不需注射造影剂。MR可十分清晰地显示肾实质肿块，并与多囊肾作鉴别。

(6) 超声诊断：B型超声显像是近年来诊断肾脏肿瘤的重要方法之一，由于超声检查方法简便，无创伤性，因而在肾脏肿瘤的诊断中已被广泛应用。超声图像还能显示肾癌的范围、癌肿有无侵入邻近器官、肝脏或脾脏有无转移、肾蒂及腹膜后淋巴结是否肿大。因此，对肾癌的临床分期有一定帮助。

(7) 放射性核素检查：放射性核素检查对脏器功能的了解

有重要价值，同时也能用显像技术来达到反映脏器功能，又能显示脏器形态。对一些不能作 X 线造影的患者用该项检查更为合适。

(8) 全身骨显像：因骨转移常见，排除早期转移。

(9) 针吸穿刺活检：可在彩色超声波或 CT 引导下行肾肿物穿刺活检以明确病理。

2. 病理分类：肾癌起源于肾近曲小管，其病理类型有 2 种

(1) 透明细胞癌占 80%，细胞分化好，恶性程度低。

(2) 颗粒细胞癌细胞分化较差，恶性程度高，临床上多见混合型。

其他的病理类型有间变性细胞癌和未分化癌。

3. 临床分期：常用分期有 Robson 分期和 TNM 分期。

(1) Robson 分期：

Ⅰ期　肿瘤位于肾包膜内

Ⅱ期　肿瘤侵入肾周围脂肪，但仍局限于肾周围筋膜内

Ⅲ期　分为Ⅲa，Ⅲb 和Ⅲc 期

Ⅲa 期　肿瘤侵犯肾静脉或下腔静脉

Ⅲb 期　区域性淋巴结受累

Ⅲc 期　同时累及肾静脉、下腔静脉、淋巴结

Ⅳ期　分为Ⅳa 和Ⅳb 期

Ⅳa 期　肿瘤侵犯除肾上腺外的邻近器官

Ⅳb 期　肿瘤远处转移

(2) TNM 分期（AJCC，2002）：

1) **原发肿瘤**（T）：

Tx　原发肿瘤不能评价

T0　未发现原发肿瘤

T1　肿瘤局限于肾，最大径<7cm

T2　肿瘤局限于肾，最大径>7cm

T3　肿瘤侵犯主要静脉或肾上腺、肾周围组织，但未超过 Gerota 膜

T3a　肿瘤侵犯肾上腺或肾周围组织，未超过 Gerota 膜

T3b　肿瘤侵犯肾静脉或横隔以下腔静脉

T3C　肿瘤侵犯肾静脉或横隔以上腔静脉

T4　肿瘤超过 Gerota 膜

2)区域性淋巴结（N）：

Nx　区域淋巴结转移不能确定

N0　无区域淋巴结转移

N1　单个区域淋巴结转移

N2　1 个以上区域淋巴结转移

3)远处转移（M）：

Mx　远处转移不能确定

M0　无远处转移

M1　有远处转移

Ⅰ期　T1，N0，M0

Ⅱ期　T2，N0，M0

Ⅲ期　T1，N1，M0

T2，N1，M0

T3a，N0，N1，M0

T3b，N0，N1，M0

T3c，N0，N1，M0

Ⅳ期　T4，N0，N1，M0

任何 T，N2，M0

任何 T，任何 N，M1

（二）鉴别诊断

1. 肾囊肿：典型的肾囊肿从影像检查上很容易与肾癌相鉴别，但当囊肿内有出血或感染时，往往容易被误诊为肿瘤。而有些肾透明细胞癌内部均匀，呈很弱的低回声，在体检筛查时容易被误诊为非常常见的肾囊肿。对于囊壁不规则增厚、中心密度较高的良性肾囊肿，单独应用上述任何一种检查方法进行鉴别都比较困难，往往需要综合分析、判断，必要时可在 B 超引导下行穿刺活检。

2. 肾错构瘤：又称肾血管平滑肌脂肪瘤，是一种较为常见的肾脏良性肿瘤，随着影像学检查的普遍开展，越来越多见于临床。临床上容易与肾细胞癌进行鉴别。肾错构瘤B超示肿块内有中强回声区，CT示肿块内有CT值为负数的区域，增强扫描后仍为负值，血管造影显示注射肾上腺素后肿瘤血管与肾脏本身血管一同收缩；肾细胞癌B超示肿块为中低回声，肿块的CT值低于正常肾实质，增强扫描后CT值增加，但不如正常肾组织明显，血管造影显示注射肾上腺素后肾脏本身血管收缩，但肿瘤血管不收缩，肿瘤血管特征更明显。

3. 肾脏淋巴瘤：肾脏淋巴瘤少见但并不罕见。肾脏淋巴瘤在影像学上缺乏特点，呈多发结节状或弥漫性浸润肾脏，使肾脏外形增大。腹膜后淋巴结多受累。一般病理活检鉴别。

4. 肾脏黄色肉芽肿：是一种少见的严重慢性肾实质感染的特殊类型。形态学上有两种表现：一种为弥漫型，肾脏体积增大，形态失常，内部结构紊乱，不容易与肿瘤混淆；另一种为局灶性，肾脏出现局限性实质性结节状回声，缺乏特异性，有时与肿瘤难以鉴别。但这部分患者一般都具有感染的症状，肾区可及触痛性包块，尿中有大量白细胞或脓细胞。只要仔细观察，鉴别诊断并不困难。

三、整合治疗原则

肾癌的主要治疗是手术，根治性手术仍是治疗肾癌的唯一有效的手段。

（一）治疗原则

1. Ⅰ、Ⅱ、Ⅲ期的患者尽可能行根治性肾脏切除，术后长期中医药治疗、过继免疫治疗预防复发。对于有淋巴转移或非根治性切除的患者，可予以辅助放射治疗。

2. Ⅳ期患者主要采用化疗、生物免疫治疗、放疗、中医药等多种手段的整合治疗。如为孤立的远处转移灶也可同时行肾切除加转移灶切除治疗，术后再给予中医药、生物治疗。

3. 复发病例：以中医药、化疗、生物免疫治疗为主，肾癌的孤立性转移灶可行手术治疗。

（二）常用化疗方案

1. 吉西他滨 1000mg/m^2 静脉滴注，第 1、8、15 天，每 4 周重复 1 次。

2. 吉西他滨 1000mg/m^2 静脉滴注，第 1、8、15 天；希罗达 830mg/m^2 口服，每天 2 次，连续 21 天，每 4 周重复 1 次。

（三）免疫治疗

1. 白细胞介素-2（IL-2） 60~72 万 IU/kg 皮下注射，每 8 小时 1 次，连续 5 天，每 2 周重复 1 次。

2. 干扰素-α（IFN-α）每次 900 万~1000 万 IU/次，皮下注射，每周 3 次。

3. 过继免疫治疗：目前可开展细胞因子诱导的杀伤细胞(Cytokine-Induced Killer，CIK)、淋巴因子激活的杀伤细胞(Lymphokine-activated killer LAK)、树突状细胞（Dendritic cells, DC）治疗。

（四）分子靶向治疗

1. 索拉非尼（Sorafenib, 多吉美）：是一种口服小分子多激酶抑制剂，可抑制血管内皮生长因子受体(VEGFR-2、VEGFR-3)、血小板源性生长因子受体（PDGFR）-β、Fms 样酪氨酸激酶 3（FLT-3）和干细胞因子受体（c-KIT）等的酪氨酸激酶活性，具有抗血管生成作用；并可对 Raf - 1 的丝氨酸/苏氨酸激酶活性产生很强的抑制作用，从而抑制肿瘤细胞增殖，2005 年被美国食品药品监督管理局（FDA）批准用于临床治疗晚期肾细胞癌。2006 年 11 月在中国上市。常用剂量：每天 2 次(最好相隔 12h)，每次 2 片（每片 200mg）。

2. 舒尼替尼（Sunitinib, 索坦）：是一种口服的小分子羟基吲哚类酪氨酸激酶抑制剂，抑制靶点有血小板源性生长因子受体（PDGFR-α、PDGFR-β）、血管内皮生长因子受体（VEGFR-1、VEGFR-2、VEGFR-3）、干细胞因子受体（c-KIT）、Fms 样酪氨酸激酶 3（FLT-3）、巨噬细胞集落刺激因子受体（CSF-1R）等，有很强的抗血管生成和抑制肿瘤细胞增殖作用，于 2006 年通过 FDA 用于肾癌。2007 年 5 月在中国上市。常用剂量：每天4粒，一次顿服4粒，服用4周后需停药观察2周后继续服用。

四、中医药治疗

（一）中医药治疗原则

中医药治疗可贯穿肾癌治疗的全过程，适用于各期肾癌，联合手术、生物治疗、放疗、化疗，减毒增效，改善症状，防治复发转移，提高生活质量，延长生存期。本病病机分为虚实两类，早期以标实为主，多为湿热、气滞、血瘀。后期以本虚为主或本虚标实兼见。

（二）辨证论治

按照中医的辨证分型特点，大体把肾癌分为湿热蕴结、肺郁痰瘀、阴虚痰热、气阴两虚4个常见的临床证型。其辨证要点和施治方法分述如下：

1. 瘀血内阻证：

主证：肉眼血尿，有时尿中夹有血丝或血块，腰部或腹部可触及肿块，腰痛，多呈刺痛或钝痛，痛处固定，面色或眼眶周围晦黯，伴乏力，舌质紫黯，或见瘀斑或瘀点，苔白或偏腻，脉弦或涩或沉细无力。

治法：活血祛瘀，扶正抑瘤。

方药：桃红四物汤（《医垒元戎》录自《玉机微义》）加减。仙鹤草15g，茜草10g，桃仁15g，红花10g，熟地20g，川芎15g，赤芍15g，当归15g，黄芪30g，白术15g，鹿角霜20g，鳖甲15g，菟丝子15g，女贞子15g，莪术10g，田七末3g（冲）等。

2. 湿热蕴结证：

主证：尿血鲜红，或尿急、尿频、尿灼热疼痛，腰痛或坠胀不适，伴发热，口渴，纳少，便秘，舌质红，舌苔黄腻，脉滑数或弦数。

治法：清热利湿，散结消积。

方药：八正散（《太平惠民和剂局方》）加减。小蓟15g，白茅根15g，茜草10g，车前草15g，瞿麦10g，扁蓄15g，滑石30g（先），栀子10g，炙甘草10g，大黄10（后），鹿角霜20g，鳖甲15g，菟丝子15g，女贞子15g，浙贝20g，牡蛎30等。

3. 气血亏虚证：

主证：无痛性持续血尿，腰腹肿块日见增大，疼痛加剧，心悸气短，神疲乏力， 面色苍白，形体消瘦，纳呆食少，舌质淡或见瘀斑、瘀点，苔薄白或淡暗，脉沉细或虚大无力。

治法：益气生血，扶正抑瘤。

方药：八珍汤（《正体类要》）加减。党参20g，茯苓20g，白术20g，熟地30g，当归20g，白芍15g，炙甘草10g，仙鹤草15g，仙灵脾15g，鹿角霜20g，鳖甲15g，菟丝子15g，女贞子15g，牡蛎30g等。

4. 脾肾两虚证：

主证：无痛性血尿，腰膝酸软，畏寒肢冷，纳呆食少，腹痛便溏，小便不利，两 下肢水肿，舌淡，苔白腻。脉沉细无力或沉涩。

治法：温补脾肾，消肿散结。

方药：肾气丸（《金匮要略》）合四君子汤（《太平惠民和剂局方》）加减。制附子10g（先），桂枝10g，干姜5g，党参20g，茯苓20g，白术20g，仙鹤草15g，茜草15g，熟地20g，山茱萸30g，淮山30g，薏苡仁30g，猪苓20g，紫河车15g，牡蛎30g等。

（三）特殊兼证的治疗

1. 贫血：一般多有慢性失血导致，也有因肾肿物致内分泌异常而致肾性贫血。中医以补益气血，摄血止血为法辨证施治。方用当归补血汤、归脾汤或八珍汤等加减。同时配合艾灸神阙、肾腧、足三里、脾腧、命门等穴以温阳健脾补肾。

2. 腰痛：多因肿瘤所致，也有因椎体转移所致。可外敷癌理通膏、中药熏蒸治疗。中医以补肾生髓壮腰为法辨证施治，以肾气丸加减。

（四）特色治疗

1. 外用制剂系列：

(1) 癌理痛膏（徐长卿、毛麝香等）：

功能主治：化痰散结，清热解毒，活血止痛，攻毒抗癌。

用法用量：外用，敷于癌痛患处，一次1贴，每日2次，10天为1个疗程；或遵医嘱。

(2) 玉龙散（干姜、肉桂等）：

功能主治：温经散寒，活血止痛，用于寒邪着络引起的肿物。

用法用量：分为药粉和贴剂两种剂型，外用，敷于患处，每天1~2次；或遵医嘱。

(3) 金黄散（天花粉、红花、大黄等）：

功能主治：清热凉血，化瘀止痛，用于疮疡红肿热痛一类的肿物。

用法用量：分为药粉和贴剂两种剂型，外用，敷于患处，每天1~2次；或遵医嘱。

2. 深部内生场热疗：

国内最新的肿瘤深部内生场热疗机，在使用癌理通外用的基础上，配合对患者病灶、疼痛处进行深部内生场热疗，在癌痛镇痛方面取得了良效。

（五）心理治疗

正确而及时调整肾癌患者的心理障碍，对其治疗与康复至关重要。

1. 患者自我树立坚定的抗病信念，养成积极向上、乐观的生活态度。积极主动地与医务人员配合。

2. 社会和家庭的接纳、支持和帮助。

（六）预防及康复指导

1. 预防要点：

(1) 避免接触诸如芳香碳氢化合物、芳香胺、黄曲霉素、放射性等致癌物质。

(2) 戒烟、戒酒、少喝咖啡。

(3) 肾结石患者，防治结合，动态复查。

(4) 锻炼身体，提高自身抗癌能力。

(5) 肾癌患者术后，注意劳逸结合，中医药调理，定期复查。

2. 康复要点：

(1) 根据患者具体情况，予以合理的整合治疗手段，积极应用中医药疗法，注重提高患者的免疫功能，辨证论治的选方用药。

(2) 注重综合康复措施，包括心理调整、饮食调理、行为纠正、家庭与社会支持等等。

(3) 定期开展防癌俱乐部活动，增进医患交流、患者之间交流。

(4) 指导患者定期复查，做好三级预防的宣教。

第二节　前列腺癌

前列腺癌是指发生于前列腺体的恶性肿瘤，是男性较常见的恶性肿瘤。在欧美国家前列腺癌是男性最常见的恶性肿瘤之一，其死亡率和发病率均居前列。前列腺癌发病率在不同人种之间存在显著差异。发病率及死亡率由高至低依次为黑人、白人、黄种人。在我国发病率为：0.4/10 万，占男性恶性肿瘤的 0.1%-0.5%。在中医古籍中，类似于“淋证”、“癃闭”、“血证”等疾病。

一、病因病机

前列腺癌的病因尚未查明，可能与遗传、环境、接触化学物质、饮食因素、年龄增加和雄激素刺激等有关。新近有人提出与性传播疾病、输精管结扎术和前列腺炎有关。

中医认为前列腺癌主要是由于湿热、瘀血所致。病机关键为湿热、瘀血阻于下焦，膀胱气化不利。中焦湿热不解，下注膀胱或肾移热于膀胱，水热互结，导致膀胱气化失司出现尿频、尿急、尿痛等。肺为水之上源，热壅于肺，肺失肃降，津液输布失常，水道通调不利，不能下输膀胱；或肾气不足，命门火衰，膀胱气化无权；或房劳过度，肾气受损，瘀血败精留而不去，阻塞水道，均可引起小便点滴不爽，尿如细线，排尿无力甚则阻塞不通。湿热下注膀胱，热盛伤络，迫血妄行；或肾精亏损，虚火伤络；或脾肾两伤，脾不统血，肾虚固摄无权，而致血随尿出。湿热、瘀血内阻下焦或阻滞经络，气机不畅，出现会阴、腰背等处疼痛不止。本病病机为下焦湿热，瘀血阻滞，膀胱气化失司。临床常见湿热蕴结、瘀血阻滞、肾气亏虚证。病位在下焦（肾、膀胱），与三焦、肺、脾关系密切。

二、诊断与鉴别诊断

（一）临床表现

1. 疼痛：是前列腺癌的主要症状之一，约 1/3 的患者有此表现。在晚期骨盆、腰椎、神经周围淋巴结转移时尤其明显，常表现为腰痛和后背痛。盆神经受侵，可有持续性疼痛，并向会阴、直肠、下肢放射。并发肾盂积水或肾感染也可引起腰背痛。

2. 排尿障碍：因肿瘤发展致前列腺增大引起尿道受压和膀胱出口变窄而出现排尿困难、尿流缓慢变细、尿程变长、尿急、尿频、有时尿痛，甚至发生急性尿潴留。

3. 血尿：少数患者可有肉眼或镜下血尿。

4. 转移症状：前列腺癌很易发生远处转移，经淋巴转移到盆腔、髂内、髂外、腹主动脉旁、纵隔甚至锁骨上淋巴结，最常见的是血行转移到椎体。癌转移到骨可发生腰痛、背痛、病理性骨折、截瘫，广泛骨转移可致贫血。下腔静脉旁淋巴结转移可导致静脉和淋巴回流受阻而出现下肢浮肿。若侵及直肠可出现排便困难或直肠刺激症、双侧输尿管受压可有少尿、无尿、尿毒症等症状。

（二）辅助检查

1. 实验室检查：前列腺病最重要的标记物是 PSA（前列腺特异抗原），其数值增高与癌肿体积成正比，可作为前列腺癌的分期、治疗前后监测及诊断等方面的预测指标。血清前列腺酸性磷酸酶敏感性较差，用放免分析法可明显提高阳性率。

2. 直肠指诊：是前列腺癌的首要诊断步骤，方法简便、易行，有80%以上准确率。前列腺癌的指检表现为腺体增大、结节坚硬、表面高低不平、中央沟消失等，晚期病例癌肿可占满两侧叶，并延及膀胱底、精囊、肠壁。但直肠指诊不能单独作出诊断。

3. B超检查：经直肠B超检查可了解肿瘤三维图像，测量肿块体积。肿瘤常是低回声，单发或多发。

4. 前列腺活检：常用方法有：穿刺、抽吸、经尿道或会阴切开活检等。经直肠穿刺为最常用方法，并常在直肠B超引导下穿刺活检，可提高准确率达90%以上。

5. 细胞学检查:①尿液细胞学检查前列腺分泌物可与尿液同时排出。前列腺癌患者的前列腺分泌物可能有癌细胞，因而尿液涂片可被发现。但有假阳性和假阴性，不能代替前列腺活检。②前列腺液细胞学检查此法准确率较高，但前列腺按摩可引起前列腺癌扩散，不宜常用。

6. CT和MR：对早期前列腺癌诊断意义不大，大多显示为形态不对称、影像不均匀，难以和前列腺增生明确鉴别。对中晚期前列腺癌可显示包膜外及邻近组织侵犯程度。

7. X线检查：前列腺造影可发现前列腺内指检不能触及的、孤立的结节。精囊造影出现精管狭窄、延长、僵硬、或被切断。前列腺癌浸润至膀胱、压迫输尿管时，静脉肾盂造影显示肾、输尿管积水。骨转移时，X线平片显示成骨性骨质破坏，并可发现病理性骨折。

8. 骨扫描：比X线平片更早发现骨转移，转移部位见放射性异常浓聚。

（三）病理分类

以腺癌为主，其次为移行细胞癌，极少数为鳞状细胞癌。

（四）临床分期

1. **TNM分期系统**：此系统依据原发肿瘤（T）局部情况、淋巴结转移情况(N) 及远处脏器转移情况（M）对前列腺癌进行全面系统的分期。

(1) **原发肿瘤 (T)：**

Tx　无法估测原发肿瘤

T0　没有原发肿瘤的证据

T1　肛诊及影像学未发现肿瘤，前列腺穿刺活检证实为癌

T1a　在切除前列腺组织病理检查发现癌，癌体积小于切除组织的 5%

T1b　在切除前列腺组织中病理检查发现癌，癌体积大于切除组织的 5%

T1c　临床检查未发现癌，血清 PSA 增高

T2　肿瘤局限于前列腺内

T2a　侵犯前列腺一叶的 1/2 或更少

T2b　侵犯一叶的 1/2 以上，仅限于一叶

T2c　侵犯前列腺的两叶

T3　肿瘤穿透前列腺被膜向外延伸，可侵犯精囊

T3a　穿透一叶被膜向外延伸

T3b　穿透两叶被膜向外延伸

T3c　穿透被膜侵犯精囊

T4　肿瘤侵犯除精囊外其他临近组织

T4a　肿瘤侵犯膀胱颈和（或）外括约肌和（或）直肠

T4b　肿瘤侵犯肛提肌和（或）与盆壁固定

(2) **区域淋巴结 (N)：**

Nx　目前检查结果无法估测区域淋巴结转移情况

N0　无区域淋巴结转移

N1　有单个淋巴结转移，其最大直径≤2cm

N2　有单个淋巴结转移，其最大直径介于 2~5cm，或有多个淋巴结转移，最大径<5cm

N3　有单个或多个淋巴结转移，其最大径>5cm

(3) **远处转移 (M)：**

Mx　不能估测是否有远处转移

M0　无远处转移

M1　有远处转移

M1a　有非区域淋巴结转移

M1b　有骨转移

M1c　其他部位转移

2. 组织学分级：

Gx　不能评估分级

G1　分化好（轻度异型性）

G2　分化程度中等（中度异型性）

G3~4　低度分化或未分化（显著异型性）

分期

Ⅰ期　Tla，N0，M0，G1

Ⅱ期　T1a，N0，M0，G2~4；T1b，c，N0，M0，任何G；Tl~2，N0，M0，任何G

Ⅲ期　T3，N0，M0，任何G

Ⅳ期　T4，N0，M0，任何G；任何T，Nl，M0，任何G；任何T，任何N，Ml，任何G

（五）鉴别诊断

本病应注意与前列腺结石、前列腺结核、结节性前列腺增生、非特异性肉芽肿性前列腺炎、前列腺肉瘤等作鉴别诊断。

1. 前列腺增生：此病与癌不易鉴别，特别是良性的结节状腺体增生更难区分。多呈对称性肿大，质韧，光滑，中间沟浅平，边界清楚，并可推动，必要时作活体组织检查。

2. 前列腺结石：鉴别较难，因结石常伴有癌症。主要靠X线摄片检查借以鉴别，必要时作活体组织检查。

3. 前列腺结核：常合并副睾结核或其他器官结核，抗痨治疗有效，必要时作活体组织检查。

4. 慢性前列腺炎：腺体也可增大，质稍硬，两侧对称，中间沟存在，前列腺液脓球增多。

5. 非特异性肉芽肿性前列腺炎：病因不明，症状似慢性前列腺炎，需活组织检查才能确诊。

6. 前列腺肉瘤：发病年龄较轻，症状似前列腺癌，肉瘤生长迅速，易于血行转移，瘤体表面较光滑，质较软，犹如囊肿。

7. 原发性尿道球腺腺癌：此病罕见，容易误诊，常伴有会阴、阴囊处疼痛和水肿，甚至形成瘘管和溃疡。

8. 原发性精囊癌：极少见，常有骨盆痛、血尿、血性精液及尿路梗阻症状，精囊部位可触及硬韧肿块。

三、整合治疗原则

前列腺癌的治疗，主要有手术治疗、激素治疗、化疗、放疗、免疫治疗等。具体选用何种方法，应根据患者年龄、全身状况、癌肿的局部范围以及转移情况而定。

1. 手术治疗：①前列腺癌根治术，其范围包括前列腺腺体及前列腺的包膜；②盆腔淋巴结清除术；③经尿道前列腺切除，主要用于解除膀胱颈部梗阻。

2. 内分泌与肾上腺药物治疗：目前内分泌法已经是前列腺癌特别是晚期前列腺癌的主要治疗方法。全激素阻断疗法，即药物去势（醋酸戈舍瑞林缓释植入剂，3.75mg，皮下注射，每月一次）或手术去势加服抗雄激素药物（氟他胺 250mg，口服，每日 3 次或比卡鲁胺 50mg，口服，每日 1 次）。

3. 降低内分泌雄激素睾酮的手术治疗：①睾丸切除术，常与其他治疗方法联合进行，可以取得较好的治疗效果；②肾上腺切除术和垂体切除术，在临床上效果较差，对患者损伤较大，目前已不采用。

4. 化学治疗：对于激素非依赖前列腺癌的治疗可采用化疗，常用的方案有：docetaxel（多西紫杉醇）+强的松；mitoxantrone（米托蒽醌）+强的松；estramustin（雌二醇氮芥）+vinblastine（长春花碱）；estramustin（雌二醇氮芥）+鬼臼乙叉甙(VP-16）等。

5. 放射治疗：应用放射线治疗前列腺癌已有 60 余年的历史，主要有以下方法：①体外放疗；②组织内放疗，这种方式常与前列腺癌根治术或盆腔淋巴结清除术结合进行；③全身放疗：在一定程度上可缓解骨转移的局部疼痛和减轻病变的发展；④植入放射粒子“粒子植入术”是将微型放射源植入肿瘤或可能受肿瘤侵犯的组织内，通过密封的放射源发射出持续低剂量的伽马射线，使肿瘤得到近距离放射治疗。这种疗法是在腰麻下经会阴穿刺，在治疗计划系统的指导、超声波及X线的引导下，用植入枪将以钛合金为外壳制、内含放射性碘 ^{125} 的几个至几十个粒子均匀地植入患者的前列腺。手术1个小时顺利完成。

6. 冷冻治疗：这种方法适用于全身情况较差的患者，可以促进患者的免疫能力，使骨、肺等转移病灶发生退化。目前较常用的为“氩氦刀”。

7. 免疫治疗：当患者的前列腺癌组织用其他治疗方法减到极微量时，应用免疫疗法清除体内残余的少量癌肿组织，可能会取得更好的效果。

四、中医药治疗

（一）中医药治疗原则

中医药应用于前列腺癌的治疗中，有以下作用：①配合手术、放疗、化疗、内分泌治疗，起增效、减毒作用；②晚期患者失去手术、放疗、化疗等机会，单纯使用中医药以减轻痛苦，延长生存期，提高生活质量的作用。

（二）辨证论治

1. 湿热蕴结型：

主证：小便不畅，原线变细，排尿无力，滴沥不通或成癃闭，小腹胀满，大便干燥或秘结，腰酸肢痛，口干口苦，舌质红或紫暗，苔黄腻，脉滑数或细弦。

治法：利湿清热，散结通水。

方药：八正散（《和剂局方》）加减。木通10g，瞿麦30g，金钱草30g，萹蓄30g，败酱草30g，白花蛇舌草30g，白茅根30g，忍冬藤30g，土茯苓30g，薏苡仁30g，丹参30克，赤芍15g，泽兰15g。

2. 气滞血瘀型：

主证：小便点滴而下，或时而通畅，时而阻塞不通，少腹胀满疼痛，伴腰背、会阴疼痛，行动艰难，烦躁不安，舌质紫暗或有瘀点，脉涩或细数。

治法：活血化瘀，祛痛散结。

方药：桃仁红花煎（《素庵医案》）。桃仁 9g，红花 9g，生地 9g，赤芍 9g，当归 9g，川芎 6g，制香附 9g，丹参 9g，青皮 6g，穿山甲 9g，延胡 9g。

3. 肾阳亏虚型：

主证：夜尿增多，尿意频数，尿流精细，腰膝酸软，体力较差，时有怕冷，喜温喜热，虽有口干但不喜饮，舌质淡或淡红或淡紫，苔白或少苔，脉沉细或细数。

治法：壮阳补肾，渗利水湿。

方药：益肾补气汤。生黄芪 18g，补骨脂 12g，益智仁 12g，丹皮 12g，枸杞子 12g，女贞子 15g，淫羊藿 15g，黄精 12g，党参 15g，泽泻 10g，淮山药 12g，熟地 15g，太子参 10g，麦冬 9g，白术10g，甘草 3g。

4. 气阴两虚型：

主证：疲乏无力，体形消瘦，面色无华，腰疼身痛，动则气促，小便不畅。不思饮食，甚至卧床不起，口苦口干而不思饮，舌质淡红或红赤、绛紫，甚至舌体短缩，脉沉细无力或细弦。

治法：双补气血，扶正抑邪。

方药：双补抑邪汤。太子参 15g，沙参 10g，茯苓 12g，麦冬 9g，枸杞子 12g，生黄芪 15g，丹皮 9g，龟版 10g，炙鳖甲 12g，制黄精 12g，紫河车 15g，鸡内金 9g，麦芽15g，白术 12g，人参 6g（另炖）。

（三）中成药

1. 扶正解毒颗粒 1 包，每日 3 次，口服，1 个月为 1 个疗程。功用：益气养阴、扶正解毒。

2. 参一胶囊 20mg，每日 2 次，口服，1 个月为 1 个疗程。功用：益气扶正。

3. 益气养阴丸 4 粒，每日 3 次，口服，1 个月为 1 个疗程。功用：益气养阴。

4. 化癥回生口服液 10ml，每日 2 次，口服。功用：消癥化瘀。

5. 前列癃闭通片，1.6g,每日 1 次，口服，1 个月为 1 个疗程。功用：化瘀通淋。

（四）特色治疗

1. 外治法：① 癌理痛膏（功能主治：化痰散结，清热解毒，活血止痛，攻毒抗癌）用法用量：外用，敷于癌痛患处，一次 1 贴，一日 2 次，10 天为 1 个疗程；或遵医嘱。②玉龙散（功能主治：温经散寒，活血止痛，用于寒邪着络引起的肿物）用法用量：分为药粉和贴剂两种剂型，外用，敷于患处，一天 1~2 次；或遵医嘱。

2. 针灸：取三阴交、阴陵泉、膀胱俞，缓慢进针，用平补平泻方法，行针 5min，每日 1 次，10 天为 1 个疗程。

（五）心理治疗

帮助患者解除畏惧、紧张、失望等不良心态，引导其忘却疾病，心情舒畅，更好地配合各种治疗。

（六）预防及康复指导

1. 预防要点：注意起居有时，适当体育锻炼，保持开朗、乐观的心境。

2. 康复要点：在正常饮食情况下，应适当进行饮食调理，中医药治疗对于本病有一定的疗效，尤其是康复期的治疗中尤为重要，可根据不同的证型，相应给予赤小豆茅根汤、桑寄杜仲腰花汤等食疗方。

第三节　膀胱癌

膀胱癌是泌尿系统中最常见的恶性肿瘤。发病率近年呈增高趋势，在男性肿瘤中为第 4 位，在女性肿瘤为第 9 位。男女比例为 3:1。按 1997 年末我国 125576 万人口推算。我国1997

年有14441人死于膀胱癌。膀胱癌的发病率随着年龄急剧增加，40岁以下发病的少见，发病年龄高峰为70岁。中医文献中未见膀胱癌之病名，但有类似膀胱肿瘤的记载。本病属于中医学“尿血”、“癃闭”、“淋病”等范畴。

一、病因病机

膀胱癌的发病原因未明，其发病与接触工业产品（芳香族类）、色素染料、药物、吸烟、尿路感染、膀胱炎、膀胱内寄生虫等有关；

祖国医学认为，本病为长期受毒邪侵袭而致脾肾两亏或身体素虚，脾肾不足。脾主运化，肾主气化，运化失司，气化不利，则水湿内停，湿邪内停日久而生热，湿热下注于膀胱，膀胱失运，邪聚膀胱结聚成块，发为本病。

二、诊断与鉴别诊断

（一）诊断要点

1. 诊断依据：

（1）临床表现：因发生部位、类型、大小、发展阶段、有无并发症或转移各异，血尿是膀胱癌最常见的首发症状，85%的患者可出现反复发作的无痛性间歇性肉眼血尿。尿频、尿急、尿痛及持续性尿意感，持续腰胀痛等膀胱刺激症。排尿困难。恶心、食欲不振、发热、消瘦、贫血、恶病质等全身症状，以及转移到子宫、直肠、结肠、肝、肾等脏器而引起各脏器相应的临床症状。

（2）辅助检查：

1）尿常规：可发现肉眼不见的血尿。

2）膀胱双合诊：可检查膀胱肿瘤浸润的范围和深度。检查时医患之间要配合，动作轻柔，以免出血。

3）膀胱镜检查：这是诊断膀胱癌的主要方法，可直接看到膀胱肿瘤的部位、大小、数目、形态、浸润等。检查时应同时作肿瘤活组织检查。

4）CT检查：能发现肿瘤及增大的淋巴结，准确率为80%，且有助于膀胱肿瘤的正确分期。

5）B 超：这种检查患者无痛苦。准确性与肿瘤的大小成正比。一般肿瘤>0.5cm 就可被发现。对膀胱结石与肿瘤的鉴别论断有辅助价值。

6）膀胱造影：一般用于补充膀胱镜检之不足，如肿瘤太大，可用造影以观全貌。多次曝光法可见膀胱壁僵直，不能扩大。双重对比照影法显示肿瘤则更为清晰。

7）尿液脱落细胞学检查：作为膀胱肿瘤的早期诊断方法，因无痛苦、方便，易为患者接受。但当低级别肿瘤细胞分化较好时，难与正常移行上皮细胞或炎症所引起的变异细胞鉴别。尿液脱落细胞吖啶橙染色法检查：因膀胱癌细胞生化变化早于细胞的形态变化而吖啶橙有高度异染性，能与 DNA 分子结合，利用吖啶橙染色荧光显微镜检查，能得到鲜明的细胞图像，易于判断。

8）尿液流式细胞术：可以在极短时间内迅速测定尿液中每个细胞内的 RNA 和 DNA，从而可以准确估计肿瘤恶性潜力。

2. 病理分类：膀胱癌 90%为移行细胞癌、鳞癌、腺癌、未分化癌，转移性癌占 2%~3%。非尿路上皮膀胱肿瘤比较少见，多数为肉瘤。

根据癌细胞分化程度，膀胱癌的组织病理学分级（G）可分为：G1：高分化，G2：中分化，G3-4：低分化或未分化。

3. 临床分期

常用分期有 TNM 分期和 Jewett-Marshall 分期。

(1) TNM 分期：

1）原发肿瘤（T）：

Ta 非浸润性乳头状癌

Tis 原位癌

T1 肿瘤侵及上皮下结缔组织

T2 肿瘤侵及浅肌层

T3 肿瘤侵及深肌层或膀胱周围脂肪

T3a 侵及深肌层

T3b 侵及膀胱周围脂肪

T4 侵及邻近组织

T4a 侵犯前列腺，子宫

T4b 侵犯盆壁，腹壁阴道

2）区域淋巴结（N）：

N1 单一，≤2cm 淋巴结转移

N2 >2~5cm，或都是≤5cm 多发淋巴结转移

N3 有>5cm 淋巴结转移

3）远处转移（M）：

M0 无远处转移

M1 有远处转移

Oa 期 Ta N0 M0

i 期 Tis N0 M0

I 期 Tl N0 M0

Ⅱ期 T2 N0 M0

T3a N0 M0

Ⅲ期 T3a-b N0 M0

Ⅳ期 T4b N0 M0

任何 T N1-3 M0

任何 T 任何 N Ml

（2）Jewett-Marshall 分期：

O 期 原位癌

O 期 非浸润乳头状瘤

A 期 粘膜下浸润

Bl 期 侵犯浅肌层

B2 期 侵犯深肌层

C 期 侵犯膀胱周围脂肪

D1 期 局部淋巴结转移

D2 期 邻近局部淋巴结转移远处转移

（二）鉴别诊断

血尿为膀胱肿瘤的重要症状，其鉴别诊断主要是血尿的鉴

别。

1. 肾、输尿管肿瘤：膀胱肿瘤的血尿与肾、输尿管肿瘤相似，均可为间歇性、无痛性血尿，且可同时存在，但膀胱肿瘤90%单独存在，膀胱肿瘤血尿可能伴有尿路刺激症状或影响排尿，血尿开始或终末加重，可能有血块或坏死组织。肾、输尿管肿瘤无膀胱刺激症状，亦不影响排尿，血尿全程均匀，亦可能有条索状或输尿管铸形血块、无坏死组织。一般经过 B 超、CT 扫描、MR 扫描、尿路造影检查不难鉴别。

2. 肾结核、膀胱结核：血尿在长期尿频以后出现，终末加重，尿量少。可伴午后潮热、盗汗、消瘦等症状。尿常规检查可能查到结核病菌。膀胱内的结核性肉芽肿有时可能误诊为膀胱肿瘤。但经组织活检可以确诊。

3. 非特异性膀胱炎：已婚女性较为多见，血尿突然发生，但血尿发生在尿频、尿急、尿痛等尿路刺激症状之后。

4. 腺性膀胱炎：临床表现与膀胱肿瘤相似，需经膀胱镜检查及活组织检查鉴别。

5. 尿路结石：主要症状为疼痛性血尿，一般血尿较轻，多数无膀胱刺激症状。

6. 放射性膀胱炎：盆腔脏器肿瘤经放射治疗后可能出现放射性膀胱炎。患者均有放疗病史。膀胱炎多在放疗后两年出现，但也有少部分在多年后出现。应用膀胱镜等检查可以鉴别。

7. 前列腺增生：由于前列腺增生后造成排尿不畅或继发感染，可出现与膀胱癌相似的症状，同时尿潴留可以成为膀胱癌的诱因。经过细胞学检查或膀胱镜检查可以确诊。

8. 前列腺癌：前列腺癌侵入膀胱可出现尿血、排尿困难等症状，经 B 超、CT 扫描、MR 扫描以及直肠指诊可以明确诊断。

9. 子宫颈癌：肿瘤侵入膀胱也可出现血尿，经妇科检查即可鉴别。

10. 其他：肾炎、药物刺激、出血性疾病等均可出现血尿，可根据病史进行鉴别。

三、整合治疗原则

膀胱癌一般分为3类：非浸润性病变（0、I期）、浸润性病变（Ⅱ、Ⅲ期）和转移性病变（Ⅳ期），其治疗措施明显不同。

1. 非浸润性病变（0、I期）：行保留膀胱的治疗。术后中药热灌注治疗、中医药维持治疗、生物免疫治疗，定期随访。

2. 浸润性病变（Ⅱ、Ⅲ期）：其标准治疗为根治性膀胱切除术。术后局部热灌注化疗，中药热灌注治疗，必要时术后放疗，配合中医药维持治疗、生物免疫治疗。定期随访。

3. 转移性病变（Ⅳ期）：中医药治疗、化疗、放射治疗和生物免疫治疗为主。

（一）膀胱灌注治疗

对于非浸润性的浅表膀胱癌通常采用膀胱灌注治疗，其目的清除手术未能完全切除的病灶或预防保留膀胱术后肿瘤的复发。临床上常用的局部治疗药物有噻替派、丝裂霉素、阿霉素、卡介苗、干扰素。

1. 噻替派（TSPA）：该药是最早用于腔内化疗的药物，具有明显抗癌作用，现在仍然是预防复发和治疗浅表残存肿瘤的主要药物之一。通常采用30~60mg溶解在60ml生理盐水中注入膀胱。依次以平、俯、左、右侧卧位各15min轮换共2h。每周1次，共6次。有效率约56%。其中半数患者完全缓解。

2. 丝裂霉素（MMC）：被认为是较安全、有效的药物之一。方法是将40mg药物溶于60ml生理盐水中，每周1次膀胱内灌注，连用6周，休息6周后再次评价病变情况；在12周评价时如果发现有残存病变，可以再给予膀胱内灌注6周。

3. 阿霉素（ADM）：将ADM40~50mg溶于50~60ml注射用水中，每周膀胱内给药1次，连用6次。ADM的副作用较大，常见的有局部化学性炎症反应及引起膀胱暂短的痉挛。

4. 卡介苗（BCG）：迄今为止，在使用的诸多免疫制剂中，治疗浅表性膀胱癌最为有效的是卡介苗。将120mg的卡介苗悬浮在50ml生理盐水中，经导尿管注入膀胱，每周1次，连用6次。

5. 干扰素（IFN）：目前应用最广泛的是重组干扰素α-2b（Interferon A）。其方法是，起始量为50X106IU，然后依次递增到 100X106、200X106、300X106、400X106、500X106、600X106和1 000X106IU，8周为1个疗程。但确切的最适剂量有待进一步确认。采用膀胱内给药法，干扰素的毒性很低，即使剂量高达1 000X106IU也无毒性剂量限制。该药经膀胱吸收很少，所以没有全身给药引起的流感样症状。干扰素腔内给药的耐受剂量约为全身给药的10~500倍。

（二）全身化疗

1. 单药化疗：常用且有效的化疗药物有：DDP（顺铂）、MTX（甲氨蝶呤）、ADM（阿霉素）、MMC（丝裂霉素）、CTX（环磷酰胺）、VLB（长春花碱）、5-FU（氟尿嘧啶）、Paclitaxel（PTX 紫杉醇）、Gemcitabine（GEM 吉西他滨）等。

2. 联合化疗对膀胱癌有效的联合化疗方案有CAP及M-VAP等。

（1）CAP方案：

CTX 650mg/m^2　静脉滴注，第1日；

ADM 50mg/m^2　静脉滴注，第1日；

DDP 70~100mg/m^2　静脉滴注，第2日（加水化）；

21~28日为1周期×3周期。

（2）M-VAP方案：

MTX 30mg/m^2　静脉滴注，第1、15、22日；

VLB 6mg/m^2　静脉滴注，第3、15、22日；

ADM 30mg/m^2　静脉滴注，第2日；

DDP 70mg/m^2　静脉滴注，第2日；

4周为1周期，使用2~4周期。

（3）GP方案：

GEM 800mg/m^2　静脉滴注，第1、8、15日；

DDP 70mg/m^2　静脉滴注第2日；

4 周为 1 周期，使用 3 周期。

(4) TC 方案：

PTX 135–175mg/m^2 静脉滴注，第 1 日；

CBP 300mg/m^2 或 AUC 5 静脉滴注，第 1 日；

3 周为 1 周期，使用 3 周期。

四、中医药治疗

(一) 中医药治疗原则

脾肾亏虚、湿热瘀毒积聚膀胱是其主要病因病机。膀胱癌位在膀胱，与脾肾相关，虚则脾肾亏虚、气血两虚，实者心火、湿热、瘀血、痰浊，实多伴痛，虚多无痛，早期多实，晚期多虚或虚中夹实。中医药治疗应标本兼顾，以健脾补肾为主，兼以清热利湿、凉血止血、化瘀解毒等。

(二) 辨证论治

按照中医的辨证分型特点，大体把膀胱癌分为湿热下注、瘀血阻滞、阴虚火旺、脾肾亏虚 4 个常见的临床证型。其辨证要点和施治方法分述如下：

1. 湿热下注证：

主证：小便短赤灼热，尿色紫红，伴尿频尿急、尿痛、或尿道灼热、排尿不畅，下腹胀痛，下肢浮肿，腰酸背痛，舌红苔黄腻，脉弦数或滑数。

治法：清热利湿、凉血止血。

方药：八正散（《太平惠民和剂局方》）合萆薢分清饮（《医学心悟》）加减。瞿麦 15g，篇蓄 15g，车前草 15 g，滑石 20g（先），金钱草 20g，山栀 9g，通草 10g，甘草梢 3 g，灯心草9g，萆薢 15g，乌药 15g，茜草 15g，白茅根 15g 等。

2. 瘀血阻滞证：

主证：尿血时多时少，小便涩痛，排尿不畅，小腹疼痛，舌质紫暗，舌苔薄白，脉细弦涩。

治法：活血化瘀，理气止痛。

方药：少腹逐瘀汤（《医林改错》）合失笑散（《苏沈良方》）加减。当归 15 g，莪术 15g，赤芍 15g，生蒲黄 15g (包煎)，炒五灵脂 12g，延胡索 15g，没药 9g，小茴香 3 g，乌药 15g，茯苓 15g，仙鹤草 30g，血余炭 30g，三七 10g（先）等。

3. 阴虚火旺证：

主证：小便不爽，尿血色鲜红，神疲，腰酸，五心烦热，形体消瘦，盗汗，口干，舌质红绛或嫩红，舌苔薄黄或少苔，脉细数。

治法：滋阴降火，凉血解毒。

方药：知柏地黄丸（《景岳全书》）加减。知母 15g，黄柏 12g，生地 30g，丹皮 12g，大小蓟各 15 g，炙龟版 20g，牛膝 15g，山茱萸 20g，菟丝子 15 g，土茯苓 30g，半枝莲 30g，仙鹤草 15g 等。

4. 脾肾亏虚证：

主证：无痛血尿，小便无力，面色白，倦怠无力，腰酸膝软，小腹下坠，头晕耳鸣，大便溏，舌质淡，舌苔薄白或白腻，脉沉细。

治法：健脾益气，温补肾阳。

方药：补中益气汤（《脾胃论》）合桂附八味丸（《金匮要略》）加减。黄芪 30g，党参 30g，白术 20g，茯苓 15g，升麻 6g，柴胡 12g，菟丝子 30g，山药 30g，补骨脂 15g，熟附子 10g，生熟地各 20，仙鹤草 20g 等。

（三）特殊兼证的治疗

1. 大量血尿：小便红赤，或有血块，伴精神疲倦，乏力，面色苍白，消瘦食少，舌淡脉弱，或排尿时下腹胀痛，舌紫暗、有瘀斑，脉细涩或弦。中医以补益脾肾，益气摄血或活血止血为法辨证施治。方用当归补血汤、归脾汤加山药、山茱萸、三七等或八珍汤等加减。可配合艾灸神阙、气海、肾俞、足三里、脾俞等穴以温阳健脾补肾。

2. 尿闭：多因膀胱癌晚期，湿热瘀毒蕴结，阻塞水道所致，伴口渴、烦躁、发热、舌红、苔黄腻、脉滑数者，中医以清热利湿、行气利尿为法辨证施治，方用八正散加黄柏、泽兰等。伴疲倦乏力、消瘦、气短、怕冷、面色白、舌淡苔白、脉细弱无力或沉细等脾肾两虚之证者，中医予以补益脾肾、化气利水，方用补中益气汤合肾气丸加减。必要时配合导尿及整合治疗。

3. 若属淋沥不净，排尿困难，而尚未滴尿不出时，可用血竭散加味药用：血竭、水蛭、莪术、三棱、紫草根、红花、仙鹤草、白茅根、蒲黄炭等。适合于膀胱有瘀血而又血尿不止，尿中有紫血块，排尿淋沥作痛者。

（四）特色治疗

1. 癌理痛膏（徐长卿、毛麝香等）：

功能主治：化痰散结，清热解毒，活血止痛，攻毒抗癌。

用法用量：外用，敷于癌痛患处，一次1贴，每日2次，10天为一个疗程；或遵医嘱。

(2) 中药热灌注治疗：

用国内最新的肿瘤深部内生场热疗机，在使用鸦胆子油乳、复方莪术油等中药制剂行腔内灌注治疗，配合内生场深部热疗，对控制浅表、残存肿瘤及防治复发方面收到良效。

（五）心理治疗

膀胱癌具有多发和复发的特点，手术后需要漫长的后续治疗，由于疾病和手术给患者心理和机体带来的创伤较大，易产生恐惧心理，并极大地影响患者的生活质量及生存信心，积极的心理护理对其树立战胜疾病的信心，提高对疾病的认知能力，积极主动的配合治疗和护理促进康复等方面具有十分重要的意义。

正确而及时调整膀胱癌患者的心理障碍，对其治疗与康复至关重要。

1. 患者自我树立坚定的抗病信念，养成积极向上、乐观的生活态度。积极主动地与医务人员配合。

2. 社会和家庭的接纳、支持和帮助。

（六）预防及康复指导

1. 预防要点：

(1) 病因预防：改善染料、橡胶、皮革等工业的生产条件，禁烟，避免大量、长期服用可致癌的药物。

(2) 重视血尿患者的密切随访：尤其对40岁以上的不明原因的肉眼血尿，要采取严格的措施，包括镑胱镜检查等手段进行膀胱肿瘤的筛选。

(3) 开展群众性的普查工作，尤其对高发人群的普查。

(4) 膀胱癌患者术后，注意劳逸结合，中医药调理，定期复查。

(5) 饮食宜忌：膀胱癌的主要临床表现是反复出现血尿或全程血尿，或终末血尿，或伴血块，或因血块阻塞尿道而致排尿不畅。长期尿血的后果可致机体血虚，导致贫血。故临床上饮食宜以凉血止血、清热止血、养血止血等为原则，可选用白茅根、生地黄、生地榆、生侧柏叶、三七、鲜藕节、白芨、芥菜、生苡仁、鲜土茯苓等药物予以调治。适当进食富含维生素的水果和蔬菜，补充维生素C、蛋白质，增加营养以增强机体的抗病能力。要多补充水分，使体内之毒素能及时排出体外。

饮食宜以清淡、易消化、富含营养为主，忌吃辛辣刺激性食物如辣椒、煎饼、炸鱼、咸鱼等，戒除不良生活习惯，避免主动吸烟和被动吸烟，烈酒应戒除。

2. 康复要点：

(1) 加强防癌知识宣传，普及防癌知识，尽量做到早期诊断、早期治疗。

(2) 凡接触化学药品和放射性物质的工作人员，应加强劳动保护，定期检查身体。

(3) 积极进行体能锻炼，提高机体免疫能力。

(4) 戒除烟酒，治疗和康复期应注意慎起居，节房事，育龄期妇女应避孕，适量活动，以不引起疲劳为原则。

(5) 膀胱癌术后和放化疗后，应每3个月复查一次，并坚持中医药治疗。

第六章 妇科肿瘤

第一节 卵巢癌

卵巢癌是指发生在卵巢组织的恶性肿瘤，卵巢恶性肿瘤占女性常见恶性肿瘤的2.4%~5.5%。其发病率次于子宫颈癌和子宫内膜癌，但死亡率高，居妇科常见恶性肿瘤之首。在中医古籍中，卵巢癌属于“积聚”“癥瘕”等范畴。

一、病因病机

卵巢恶性肿瘤的病因不明，以下因素可能与发病有关：

（一）生殖的影响

不育或妊娠次数少及使用促排卵药物等可使卵巢癌发生的危险性增加。而足月妊娠对卵巢癌的发病有明确保护作用，一些研究还发现不完全妊娠的次数增加也可降低卵巢癌发生的危险性。

（二）月经的影响

绝经年龄晚会轻度增加患卵巢癌的危险，但似乎影响不大；大多数研究没有发现月经初潮早是危险因素，虽然一些研究认为这是一个弱的危险因子。

（三）外源性激素

长期口服避孕药可降低卵巢癌发病危险。相反，绝经后的激素替代治疗可能增加发病危险。

（四）饮食因素

多脂肪饮食可增加患病危险，而维生素、纤维素、水果和蔬菜可能降低危险性。

（五）遗传因素

绝大多数情况下，遗传因素（多基因遗传）是与环境因素相互作用导致肿瘤的发生。约5%~10%的卵巢癌患者的家族中有一级亲属患过卵巢癌，而有遗传性卵巢癌综合征（HOCS）家系的妇女患卵巢癌的几率高达20%，并随着年龄之增长患病危险增加。

中医学认为，卵巢癌主要为内外因共同作用而成，外因多为六淫不时之气及毒邪内侵，内因常为情志变化致冲任、脏腑气血功能失调，邪毒内生。《医宗必读》论积之成因为："按积之成也，正气不足而后邪气踞之。" 致病之邪毒，可因外感与内伤联合所致病，如毒邪内生，外感六淫之邪，邪留不去，营卫失调，毒邪与血气痰湿相结而致病。卵巢癌的发病与冲任及脏腑功能失调有关，病位在卵巢。

二、诊断与鉴别诊断

（一）诊断要点

1. 诊断依据：

(1) 临床表现：早期通常无症状，或仅有轻度非特异性的症状，如食欲不振、腹胀、腹痛和消瘦等，患者最多见的主诉是腹胀不适，易误为消化不良。此外，一些患者可有不规则阴道流血，多为具分泌雌激素功能的颗粒细胞瘤和泡膜细胞瘤的症状。体征：①腹盆腔肿块：卵巢肿瘤位于盆腔时，妇检扪及肿物在子宫一侧或双侧，肿瘤增大时可进入腹腔。恶性肿瘤表面可呈结节状，实性或囊实性，若侵犯周围组织肿物则固定。子宫直肠窝有硬实结节且融合时，多为恶性。②腹水征：体检腹部移动性浊音阳性，大量腹水时全腹叩诊浊音。卵巢恶性肿瘤的腹水多为淡红色血性，细胞学检查可找到癌细胞。③第三性征异常：是卵巢肿瘤分泌性激素的表现。如青春期前性早熟、绝经期阴道流血、生育期闭经或子宫不规则出血和男性化等。④远处转移征：如锁骨上淋巴结肿大、胸水、肝肿大等。出现胸水时，应注意与卵巢良性肿瘤的麦格氏征鉴别。

(2) 影像学检查

1) X射线胸片检查：可帮助发现胸水；腹平片可见囊性畸胎瘤内钙化灶；胃肠钡餐和钡灌肠检查有助于排除胃肠道的

原发肿瘤及了解胃肠道有无受侵；泌尿道造影检查可发现膀胱和输尿管受压或被侵犯的情况。

2）B型超声波检查：能发现妇检时不能扪清的卵巢小肿块；能分辨出肿瘤的囊实性及囊内有无乳头，这有助于判断肿瘤的良恶性；能探及腹水及较大的腹盆内病灶，特别对肝、脾和肾等实质性器官转移灶的诊断很有帮助。阴道B超分辨率高，且阴道探头距盆腔器官更近，能更清楚观察卵巢的大小和形态。

3）计算机断层扫描（CT）和磁共振成像（MRI）：能检出B超难以发现的小病灶，且分辨率高，故准确性高。此外，CT和MRI能清楚显示肿瘤与周围组织器官的关系，腹盆腔淋巴结情况，以及肝脾等实质器官有无转移，对肿瘤的诊断、分期有较大的帮助。

4）正电子发射型计算机断层显像（PET/CT）：是目前最先进的影像学检查手段。显像剂常用 ^{18}F 标记的脱氧葡萄糖（^{18}F–FDG），其半衰期相对较长，可反映组织的糖代谢。肿瘤组织对 ^{18}F–FDG 有较强的代谢作用，恶性肿瘤摄取FDG远高于正常组织和良性肿瘤。一般临床影像学检出肿瘤病灶大小的阈值是 $1cm^3$（10^9 个细胞），PET有可能发现更小的病灶。

（3）肿瘤标记物检测：卵巢肿瘤种类繁多，并非每一种肿瘤均有相应的标记物，目前已知的肿瘤标记物的特异性均不高，必须结合其他检查结果才能做出诊断。

1）甲胎蛋白（AFP）：在卵巢恶性生殖细胞肿瘤，如内胚窦瘤和胚胎癌可出现阳性，但应排除原发性肝癌、肝炎和妊娠等可出现AFP阳性的情况。AFP测定还可作治疗后病情监测的一个指标。

2）绒毛膜促性腺激素β亚单位（β–HCG）：β–HCG是带有绒癌成分的卵巢生殖细胞肿瘤，如胚胎癌和原发性绒癌的敏感的肿瘤标记物。

3）CA125测定：CA125是上皮性卵巢癌的相关抗原，其他苗勒管衍生物的良性肿瘤、子宫内膜异位症的腹膜炎症也可出现阳性。此标记物特异性不是很强，但敏感性很高，卵巢上皮癌的阳性率可达82%~94%。是目前临床应用最多的卵巢癌标记物。此外，性索间质肿瘤和一些上皮性卵巢肿瘤的血清雌二醇和孕酮水平可增高；一些生殖细胞肿瘤和上皮性肿瘤癌胚抗原（CEA）升高；CA199检测对黏液性癌和透明细胞癌有较高敏感性等，这些标记物的测定可作为诊断的参考。

（4）细胞学检查：主要是进行腹水细胞学检查。卵巢癌腹水为渗出液，多可找到腺癌细胞，该检查对提高卵巢癌的术前诊断至关重要。

（5）腹腔镜检查：腹腔镜有助于卵巢癌早期诊断。当妇检和B超检查或血CA125检查疑为卵巢癌的盆块，大量腹水难以与结核、肝硬化等鉴别时，可通过腹腔镜确诊。也有助于卵巢原发癌或转移癌的鉴别及卵巢癌的正确分期等。

2. 病理分类：①卵巢上皮性癌；②卵巢性索间质肿瘤；③卵巢恶性生殖细胞肿瘤；④卵巢转移性肿瘤；⑤类脂细胞瘤；⑥性腺母细胞瘤；⑦非卵巢特异性软组织肿瘤；⑧未分类肿瘤；⑨瘤样病变。

3. 临床分期：目前采用国际妇产科联盟（FIGO，2003）分期法：

Ⅰ期肿瘤局限于卵巢

Ⅰa肿瘤局限一侧卵巢，包膜完整，表面无肿瘤；腹水或腹腔冲洗液未找到恶性细胞

Ⅰb肿瘤局限于双侧卵巢，包膜完整，表面无肿瘤；腹水或腹腔冲洗液未找到恶性细胞

Ⅰc肿瘤局限于一侧或双侧卵巢，并伴有下述任何一项：包膜破裂；卵巢表面有肿瘤；腹水或腹腔冲液中找到恶性细胞

Ⅱ期肿瘤累及一侧或双侧卵巢，伴盆腔转移

Ⅱa病变扩展或转移至子宫或输卵管；腹水或腹腔冲洗液未找到恶性细胞

Ⅱb病变扩展至其他盆腔器官；腹水或腹腔冲洗液未找到恶性细胞

ⅡcⅡa或Ⅱb期病变，腹水或腹腔冲液中找到恶性细胞

Ⅲ期肿瘤累及一侧或双侧卵巢，并有显微镜下证实的盆腔外腹腔转移，和/或区域淋巴结转移

Ⅲa显微镜下证实的盆腔外腹腔转移

Ⅲb盆腔外腹腔转移灶最大径线≤2cm

Ⅲc盆腔外腹腔转移灶最大径线>2cm，和（或）区域淋巴结转移

Ⅳ期腹膜腔外的远处转移

注：肝包膜转移为T3/Ⅲ期，肝实质转移为M1/Ⅳ期。胸腔渗出液必须有恶性细胞才能分为Ml/Ⅳ期。

（二）鉴别诊断

卵巢恶性肿瘤缺乏特异性表现，易与一些疾病混淆：

1. 卵巢良性肿瘤：良性肿瘤呈膨胀性生长，体积可很大，肿物表面光滑，大多数为囊性，囊壁薄，无腹水。CA125值<35U/ML。确诊需手术切除肿瘤进行病理检查。

2. 盆腔炎性肿瘤：包括卵巢和盆腔脓肿，输卵管积脓等。患者可有发热和下腹痛病史，肿块固定，结节感，与周围组织粘连。血清CA125值正常或稍高。抗炎治疗后肿物可能缩小，确诊也需剖腹探查。

3. 腹腔结核：可产生腹块或盆块，多伴有腹水、消瘦、低热等。检查腹部有特征性的柔韧感，腹水细胞学检查和抗酸菌检查有助于此病诊断，必要时行腹腔镜和剖腹探查，术中即使见到典型结核病变，仍需行冰冻病理检查。

4. 子宫内膜异位症：常累及卵巢，易在子宫直肠窝种植，并随月经周期反复出血机化，病灶不断增大、变硬，与周围组织粘连，可形成与卵巢癌非常相似的病灶。这些患者多较年轻，有或无痛经史。血CA125值轻度增高，一般不超过100U/ML。可通过腹腔镜和剖腹手术而确诊。

三、整合治疗原则

总的治疗原则是以手术为主，辅以化疗、中医药、放疗的整合治疗。根据其组织学类型和临床分期，选择不同的治疗方

案。

（一）手术治疗

手术是治疗卵巢恶性肿瘤的重要手段，除非临床估计肿瘤不能切除和有手术禁忌证，否则均应首先进行手术。有几种不同的手术方式：

1. 全面、确定分期的剖腹手术：适用于术前诊断为Ⅰ期的卵巢癌患者。包括全子宫和双附件切除、大网膜切除、盆腔和腹主动脉旁淋巴结清除术、腹腔细胞学检查（腹水或盆腔、腹腔冲洗液）。

2. 肿瘤细胞减灭术：适用于Ⅱ期以上病例。此术式的概念是要将肿瘤（包括转移灶）大部分切净或基本切净。满意或成功的肿瘤细胞减灭术以残留癌灶中每单个病灶直径<20cm 为标准。完成理想的细胞减灭术，有利于机体抗肿瘤免疫力的恢复，为放疗、化疗等创造有利条件。

3. 二次探查术：行成功的肿瘤细胞减灭术后 1 年内，又施行了至少 6 个疗程的化疗，临床检查及辅助检查（包括 CA125 等肿瘤标记物）均无异常，再行剖腹探查术。其目的在于提供停止化疗或改变化疗方案和治疗方法的依据，并切除探查所见的癌灶。

（二）化学治疗

卵巢癌不能仅通过手术得以根治，抗癌化疗是卵巢癌整合治疗原则中不可缺少的重要措施，对施行了成功的肿瘤细胞减灭术者更为有效。

1. 化疗方案：①一线方案：对上皮性卵巢癌应首选 TP 方案，即紫杉醇 135~175mg/m^2、加卡铂（浓度-时间曲线下面积）AUC=6 或 DDP75mg/m^2。也可选择 PAC 和 PC 方案，即卡铂 AUC=6 或 DDP70~100mg/ m^2、阿霉素 50mg/ m^2 或表阿霉素 80mg/ m^2、环磷酰胺 750mg/ m^2，3 种药物或 2 种药物联合使用。对恶性生殖细胞肿瘤及性索间质肿瘤，以 VAC（长春新碱 2mg、放线菌素 D1.5~2.5mg、环磷酰胺 750mg/ m^2）和 VBP（长春新碱 2mg、博莱霉素 45mg、DDP70~100mg/ m^2）方案作为一线方案。VAC方案主要用于Ⅰ期病例，副反应较小。用VBP方案可使中晚期病例的疗效明显提高，并得以保留生育功能。②二线方案：对复发和未控病例，可选用以下药物：拓朴替肯Topotecan、紫杉醇Paclitaxel、多西紫杉醇Docetaxel、异环磷酰胺Ifosfamide、吉西他滨Gemetabine、脂质体阿霉素Doxil、草酸铂Oxaliplatin、足叶乙甙（VP-16）口服胶囊等。

2. 给药途径和方法：一般情况下，术后多使用腹腔和静脉联合化疗。由于卵巢恶性肿瘤嗜腹盆腔内播散，腹腔灌注给药尤为重要。给药方法有单针穿刺法和停留导管法，前一方法较为安全简便，无导管堵塞、感染等并发症。腹腔灌注的液体量约为2 000ml，以使药物在腹腔内均匀分布。此外，还可行动脉灌注化疗，即从腹壁下动脉、子宫动脉插管，或经皮股动脉穿刺插管至髂内动脉化疗，目的在于提高髂内动脉血流中药物浓度，可用于控制盆底或阴道残端周围的病灶。经胃网膜右动脉插管至肝总动脉或经皮股动脉穿刺插管至肝动脉化疗，可治疗肝实质转移。一般6~8个疗程。其化疗常见的毒性反应为骨髓抑制、胃肠道反应、肾毒性和脱发等。

（三）放射治疗

多数卵巢肿瘤对放射线仅低度敏感，放射治疗不是主要的治疗手段。其中，卵巢无性细胞瘤对放射线高度敏感，可通过放疗治愈。

四、中医药治疗

（一）中医药治疗原则

卵巢癌的病因病机是脏腑虚损，正气先伤，七情郁结，木旺克土，水湿内聚，邪毒瘀阻，湿瘀互结所致。临床有虚证及实证，实证有气滞血瘀，痰湿凝滞，治以活血化瘀，涤痰软坚为主，虚证有脏腑气血亏虚，治以扶正益气养血为主，临证上往往虚实夹杂，治疗上需扶正祛邪兼顾。

（二）辨证论治

1. 气滞血瘀型：

主证：少腹包块，坚硬固定，腹胀痛或刺痛，面色无华，肌肤甲错，形体消瘦，舌质紫暗有瘀斑，脉细涩。

治法：行气活血，软坚消积。

方药：蓬莪术散（《太平圣惠方》）加减。当归、枳壳、桃仁、鳖甲各 15g，桂心、三棱、木香、柴胡、琥珀各10g，大黄、赤芍各 9g，莪术 12g。

加减：腹胀痛者，加用川楝子 10g，延胡索 20g，腹大如鼓者，加大腹皮 12g，川楝子 9g，车前草 20g。

2. 湿热毒结型：

主证：身重困倦，腹胀满有块，少腹疼痛，口干不欲饮，大便干燥，尿黄灼热，舌质暗，苔厚腻，脉弦滑或滑数。

治法：清热利湿，解毒散结。

方药：甘露消毒丹（《温热经纬》）加减。茵陈 15g，滑石 30g，黄芩 10g，藿香 10g，连翘 15g，白蔻仁 6g，木通 6g，半夏 10g，厚朴 12g，菖蒲 12g。

加减：毒盛者，加用金银花 15g，半边莲 15g，腹水者，加茯苓 20g，猪苓 20g，大腹皮 12g，泽泻 15g。

3. 痰湿凝聚型：

主证：少腹胀满膨隆，可触及包块，口渴少饮，面虚浮肿，全身乏力，舌质暗淡，苔白腻，脉滑。

治法：健脾祛湿，化痰软坚。

方药：导痰汤（《济生方》）加减。党参 15g，茯苓 20g，枳壳 15g，三棱 20g，莪术 20g，陈皮 10g，胆星 10g，生半夏 10g，香附 6g，生姜 10g。

加减：少腹坚硬者，加鳖甲 15g，穿山甲 15g，乳香 6g，没药6g，大便硬秘结者，加用大黄 12g，麻子仁 20g。

4. 气血亏虚型：

主证：腹痛绵绵，或有少腹包块，伴消瘦乏力，面色苍白，心悸气短，动则汗出，纳呆，舌淡红，脉沉细。

治法：补气养血，滋补肝肾。

方药：人参养荣汤（《和剂局方》）加减。人参 15g，川芎

15g，黄芪 20g，白芍 20g，熟地 20，五味子 10g，茯苓 20g，甘草 5g，大枣 10g，白术 15g

加减：食少纳呆者，加用山楂 15g，炒麦芽 15g，阴道出血不止者，去川芎，加三七 10g，阿胶 15g。

（三）特殊兼证的治疗

1. 卵巢癌腹水：腹水是卵巢癌常见的症状之一，是因肿瘤细胞向腹腔转移、种植的结果，可用内服和外敷的方法来消除。

（1）卵巢癌内服方：防已黄芪汤（《金匮要略》）合五苓散（《伤寒论》）加减。药用苡仁、黄芪、茯苓、水红花子、马鞭草、龙葵、大腹皮、猪苓、白术、汉防已、陈葫芦、黑白丑、桂枝等。

（2）卵巢癌外敷方：活血利水方（《新编妇科验方荟萃》）。

2. 卵巢癌腹痛：腹痛与腹胀是由于肿瘤压迫或腹水产生所引起，为增强止痛效果可内外兼治。

（1）卵巢癌内服方：金铃子散（《素向病机气宜保命集》）加味，药用元胡索、川楝子、白芍、乳香、没药、小茴香、白术、徐长卿等。

（2）卵巢癌外敷方（卵巢止痛外用方）：药用红藤、元胡、芒硝、三七粉、败酱草、川楝子、白芍、乳香、没药等加减，打粉外敷。

3. 卵巢癌下肢、腹壁水肿：通过中药的外洗和外熏有明显利水消肿的作用。

（1）卵巢癌内服方：五苓散（《伤寒论》）加减。药用苡仁、黄芪、茯苓、大腹皮、猪苓、白术、汉防已、陈葫芦、黑白丑等。

（2）卵巢癌外用方：消肿外洗方：以蒲公英、地肤子、芒硝、三七粉、莪术等加减。

（四）特色治疗

1. 外治法：卵巢癌晚期多出现少腹疼痛，骨转移时可出现相应部位疼痛，中药外敷，有效成分可以透皮吸收，有扶正祛邪作用。

(1) 癌理通膏：每天1块（150g）热敷患处，约6h，每日一次。适用于卵巢癌各期。

(2) 阿魏膏：使用外敷局部，均有助于消癥散结。适用于卵巢癌。

2. 针灸：取穴水道、归来、气冲、府舍、冲门、水泉、阴廉。适用于卵巢癌各期。

（五）心理治疗

肿瘤的治疗是个漫长的过程，卵巢癌尤其如此。在此期间，患者常会有严重的心理障碍，出现恐惧，焦虑，自我谴责，自我贬低等，不仅影响生活质量，而且影响治疗效果。所以给予正确的辅导，激励他们树立战胜疾病的信心是很必要的。此外，卵巢癌患者常须接受较长期的、持续性的化疗和中西医结合治疗，且指标容易反复起伏、波动，因此，情绪和心境常很不稳定。如何及时做好疏导工作，并优化其之个性，稳定其之情绪，常是一大难题，须费心去关注，努力去纠治。

（六）预防及康复指导

1. 预防要点：目前卵巢癌的发生虽不能预防，但是早期发现卵巢癌，及时适当地处理，对防止其增大，复发以及并发症和保存卵巢功能有重大意义，定期进行妇科检查、普查普治是及时防止卵巢癌发展的最好措施。30岁以上及具有卵巢癌高危因素的妇女每年进行1次检查，包括妇科、B超等的检查。对有卵巢癌三联征者密切随访（卵巢癌三联征：年龄>40岁；有胃肠道症状如腹胀、纳差及卵巢功能障碍者）。

2. 康复要点：

(1) 起居有时，适当运动，注意随天气变化增减衣服，避免被细菌、病毒感染。

(2) 适当的性生活对身心健康有益，过度则对患者有害。在化疗期间及手术后不能性生活，要待身体状态恢复好，才可以开始。晚期患者应避免性生活。

(3) 定期复查随访：包括妇科B超、胸部X线摄片、CT、肿瘤标志物等的检查。

(4) 注意后续治疗：本病易复发，故手术、化疗后的后续中医药治疗很重要。

(5) 尽量不接触外源性化学制品，特别是滑石粉、石棉等。

第二节　宫颈癌

子宫颈癌是原发于子宫颈的恶性肿瘤，是妇科常见的恶性肿瘤，也是我国最常见的恶性肿瘤之一。在我国近 20 多年发病率呈下降趋势，但年轻患者发病率上升。任何年龄妇女都可发生宫颈癌，但 20 岁以前少见。30~60 岁增长较快，40~60 岁为发病高峰，近 10 年 25~34 岁的宫颈癌发病率增加 77%。早期病例预后良好。在我国宫颈癌多发生于经济条件较差的边远地区和农村，而经济条件较好的大城市发病率较低。在古代医籍中，子宫颈癌类似于“五色带下”、“带下”“崩漏”等疾病。

一、病因病机

病因：①行为危险因素：绝大多数宫颈癌患者为已婚妇女，在未婚女子，特别是修女中极少见。首次性生活过早及性伴侣过多均与宫颈癌关系密切。根据流行病学调查，患宫颈癌的未产妇仅占 10%。初产年龄早，宫颈癌发病率高。②生物学因素：多种病原体与宫颈癌关系密切，尤其是人乳头状病毒(HPV)、单纯疱疹病毒 II 型、人巨细胞病毒、衣原体及 EB 病毒。HPV 与宫颈癌的关系研究较多。HPV 感染是一种通过性生活传播的疾病，通常没有症状，感染的高峰年龄在 18~28 岁，一般在感染后 8~10 个月左右消失，10%~15%的 35 岁以上的妇女因持续感染增高了患宫颈癌的风险。多宗流行病学研究结果显示 HPV 感染与宫颈癌有明显的相关性，99.7%的宫颈癌患者 HPV 阳性，97%子宫颈上皮内瘤变（CIN）Ⅱ/Ⅲ阳性，61.4%CIN1 阳性。③其他因素：HPV 感染能否发展为宫颈癌除病毒因素外、宿主因素和环境因素的协同作用也很重要，最重要的宿主因素是免疫功能。环境协同因子如阴茎包皮垢、宫颈阴道慢性炎症、吸烟、口服避孕药等为宫颈癌的发生创造了条件。

中医学认为，本病的发病由脾、肝、肾脏腑功能虚损，致冲任失调，督带失约而成。《内经》云："任脉为病，女子带下瘕聚"。因肝郁气滞，或脾虚湿盛，或肾虚不固，皆可引起本病发生。

二、诊断与鉴别诊断

（一）诊断要点

1. 诊断依据：

（1）症状：早期宫颈癌可无明显症状，主要的症状有：

1）阴道出血：早期为少量的接触性阴道出血，常见于性生活后和妇科检查后。

2）阴道流液：早期为白带增多，是由于宫颈腺体受癌灶刺激或伴有炎症，分泌亢进所致。随着病情发展，流液增多，稀薄似水样，呈腥臭，合并感染时伴有恶臭或呈脓性。

3）疼痛：多发生于中、晚期患者或合并感染者。常位于下腹、臀部、下肢或骶尾部。主要是由于合并感染或肿瘤压迫或浸润或宫腔积液、积脓所致。

4）泌尿道症状：常为感染引起，可出现尿频、尿急、尿痛。随着癌的发展，可侵犯膀胱，出现血尿、脓尿，以致形成膀胱阴道瘘。

5）消化道症状：当宫颈癌灶向主韧带、骶韧带扩展时，可压迫直肠，造成排便困难，肿瘤侵犯直肠，可产生血便，最后可形成直肠阴道瘘。

6）全身性症状：精神减退，乏力，发热，消瘦，贫血，浮肿。

（2）体征：在老年妇女宫颈病灶常位于颈管内，宫颈阴道段光滑，易被漏诊。宫颈原位癌及早期浸润癌时，宫颈上可出现糜烂、小溃疡或乳头状瘤状。随着瘤的发展，肿瘤向外生长，可形成菜花、乳头、息肉状，组织脆、易出血和流液；肿瘤向内生长，可形成结节型病灶，外观呈不规则结节，向深部浸润，表面可呈糜烂状，阴道出血较少；肿瘤合并感染时可形成溃疡灶，可为小溃疡或较深在火山口状溃疡，宫颈癌灶浸润深和癌组织大量坏死脱落，宫颈外形被破坏，形成空洞状。宫颈腺癌的患者，病灶往往位于宫颈管内，早期宫颈外观正常，碰触颈管时有出血，病灶进一步发展，宫颈可均匀性增大、增粗、变硬。晚期时宫颈肿瘤可脱落形成溃疡以致空洞。

(3) 辅助诊断方法：根据症状和体征，诊断宫颈癌并不困难，但早期宫颈癌或颈管型病例，可无症状，体征也不明显，一般用肉眼难分辨，如不采用必要有辅助诊断方法，常会发生漏诊和误诊，常用的辅助诊断方法有：

1）宫颈部刮片：是一种无明显损伤、简单、易行的检查方法，用于宫颈癌的筛查及早期诊断。

2）液基薄层细胞学检查（thinprep cytologic test，TCT）：与传统宫颈细胞学涂片相比，TCT 对于检测宫颈异常上皮方面有明显的优势，它降低了假阴性的比例，提高了识别的灵敏度和特异性。用于宫颈癌及癌前病变的筛查及早诊。

3）HPV DNA 检测：已证实 HPV 感染是宫颈癌及其癌前病变的主要原因，检测 HPV 高危型是目前筛查宫颈癌及其癌前病变的一种手段，结合细胞学检查可预测受检者的发病风险度，决定其筛查间隔时间，并用于宫颈上皮内瘤变（CIN）及宫颈癌治疗后的监测。

4）阴道镜检查：阴道镜在强光源下用双目立体放大镜直接观察子宫颈、阴道的病变，是早期诊断子宫颈癌及癌前病变的重要辅助方法之一。对细胞学检查异常或临床可疑者需行阴道镜检查。该检查可发现肉眼未发现的亚临床病灶，并在可疑部位活检，提高活检的阳性率及准确性。

5）宫颈活检和宫颈管刮取术：目的为明确诊断 CIN 及宫颈癌，早期宫颈癌病灶不明显，为能准确取得癌组织，应宫颈上采用多点活检，分送病理。为提高活检的准确率，目前常用碘试验、阴道荧光检测灯、阴道镜等方法协助取材。

6）宫颈锥切术：包括传统的冷刀和官颈环形电切术（loop electro-surgical excisional procedure，LEEP），此手术适用于：① 宫颈细胞学阳性，但切片检查阴性；② 易有微小浸润癌而未获诊断者；③ 不能排除浸润癌；④ CINⅢ 患者；⑤ 需要保留生育功能的 IAl 年轻患者。

7）肿瘤标记：有报道癌胚抗原（CEA）、CMA26 和 M29 在宫颈癌中出现一定比例的阳性，但特异性不高。自近年发现鳞状上皮癌肿瘤相关抗原（SCC）以来，SCC 敏感性在原发性宫颈癌为 44%~67%，复发率为 67%~100%，特异性为 90%~96%。SCC 的表达率随临床分期 I（29%）到Ⅳ期（89%）而逐渐递增。并与肿瘤分化程度有关。在宫颈鳞癌根治术后 SCC 明显下降，复发时活性重新出现，故可用于疗效的监测和疾病的复发。

8）特殊辅助检查：①膀胱镜检查：中、晚期宫颈癌，伴有泌尿系统症状时应行膀胱镜检查，以正确估计膀胱黏膜和肌层有无受累，必要时行膀胱壁活检，以确诊及指导分期。②直肠、结肠镜检查：适于有下消化道症状和疑有直肠、结肠受侵犯者。③静脉肾盂造影：了解输尿管下段有无癌组织压迫或浸润而致梗阻，以利准确分期和治疗。④电子计算机断层扫描（CT）或磁共振（MR）：了解宫颈及宫颈癌转移途径相关的部位有无肿瘤浸润、转移。

2. 病理分类：

（1）宫颈上皮内瘤变（cervical intraepithelial neoplasia，CIN）：CIN 指宫颈鳞状上皮内部分细胞表现不同程度的异型性，相当于以前通用的不典型增生和原位癌。

（2）宫颈微灶型浸润癌：指宫颈原位癌灶突破基底膜，向间质浸润深度≤5mm，宽度≤7mm。

（3）子宫颈鳞状细胞浸润癌：子宫颈浸润癌可发生于宫颈外口之外或颈管内，但多起源于宫颈鳞-柱状上皮交界处。宫颈浸润癌主要的病理类型为鳞状细胞癌（90%）、腺癌（5%~

7%）、腺鳞癌（2%~5%）。

（4）子宫颈腺癌。

（5）宫颈腺鳞癌。

3. 临床分期：

（1）TNM 临床分期：

Tis　原位癌（浸润前癌）

T1　癌局限在子宫颈

T2　肿瘤浸润超出子宫，但未达盆壁或未侵犯阴道下 l/3

T3　肿瘤扩散到盆壁和/或累及阴道下 l/3 和/或导致肾积水或肾无功能

T4　肿瘤侵犯到膀胱或直肠黏膜和/或超出真骨盆

N0　无区域淋巴结转移

N1　有区域淋巴管转移

M0　无远处转移

M1　有远处转移

0 期　Tis，N0，M0

I 期　T1，N0，M0

Ⅱ期　T2，N0，M0

Ⅲ期　T3，N0，M0；T1-3，N1，M0

Ⅳ期　T4，N0，M0；T1-4，N0-1，M1

（2）国际妇产科协会（FIGO）分期：

0 期　原位癌或上皮内癌

I 期　癌局限于宫颈

Ia　宫颈临床前癌，仅指显微镜下检查诊断

I al　显微镜下见轻微间质浸润，间质浸润深度<3mm，宽度≤7mm

I a2　能测量的显微镜下癌，其间质浸润深度 3~5mm，宽度≤7mm

Ib　肿瘤范围大于 Ia2 者，无论其是否临床可见。已存在的间质浸润不改变分期

I bl　肉眼可见癌灶≤4cm

Ⅰb2 肉眼可见癌灶>4cm

Ⅱ期 癌灶超越宫颈，但未侵犯阴道下 1/3，宫旁浸润未达盆壁

Ⅱa 癌累及上 2/3 阴道，宫旁无明显浸润

Ⅱb 癌明显浸润宫旁，但未达盆壁

Ⅲ期 癌浸润阴道下 1/3 或浸润宫旁达盆壁。或癌所致的肾积水或肾无功能

Ⅲa 癌累及阴道达下 1/3

Ⅲb 癌浸润宫旁已达盆壁，或癌所致的肾盂积水或肾无功能

Ⅳ期 癌播散超出真骨盆或癌浸润膀胱黏膜或直肠黏膜

Ⅳa 癌浸润扩散到邻近器官

Ⅳb 癌浸润超出真骨盆，有远处转移

（二）鉴别诊断

1. 子宫颈糜烂：可有月经间期出血，或接触性出血，阴道分泌物增多，检查时宫颈外口周围有鲜红色小颗粒，擦拭后也可以出血，故难以与早期宫颈癌鉴别。

2. 子宫颈外翻：外翻的粘膜过度增生，表现也可呈现高低不平，容易出血。但外翻的宫颈粘膜弹性好，边缘较整齐。阴道脱落细胞学检查或活检可鉴别。

3. 宫颈湿疣：现为宫颈赘生物，表面多凹凸不平，有时融合成菜花状。

4. 子宫内膜癌：有阴道不规则出血，阴道分泌物增多。确诊需做分段刮宫送病理检查。

5. 子宫粘膜下骨瘤或内膜息肉：多表现月经过多或经期延长，或出血同时可伴有阴道排液或血性分泌物，通过探宫腔，分段刮宫，子宫碘油造影，或宫腔镜检查可做出鉴别诊断。

6. 原发性输卵管癌：阴道排液、阴道流血和下腹痛，阴道涂片可能找到癌细胞。可通过腹腔镜检查确诊。

7. 老年性子宫内膜炎合并宫腔积脓：表现阴道排液增多，

浆液性、脓性或脓血性。子宫正常大或增大变软，扩张宫颈管及诊刮即可明确诊断。

8. 功能性失调子宫出血：更年期常发生月经紊乱，尤其子宫出血较频发者，不论子宫大小是否正常，必须首先做诊刮，明确性质后再进行治疗。

以上疾病通常有类似宫颈癌的症状，如阴道流液、阴道不规则出血等，可通过活体组织检验、宫颈细胞涂片与宫颈癌鉴别。

三、整合治疗原则

宫颈癌的治疗方法有手术、放疗、化疗、中医药治疗、免疫治疗等方法。目前手术和放疗为主要治疗手段。中医药治疗可以贯穿整个治疗疗程。治疗方法的选择以临床分期、病理分化程度、肿瘤大小为依据。早期病例仅用手术或放疗便可获得较好疗效，而随着病情发展则多需采用多手段的整合治疗手段。

1. 宫颈上皮内瘤变（CIN）的治疗：有保守治疗和宫颈锥切及全子宫切除治疗。

（1）CIN I 期：根据资料统计仅 15%的 CIN I 患者病情会继续发展，20%病变持续存在，65%病灶自行消退。故可选择物理治疗或观察、随访。

（2）CIN II 期：可采用保守性治疗或宫颈锥切术，如激光、冷冻、电凝、阴道镜下宫颈电热圈环切术（LEEP）、冷切锥切。LEEP 及冷刀锥切能保留组织标本行病理检查，可发现治疗前未发现的宫颈原位癌或微小浸润癌。

（3）CIN Ⅲ期：含重度不典型增生及原位癌，需行宫颈锥切术，而年龄较大或已无生育要求的患者可行全子宫切除术，是否切除上段阴道壁有争议，但目前多切除阴道 0.5~1cm，LEEP 仅适合重度不典型增生患者。

2. 宫颈浸润癌的治疗：

（1）手术治疗：

IA1：行全子宫切除术，如需保留生育功能，可行宫颈锥切术。

IA2：行改良根治性全子宫切除术加双侧盆腔淋巴结清扫术。

IB1~ⅡA：行改良根治性全子宫切除术或根治性全子宫切除术加双侧盆腔淋巴结清除术，年轻患者可保留卵巢。

（2）放射治疗：

1）根治性放疗：可用于宫颈癌Ⅰ~Ⅳ期的治疗，特别适用于ⅡB~Ⅳ期的患者。其目的是使宫颈的原发灶和可能发生的继发病灶均给予最大的放疗量，但又不超过腹盆腔内脏的放射耐受量。标准放射治疗方案是盆腔外照射加腔内近距离放疗，放射剂量A点80~85Gy，B点50~55Gy（A点位于侧穹隆上方2cm，子宫中轴旁开2cm的交点处，B点位于A点同一水平，在A点外侧3cm）。

2）术前放疗：用于ⅠB2/ⅡA期宫颈病灶>4cm，或宫颈内生型肿瘤，颈管明显增粗者。放疗使局部病灶缩小，提高手术切除率，降低癌细胞活性及术中播散，从而达到降低中央型复发的危险性。

3）术后放疗：用于术后病理证实盆腔淋巴结、腹主动脉旁淋巴结、宫旁结缔组织有转移者，肿瘤侵犯宫颈深肌层者，阴道残端见癌残留者。

（3）化学药物治疗：目前化疗主要应用于中、晚期病例术前治疗或复发、转移病例的治疗。对肿块大、手术较难切除的病例，化疗可缩小肿瘤，提高手术切除率；对于放疗的患者，加用适当化疗药物，可起到放射增敏作用；而对于不适合手术或放疗的晚期患者，化疗可起到姑息作用。临床上常用的化疗药物有顺铂（DDP）、卡铂（Carboplatin）、环磷酰胺（CTX）、氟尿嘧啶（5-FU）、阿霉素（ADM）、博莱霉素（BLM）和异环磷酰胺（IFO）、紫杉类（Taxane）、依立替康（CPT11）等。目前，以含铂类的联合方案效果较好，有效率可达80%，常用的联合化疗方案有CTX+BLM+DDP、CTX+ADM+DDP、Taxane+IFO+DDP、CPT11+DDP等。

四、中医药治疗

（一）中医药治疗原则

中医作为一种全身性疗法，在宫颈癌的治疗中有着独特的优势：中药可减轻手术、放疗、化疗的毒副作用，并产生特殊的疗效，大幅提高患者的存活期及生存质量。宫颈癌患者在手术治疗后如能及时配合中医药治疗，扶正固本，改善患者的饮食与睡眠状况，增强患者的体质，那么对防止宫颈癌的复发和转移会大有益处。倘若在宫颈癌化疗的同时或在化疗后配合健脾和胃、益气生血、补益肝肾、软坚化瘀等中医药治疗，则可以较好地缓解化疗反应，有助于化疗的顺利进行；如果在宫颈癌放疗期间及放疗后配合补益气血等中医药治疗，对增加白细胞的数量、增强免疫功能均有较好的效果，从而保证放疗顺利进行。

根据宫颈癌的根本病机是正气虚损，邪毒内结而成，子宫颈癌的辨证施治须将局部及全身症状表现综合分析，根据病邪盛虚及脏腑虚实来治疗。

（二）辨证论治

1. 肝郁气滞型：

主证：白带量多，阴道流血夹有瘀块，胸胁胀满，情绪郁闷或心烦易怒，少腹胀满，口苦咽干，伴有接触性出血，色鲜无块，舌质黯红，苔薄白或微黄，脉弦。

治法：疏肝理气，凉血解毒。

方药：逍遥散（《和剂局方》）加减。柴胡 10g，当归 9g，白芍 15g，白术 10g，丹皮 6g，栀子 10，茯苓 25g，炙甘草 12g

加减：血色鲜红，热象明显者，可加半枝莲 30g，蛇舌草 30g，生地 20g，凉血解毒。

2. 湿热瘀毒型：

主证：带下赤白或赤色，或如米泔，气味腥臭，阴道流血量多色瘀，少腹坠痛，腰胁隐痛，小便短赤，大便秘结，舌暗，舌苔黄腻，脉弦数。

治法：清热利湿，化瘀解毒。

方药：龙胆泻肝汤（《医方集解》）加减。龙胆草10g，黄芩12g，栀子12g，泽泻15g，木通12g，炙甘草6g，车前子12g，当归6g，茯苓20g，生地黄12g，柴胡9g。

加减：疼痛出血明显者，可加仙鹤草30g，土茯苓20g，凉血祛瘀。

3. 肝肾阴虚型：

主证：白带量多，头晕目眩，时有阴道流血，量多色红，耳鸣，腰酸，心烦易怒，失眠多梦，手足心热，咽干舌燥，便秘，舌红少苔或光剥，或有裂纹，脉弦细。

治法：滋补肝肾，解毒养阴。

方药：知柏地黄丸（《小儿药证直诀》）加减。熟地20g，山药12g，山茱萸12g，泽泻15g，丹皮12g，茯苓25g，知母15g，黄柏15g。

加减：热象盛者，可加草河车等凉血解毒。

4. 脾肾阳虚型：

主证：神疲乏力，腰膝冷痛，白带清稀，阴道流血量多色淡，小腹坠胀，纳差，便溏或先干后溏，舌体胖，边有齿印，苔薄白，脉细弱。

治法：健脾温肾，补中益气。

方药：右归丸（《景岳全书》）加减。熟地25g，山药12g，山茱萸12g，枸杞子12g，肉桂12g，当归12g，菟丝子12g，鹿角胶12g，杜仲12g，制附子9g。

加减：脾虚甚者，可加人参补气健脾，带下多者，可加补骨脂、牡蛎以温肾固涩止带。

（三）特殊兼证的治疗

1. 白带过多不止：内服汤剂加生龙骨、牡蛎各25g、苍术20g、海螵蛸30g。

2. 流血不止：人参3g、田七6g或用云南白药2g，冲服。汤剂中加仙鹤草30g、地榆炭9g、阿胶9g、益母草20g。

3. 腹痛不止：白芍20g、甘草6g、元胡12g。

（四）特色治疗

1. 针灸：取穴气海、子宫、三阴交，带下多者，加丰隆、地机，尿频、尿血者，加中极，以平补平泻手法为主，留针15min，每日1次，针刺10~12次为1个疗程。

2. 外治：外治法是中医药治疗本病的一大特色，可以使肿瘤坏死、脱落、溶解，促进溃疡面愈合。

（1）治癌散：碘仿40g，枯矾20g，冰片适量，研成粉末，用甘油明胶做成15%的治癌散、栓剂。

（2）三品一条枪：（《外科正宗》方），由明矾、吡石、雄黄、乳香组成。诸药经适当炮制，插入患处。可适用于宫颈癌早期。

（五）心理治疗

应避免情绪过激、精神紧张，保持开朗乐观的心境，积极参加文体活动，锻炼身体，克服焦虑、恐惧、悲伤等不良心理，做好自我放松的疗法。

（六）预防及康复指导

1. 预防要点：提倡晚婚，实行计划生育，注意性卫生，积极治疗宫颈糜烂、不典型增生，如有阴道不规则出血、接触性出血、白带异常应尽早查明原因。凡是35岁以上的已婚女性，应每年做宫颈细胞学涂片检查一次，如果能及时发现，宫颈癌的治愈率几乎是100%。所以，定期检查对早期发现宫颈癌而言非常重要。宫颈癌患者在接受治疗后，应定期检查。

2. 康复要点：

（1）戒色欲，慎房室：康复期患者，必须节制房事，保持外阴清洁，这是避免复发的首要条件。

（2）调情志，节郁怒：应保持乐观情绪，因为心情抑郁是导致病情进展的原因之一，因此，树立信心、保持乐观，才能有较好的康复。

第三节　恶性滋养细胞肿瘤

恶性滋养细胞肿瘤包括绒毛膜癌和侵蚀性葡萄胎，是发生于胎盘外层的绒毛膜上皮细胞（即滋养叶细胞）的一种恶性程度很高的肿瘤，近代对滋养细胞肿瘤的治疗已经有较大的进步，侵蚀性葡萄胎已经很少死亡，绒毛膜癌的死亡率已经下降至20%左右。在中医古籍中，滋养细胞肿瘤类似于“伪胎”、“鬼胎”等疾病。

一、病因病机

本病的发病原因尚不明确，可能与以下因素有关：①营养因素：饮食中缺乏叶酸、组胺酸等，影响胸腺嘧啶的合成，导致胚胎死亡或胎盘绒毛血管的缺乏；②孕卵缺陷：异常的卵子与精子结合后，出现孕卵的异常，着床后出现胚胎不良发育，而滋养细胞却又有极强的生长能力，发展成本病；③遗传物质异常：染色体异常导致胚胎发育异常。

中医学认为，恶性滋养细胞肿瘤是发生于胞宫的病变。胞宫又名女子胞，位于少腹，属奇恒之府，其在冲、任、督、带及脏腑的共同协调作用下，完成其正常的生理功能。

正气内虚是发病之本，多因妇女先天秉赋不足，或后天情志、饮食、劳倦、产后及外感六淫之邪等损伤人体正气。妇女受孕之时，正气不足，邪毒外侵，冲任乖违，气血不畅，瘀毒搏结也可致病。正如《三因极一病证方论》曰：“多因经脉失于将理，产蓐不善调护，内作七情，外感六淫，阴阳劳逸，饮食生冷，隧致营卫不输，新陈干仵，随经败浊，淋露凝滞，为癥为瘕。”《推求师意·妇人门》谓：“若夫不成胎者有二焉，一为母身之天真不足以化其胎。一为父精不足，自致子宫与天赋凝结之真不全，故在三月则化不成形也。”

本病病位在胞宫，与先天秉赋不足及后天冲、任、督、带及脏腑等功能受损，或邪毒侵袭有关。属正虚邪实之病。

二、诊断与鉴别诊断

（一）诊断要点

1. 诊断依据：

(1) 临床表现：恶性葡萄胎主要表现在闭经与阴道不规则出血、子宫增大、卵巢黄素囊肿、腹痛等；绒毛膜癌最常出现阴道不规则出血、子宫增大、柔软，并容易转移到其他部位，出现各受侵脏器相应的症状。

(2) 辅助检查：恶性葡萄胎有葡萄胎病史，如良性葡萄胎已排出，人绒毛膜促性腺激素（HCG）滴度下降后又复上升，或持续2~3周不继续下降，或持续至8~12周仍不能恢复正常，应考虑可能发展为侵蚀性葡萄胎，可加做以下检查：①刮宫；②B超检查；③子宫腔碘油造影；④盆腔动脉造影；⑤CT及MR检查。绒毛膜癌在葡萄胎、流产或足月产后，出现不规则出血，子宫增大且软时，可考虑以下检查以作出诊断：①HCG的测定：凡足月产或流产后HCG测定持续阳性2个月或阴性转为阳性，葡萄胎排除2个月后，HCG仍阳性，均应考虑；②X线胸片或CT检查：因本病容易出现肺转移；③B超、CT或MR检查，可以帮助了解有无子宫旁、盆腔、肝脏、脑部的转移灶；④病理检查。

2. 病理分类：恶性滋养细胞肿瘤分为恶性葡萄胎及绒毛膜癌。

3. 临床分期：目前采用FIGO的分期标准，FIGO采用的滋养细胞肿瘤（gestationgal trophoplastic tumor，GTT）分期标准如下：

GTT的解剖分期标准（2000年）

期别	定义
I期	病变局限于子宫
II期	病变超出子宫但局限于生殖器官（子宫旁、附件、阴道）
III期	病变转移至肺、伴或不伴生殖器官转移
IV期	病变转移至脑、肝、肠、肾等其他器官

（二）鉴别诊断

临床上鉴别绒癌和侵蚀性葡萄胎：流产、足月产后发生恶变的，几乎全部是绒癌。葡萄胎后发生恶变的，可能是恶性葡萄胎，也可能是绒癌。葡萄胎排除后6个月内恶变的，基本上为恶性葡萄胎；一年以上才恶变的为绒癌；6个月至1年间者，恶性葡萄胎与绒癌各占一半。

三、整合治疗原则

化疗为恶性滋养细胞肿瘤的主要治疗手段，辅以手术、中医药、放射等治疗。

（一）化学药物治疗

常用的药物有5-氟尿嘧啶（5-FU）、ACT-D和甲氨蝶呤（MTX）。通常需用2种以上药物联合使用。每疗程8~10天，疗程间隔一般需3~4周。GTT对化疗十分敏感，治愈率达80%~90%。高危与耐药患者的治疗一般采用以5-FU为主的多药联合及多途径化疗方案。

（二）手术治疗

目前化疗已取得较好疗效，手术较少采用。

（三）放射治疗

对于局部病灶处理仍有一定的意义。

四、中医药治疗

（一）中医药治疗原则

本病病位在胞宫，与先天禀赋不足及后天冲任督带、脏腑等功能受损或邪毒侵袭有关。属正虚邪毒有关。治疗上应扶正祛邪为原则。

（二）辨证论治

1. 气滞血瘀型：

主证：阴道不规则出血，有闭经史，面色晦暗，肌肤失润，小腹胀满，口干不欲饮，子宫增大或转移癌肿，舌紫暗，脉沉涩。

治法：活血散结，行气破瘀。

方药：大黄蛰虫丸（《金匮要略》）加减。大黄10g，桃仁10g，杏仁10g，生地15g，赤芍15g，白芍15g，牛膝10g，水蛭6g，地鳖6g，桂枝10g，丹皮15g

加减：胎毒甚者加白花蛇舌草30g；小腹有块者，加三棱15g，莪术15g。

2. 湿热瘀毒型：

主证：少腹肿块巨大，质硬，腹痛且胀，按之如囊裹水，身热面赤，小便短赤，舌紫或绛或瘀斑，脉弦数或滑数。

治法：清热利湿，逐瘀解毒。

方药：当归龙荟丸（《刘河间方》）加减。当归 15g，龙胆草 10g，栀子 10g，黄连 15g，黄芩 15g，生大黄6g，芦荟 15g，青黛 10g，柴胡 10g，川芎 10g，水红花子 15g。

3. 气血两虚型：

主证：阴道不规则出血，甚至大出血，面色不华或微黄，心悸气短，头晕乏力，舌淡，脉细弱。

治法：健脾益气，养血活血。

方药：八珍汤（《正体类要》）加减。党参 15g，白术 10g，云苓 20g，甘草 5g，当归 15g，熟地黄 10g，白芍 15g，川芎 10g，鸡血藤 15g。

4. 阴虚痰热型：

主证：阴道不规则出血，带下污臭，胸背痛，腰膝酸软，五心烦热，舌红紫或暗红，苔少，脉细数。

治法：滋养肝肾，清热解毒。

方药：左归丸（《景岳全书》）加减。山萸肉 15g，菟丝子 10g，枸杞子 10g，牛膝 15g，鹿角胶9g，熟地黄 10g，山药 15g，黄芩 15g，黄连 6g，生大黄 10g，芦荟 15g。

（三）特殊兼证的治疗

1. 内出血：症见腹痛剧烈，面色苍白，少气懒言，头晕目眩等；见于病灶穿破子宫肌层和浆膜层时，造成子宫穿孔或穿入腹腔或阔韧带内，形成内出血或血肿。因阴虚火旺，迫血妄行，伴有口干烦渴、舌红、苔黄，宜养阴清热，凉血止血。方用保阴煎加仙鹤草、乌贼骨；因脾虚不摄，脾不统血，伴神疲乏力、心悸气短、舌质淡，治宜健脾益气，摄血止血。

2. 卵巢黄素囊肿：症见盆腔可扪及囊性包块，囊肿发生扭转时可出现下腹疼痛，拒按，包块增大等。因气滞血瘀所致者，伴胸胁乳房胀痛、烦躁易怒、舌紫暗、有瘀点、脉弦涩，治宜行气活血，化瘀止痛，方用牡丹散加减。因瘀热互结所致，伴发热、恶寒，或低热起伏，带下量多，黄稠有臭味，小便黄短，舌红，苔黄腻，脉弦滑而数，治宜清热除湿，化瘀止痛，方用清热调血汤加减。

3. 转移症状：肺转移可出现咳嗽、咯血、胸痛，严重时伴有呼吸困难，因邪毒蕴肺所致；伴口干渴或发热，舌质红，苔黄腻，脉沉数，治宜清热化痰，润肺止咳；方用益肺饮加减。脑转移可发生呕吐，头痛，视力障碍，抽搐，昏迷，瘫痪等；伴烦躁易怒，胡言乱语，舌质暗紫，脉沉涩；辨证为瘀阻清窍，治宜通窍活血安神，方用通窍活血汤加减。肝、脾转移可出现肝、脾肿大，伴见腹水，腹胀大，皮色苍黄，少气倦怠，黄疸，舌质淡舌苔白，脉弦细，治宜健脾益气，活血消癥，方用茵陈五苓散合下瘀血汤加减。消化道转移可有呕血及便血，伴有口干烦渴，舌红，苔黄，辨证为阴虚火旺，迫血妄行，宜养阴清热，凉血止血，方用犀角地黄汤加减；伴神疲乏力、心悸气短、舌质淡，辨证为脾虚不摄，脾不统血，治宜健脾益气，摄血止血方用归脾汤加减。

（四）特色治疗

1. 外治法：绒癌发生阴道转移的较多见，可给予阴道转移结节局部注射山豆根注射液，或用天花粉 250mg、牙皂 150mg 快速干燥，制成 10%合剂，装入胶囊，阴道给药。5~7 天给药 1 次。

2. 针灸：取关元、气海、中脘、内关、三阴交、足三里，缓慢进针，用平补平泻方法，行针 5min，每日 1 次，10 天为 1 个疗程。

（五）心理治疗

帮助患者解除畏惧、紧张、失望等不良心态，引导其忘却疾病，心情舒畅，更好地配合各种治疗。

（六）预防及康复指导

1. 预防要点：注意起居有时，适当体育锻炼，患过葡萄胎及绒癌患者，3 年内不能受孕，应采用除避孕环以外的其他避孕方式。

2. 康复要点：除化疗和手术外，中医药治疗对恶性滋养细胞肿瘤也有一定的疗效，尤其是康复期的治疗中医药的作用尤为重要。祖国医学认为，疾病的药物治疗固然重要，但平素与病后的调养更加重要。如：《素问·上古天真论篇》曰："乃问于天师曰：余闻上古之人，春秋皆度百岁，而动作不衰，今时之人，年半百而动作皆衰者，时世异耶？人将失之耶？岐伯对曰：上古之人，其知道者，法于阴阳，和于术数，食饮有节，起居有常，不妄作劳，故能形与神俱，而尽终其天年，度百岁乃去。"又曰："夫上古圣人之教下也，皆谓之虚邪贼风，避之有时。恬谈虚无，真气从之，精神内守，病安从来？…"全面论述了注重平素调养，可延年祛病，终老天年。在平常正常饮食情况下，应适当进行饮食调理，可根据不同的证型，相应给予赤豆鲤鱼、佛手柑粥、首乌粥等食疗方。

第四节　子宫内膜癌

子宫内膜癌是指起源于子宫内膜腺上皮的恶性肿瘤，由于原发于子宫体部，也称为子宫体癌。包括腺癌、棘腺癌、腺鳞癌、透明细胞癌等类型，但以腺癌为主。在妇科恶性肿瘤中，子宫内膜癌约占 20%~30%，与子宫颈癌、卵巢癌一起并列为最常见的三大妇科癌瘤。

由于解剖位置特点，子宫腔经阴道与体外相通，子宫内膜癌之早期症状如阴道流血可及时引起患者及医生的注意，容易早期发现，多数病例在确诊时病灶尚局限在子宫内，加之子宫内膜外有较厚的肌层包裹不易扩散，发生转移较晚，故预后较好，总 5 年生存率在 60%~70%。

在古代典籍中，本病见于"石瘕"、"崩漏"、"五色带下"、"积聚"等病范畴中。

一、病因病机

子宫内膜癌的病因未详。通过流行病学调查与实验和临床的研究，认为其发病可能与下列因素有关：

1. 雌激素长期大量刺激：过量雌激素的长期刺激与子宫内膜癌的发生有密切关系，是发生子宫内膜癌的重要危险因素。子宫内膜在过量雌激素的长期作用下可发生增生，包括单纯增生、复合增生、以致不典型增生，即内膜上皮内瘤样病变(EIN)，最后导致癌变。轻、中、重度子宫内膜不典型增生的癌变率分别为15%，24%和45%。

2. 营养因素：过量的摄入动物蛋白，脂肪及糖类与子宫内膜癌的发生成正比，营养过剩可导致肥胖，而脂肪具有合成和储存雌激素的功能，内源性雌激素升高，从而诱发子宫内膜癌。但这些影响机制是复杂的。

3. 其他因素：遗传免疫缺陷，多发癌倾向，盆腔放射史等均被认为与子宫内膜的发生有关。

中医学认为，本病的发生，主要与素体亏虚、内伤七情、饮食失调有关，其中，体质因素在本病的发病中起着重要作用，张元素在《活法机要》中曰："壮人无积，虚人则有之。脾胃怯弱，气血两衰，四时有感，皆能成积。"因素体不足，六淫之邪及湿毒之气乘虚而入；或七情内伤，使气血不和，致气滞血瘀；或饮食失调，致痰湿凝聚，阻滞血脉，终致气滞血瘀，毒结胞宫，发为本病。

二、诊断与鉴别诊断

（一）诊断要点

1. 诊断依据：

(1) 临床症状：子宫内膜癌患者早期可无明显症状，随着病情进展，可出现如下症状：①异常阴道流血：此乃子宫内膜癌最主要的临床症状，发生率可达100%，以此为第一主诉者占80%以上。可表现为绝经以后出血，生育年龄妇女则可表现为月经周期紊乱，月经期延长，经量增多甚至大出血等。②异常阴道分泌物：表现为水样或血性分泌物，此为肿瘤渗出或出血所致，合并感染时可出现脓性分泌物并出现异味。此症状先于阴道出血，并多见于绝经后患者，而在绝经前患者中此症状较少见。③疼痛：早期患者无此症状或症状轻微易被忽略，随着病情进展，可出现下腹胀痛或阵发性疼痛，多与子宫积血、积脓或合并感染有关，也可由于肿瘤增长，子宫明显增大，或与盆腔脏器粘连固定，压迫骶神经丛引起下肢或腰骶部疼痛，后者多为晚期之临床表现。④转移癌表现：若肿瘤发生全身转移，如转移至肺、肝、肾、脑、阴道下段时，可出现相应症状，如咳嗽、咳血、肝区疼痛、骨疼、头痛、呕吐等。

(2) 体征：早期子宫内膜癌无明显体征。主要体征为子宫增大，常以子宫轻至中度增大为多，子宫内膜癌患者体检发现子宫异常增大时，应结合病史，子宫质地，活动度等情况综合分析，考虑是否合并子宫肌瘤或子宫腺肌瘤。晚期肿瘤可穿过子宫浆膜层，在子宫表面形成肿块或浸润到宫旁或附件。

(3) 辅助检查：目前还没有一种令人满意的对子宫内膜癌进行筛查的有效手段，故凡有绝经后不规则阴道流血、月经紊乱、白带增多等，对可疑者均需进行以下相应检查：

1) 子宫内膜活检或分段刮宫：取子宫内膜做病理检查，这是诊断子宫内膜癌的金标准。行分段刮宫时，应先刮取宫颈管内各壁组织后，再用探针探测宫腔位置大小，以免将宫腔内癌组织带到宫颈管部，继之分别按如下顺序刮取两侧宫角，子宫前、后壁各处内膜组织并分瓶送检，在通常情况下，分段刮宫准确率为85%~95%，但由于是盲目操作，可存在误诊和漏诊。

2) 宫腔镜检查：宫腔镜可直接窥视子宫腔和子宫颈管内病变尤其对早期微小病灶，在直视下准确活检，可弥补诊断性刮宫在诊断时的漏诊，其诊断准确率为99.5%。凡临床高度怀疑子宫内膜癌而分段刮宫阴性者，可采用宫腔镜检查，以便及时明确诊断。进行宫腔镜检查时，由于注入膨宫介质使宫内压力增高，有可能使宫腔内的癌细胞经输卵管流入腹腔或经血管扩散，故对已明确诊断为子宫内膜癌者，不应再做宫腔镜检查，对高度可疑者，应用黏度大的中分子右旋糖苷做为膨宫介质并控制膨宫压力，尽量缩短检查时间，以减少癌细胞随膨宫介质扩散的可能性，并于宫腔镜检明确子宫内膜癌诊断后，尽早开腹手术并在术中充分冲洗腹腔。

3）细胞学检查：由于子宫内膜细胞在月经期外不易脱落，且宫腔内的癌细胞脱落后经溶解，变性后不易被细胞学检查人员所辨认，故应用细胞学检查诊断宫内膜癌的阳性率不如宫颈癌高，但此法经济、实用，即使在出血、感染时也可应用，可做为筛查或起辅助诊断作用。

4）超声学诊断：B超扫描在子宫内膜癌早期声像图可无明显异常，若病变进一步发展，肿瘤可在子宫内形成不规则团块，子宫内膜可见明显增厚和不规则。肿瘤侵犯宫颈时，可出现宫颈增宽，回声不规则的光团，统计表明，子宫内膜病变B超预测率可达89.6%。深肌层侵犯检出率可达71%。此外，超声检查还能发现肝、脾、腹膜后淋巴结等盆腔外脏器是否有肿瘤转移灶。

5）CT、MR检查：能较准确分辨宫颈与宫体、宫内膜与肌层，并能较准确地辨别子宫肌层浸润的程度及淋巴结转移情况。从而较准确估计肿瘤的临床分期，MR显示子宫肌层和宫颈受累优于CT，其准确率为80%。目前国外MR检查已广泛应用于子宫内膜癌的术前诊断及分期。

6）肿瘤标记物：肿瘤糖蛋白125（CA125）是已被确定的上皮性卵巢癌为肿瘤标记物，用于子宫内膜癌有一定价值。据统计，在子宫内膜癌患者中，约20%的临床Ⅰ期，80%的晚期患者CA125呈高值。CA199的特异性比CA125低，但与CA125联合检测有助于判断肿瘤的存在与来源，随着临床期别的增高，CA125和CA199水平和阳性率均增高。二者也可反映肿瘤的进展与消退，为监测病情变化提供帮助。

2. 病理分类：1988年国际妇科病理协会（international society of gtynecogia1 pathogists，SGP）依据肿瘤的组织学类型提出子宫内膜癌的病理分类：

(1) 子宫内膜样腺癌：此型是内膜癌中最常见病，约占80%，常与雌激素长期过量刺激，肥胖和子宫内膜增生有关。在内膜样腺癌中，常可见化生的鳞状上皮，若在腺癌中见良性化生的鳞状上皮，称为腺角化癌或腺棘皮癌，若见到恶性的鳞状上皮，则为腺鳞癌，二者预后差别颇大。

(2) 乳头状浆液性腺癌：类似卵巢生发上皮来源的乳头状浆液性腺癌，约占内膜癌的5%~10%，其发病与雌激素无关，是一种恶性度很高的内膜癌亚型，极易发生子宫深肌层血管浸润，腹膜扩散及淋巴结转移，且对与孕激素治疗不敏感。

(3) 透明细胞癌：组织学与卵巢的透明细胞癌相似，仅占子宫内膜癌的1%~5%。此类肿瘤预后差，5年生存率为33%~42%。

(4) 黏液性腺癌：组织学与宫颈的黏液腺癌相似，约占子宫内膜癌的1%~9%，此类肿瘤以分化好的腺体结构为主，预后较好，与同等分化分期的子宫内膜样腺癌相同。

(5) 鳞状细胞癌：原发于子宫内膜的鳞癌非常少见，约占子宫内膜癌的0.1%，其来源可能与内膜腺体鳞化有关，也可能直接来源于储备细胞。

(6) 未分化癌：组织学与其他器官的分化不良癌相似诊断时需与淋巴瘤、肉瘤或绒癌相鉴别，此瘤极罕见，预后极差。

3. 临床分期：按1988年FIGO定出的临床分期标准。

Ⅰ期　病变局限于子宫

Ⅰa期　病变局限于子宫内膜

Ⅰb期　病变侵犯子宫肌层<1/2

Ⅰc期　病变侵犯子宫肌层≥1/2

Ⅱ期　癌侵犯子宫颈

Ⅱa期　病变累及子宫颈内膜腺体

Ⅱb期　病变累及子宫间质

Ⅲ期

Ⅲa期　癌侵犯子宫浆膜或（和）附件，或（和）腹腔细胞学阳性

Ⅲb 期 阴道转移

Ⅲc 期 盆腔或（和）腹主动脉旁淋巴结转移

Ⅳ期

Ⅳa 期 癌侵犯膀胱或（和）肠黏膜

Ⅳb 期 远处转移，包括腹腔内脏器和（或）腹股沟淋巴结转移

（二）鉴别诊断

子宫内膜活检为诊断子宫内膜癌的依据，但临床上此病易与以下疾病相混淆，应予鉴别：

1. 子宫内膜不典型增生：子宫内膜不典型增生的病因及临床表现酷似子宫内膜癌，但前者发病年龄较轻且对药物治疗反应较好，确诊有赖于取宫内膜做病理检查。

2. 功能性子宫出血和子宫肌瘤：其症状与体征均与子宫内膜癌有相似之处，但通过影像学检查如 B 超、CT、MR、子宫碘油造影和内膜活检等有助于鉴别诊断。

3. 宫颈癌：子宫内膜癌累及宫颈或带蒂或息肉样子宫内膜癌肿瘤由宫腔生长到达或超出宫颈外口，此类型与原发宫颈癌术前极难区别，应根据患者的年龄、病理类型、子宫大小等因素作术前诊断时之参考，如患者为老年妇女，病理为腺癌且子宫稍增大，则子宫内膜癌的可能性较大。

三、整合治疗原则

子宫内膜癌的治疗手段有手术、放疗、化疗、中医药治疗等。其中以手术和放疗为最常用的手段。根据不同的病情，综合选择治疗方案。

1. 手术治疗：子宫内膜癌的手术治疗主要有以下 3 种手术方式：

（1）全宫双附件切除术或扩大全宫双附件切除：即在全宫切除基础上切除阴道上段≤2cm，以防阴道残端复发。

（2）广泛全宫切除术：此术式切除范围包括：高位结扎骨盆漏斗韧带，切除阔韧带内全部宫旁组织，贴近盆壁切除大部分圆韧带，部分骶、主韧带及阴道上段不少于 2cm。

(3) 广泛全宫+双侧盆髂淋巴切除/腹主动脉旁淋巴切除或活检术。

以上3种术式的选择需依据肿瘤的临床分期、病理类型、细胞分化程度及病人的具体情况制定个体化治疗方案。但子宫内膜癌的准确分期为手术分期，必须切除子宫后才能明确子宫肌层浸润深度，故对于临床分期Ⅰ期，病理类型非高度恶性的浆液性腺癌、透明细胞癌、鳞癌等，或肿瘤细胞分化非G3者，均可予先行全宫双附件切除或扩大全宫双附件切除，术中即时解剖子宫。如发现肿瘤浸润子宫深肌层或宫颈管者或术中探查发现盆淋巴、腹主动脉旁淋巴结增大者，应立即进行双盆淋巴结清扫加腹主动脉旁淋巴清扫或活检术。而对于临床已确诊Ⅱ期或以上，病理类型恶性度高，细胞分化差者，则行广泛全宫切除加盆淋巴切除、腹主动脉旁淋巴切除或活检术。

2. 放射治疗：放射治疗在子宫内膜癌的治疗中占有重要地位，可以做为唯一的治疗手段，又可以做为手术、化疗、激素治疗的辅助治疗手段。

(1) 根治性放射治疗：对于合并有高血压、糖尿病、极度肥胖不能耐受手术的患者或病情晚期估计无法手术切除者，可以行放射治疗获得根治。

(2) 放射治疗与手术并用：

1) 术前放疗：可降低肿瘤细胞活性，避免由于手术刺激导致癌细胞术中扩散转移。同时术前放疗可使肿瘤体积缩小，提高手术的彻底性，其适应证为：①临床检查肿瘤体积过大估计切除有困难者，可行体外照射或宫腔内放疗，使肿瘤缩小后再手术；②肿瘤侵犯宫颈或阴道上段者可行阴道腔内放疗。

2) 术后放疗：适应证为：①手术病理分期为Ic（包括Ic期）以上，或病理类型恶性度高或细胞分化G3而术中未行淋巴清扫者，或虽行淋巴切除，但病理结果提示淋巴结转移者，术后应行盆腔/腹主动脉旁野外照射；②阴道残端有肿瘤或阴道切缘距肿瘤<2cm者，术后应补行阴道腔内放疗；③晚期肿瘤无法切净或估计有肿瘤残留者，应行相应部位外照射。

3. 药物治疗:

(1) 孕激素治疗：大剂量孕激素对内膜癌有效，可使子宫内膜向正常方向转化，表现为核分裂减少，胞浆颗粒增多，甚至出现分泌空泡，最后肿瘤为增生或萎缩的内膜所代替。但并不是所有内膜癌对孕激素治疗有效。细胞分化好，雌、孕激素受体阳性者是使用孕激素治疗的适应证。可做为此类患者手术或放疗后的辅助治疗。此外，还可做为晚期或复发患者整合治疗的一部分。可起缩小肿瘤、减轻疼痛、减少出血等作用。同时还可增加放疗的敏感性。

(2) 抗雌激素药物治疗：三苯氧胺为三苯已烯属物质，是一种非甾体类激素，具有抗雌激素与雌激素双重效应。该药与细胞、胞浆雌激素受体结合，使雌激素受体含量下降并降低组织对雌激素的正常反应，从而有效地抑制肿瘤生长。同时，三苯氧胺还能刺激肿瘤细胞内孕激素受体的合成，从而协同孕激素的抗癌效果，提高孕激素治疗的敏感性和长期有效性。

(3) 抗癌药物治疗：子宫内膜癌的化疗近年来已被重视，但由于本病经典、有效的治疗方法为手术及放射治疗。化疗在子宫内膜癌的治疗中仅处辅助地位，其治疗指征如下：①具有某些高危因素的早期病例术后辅以化疗。如病理类型恶性度高，细胞分化不良，雌孕激素受体阴性者；②晚期病例可采用根治性手术或放疗辅以化疗；③术中有肿瘤残留或复发转移者。

常用抗癌药物有铂类、阿霉素、5-氟尿嘧啶、环磷酰胺、更生霉素、紫杉醇等，给药途径除常规全身化疗外，也可根据肿瘤的部位采用介人化疗、腹腔化疗等。

四、中医药治疗

(一) 中医药治疗原则

子宫内膜癌的治疗原则是扶正与祛邪并用。早期以清热利湿，行气活血，兼以扶正固本调理脾肝肾三脏，固护冲任；晚期宜扶正为主，兼祛邪抑瘤，改变患者的虚弱状态，使抑瘤而不伤正。总之，治疗时当根据邪正盛衰的轻重，权衡扶正与祛邪的用药比例。

（二）辨证论治

1. 气滞血瘀型：

主证：阴道不规则出血，时崩时止，或绝经多年复见阴道流血，或淋漓不净，挟有瘀块，带下赤白相兼，少腹疼痛有定处，拒按，舌紫黯，或边有瘀点，苔薄白，脉沉涩或弦细。

治法：行气活血，解毒散结

方药：逍遥散（《和剂局方》）加减。柴胡15g，当归15g，白芍15g，白术10g，云苓20g，甘草6g，生姜10g，薄荷少许。

加减：若肝郁化火者，加用益母草、茜草等凉血疏肝，阴道出血量多，可加大小蓟各30g，茅根15g，旱莲草30g，小腹痛甚，可乌药、香附各9g。

2. 气虚湿毒型：

主证：经期紊乱，或崩或漏，日久不止，或绝经多年又见阴道不规则流血，阴户肿痛，胸闷脘痞，小腹疼痛，腰膝酸软，带下量多，色白或赤白相间，质粘稠，面色恍白，身倦乏力，脘腹胀满，纳呆厌食，舌红苔黄腻，脉弦滑或细数。

治法：健脾益气，解毒散结

方药：参苓白术散（《和剂局方》）加减。人参6g，茯苓25g，白术15g，山药24g，陈皮6g，桔梗6g，莲子肉12g，薏苡仁30g，砂仁4g，扁豆24g，甘草5g，大枣6枚。

加减：若阴道出血量多者，加用黄芪30g，血余炭6g，侧柏叶15g；带下量多者，可加苍术15g，荆芥穗15g

3. 肝郁血热型：

主证：阴道异常出血，量多或淋漓，伴胸胁胀痛或不适，烦躁易怒，口干口苦，舌红苔薄黄，脉弦数。

治法：疏肝清热，凉血解毒

方药：丹栀逍遥散（《太平惠民和剂局方》）加减。柴胡6g，白术6 g，当归9g，白芍9g，茯苓9g，薄荷3g，丹皮6g，山栀 6g，益母草 9g，血余炭 9g，甘草 3g。

若带下甚者须加白术、苍术、芥穗、车前子、升麻等以收湿止带；如少腹痛甚宜配元胡、乌药、青木香、川楝子等以行气活血止痛；

4. 脾肾阳虚型：

主证：阴道不规则出血，淋漓不断，色淡质稀，小腹疼痛，得温则减，神疲乏力，腰膝酸软，四肢不温，大便溏薄，小便清长，舌淡苔白，脉沉细无力。

治法：温肾健脾，解毒散结。

方药：右归丸（《景岳全书》）加减。熟地 24g，山药 12g，山萸肉 10g，枸杞子 12g，菟丝子 12g，鹿角胶12g，杜仲 12g，肉桂 5g，当归 9g，熟附片 6g。

加减：腹胀纳呆选用神曲、山楂、炒谷麦芽、莱菔子、木香、陈皮等行气消食，和胃除胀，以增进食欲。

5. 肝肾阴虚型：

主证：阴道不规则流血，量多或淋漓，色鲜红，形体消瘦，头晕耳鸣，五心烦热，潮热盗汗，腰膝酸软，舌红少苔，脉细数。

治法：滋补养肝，固崩止血。

方药：左归丸（《景岳全书》）加减。熟地 20g，淮山药 30g，山茱萸 15g，菟丝子 30g，枸杞子30g，鹿角胶 15g（烊化），女贞子 30g，旱莲草 30g，仙鹤草30g，血余炭 30g，棕榈炭 15g。

加减：潮热盗汗者择伍浮小麦、五味子、糯稻根、煅牡蛎等敛汗止汗。

（三）特殊兼证的治疗

1. 子宫内膜癌术后膀胱麻痹：根据"治水者必治气"的理论，可采用热敷和益气利水的中药治疗。方药：补中益气汤（《脾胃论》）加减。药用生黄芪、党参、白术、当归、车前子、猪苓、茯苓、柴胡、升麻、陈皮、生甘草等。

2. 术后便秘：大承气汤（《伤寒论》）灌肠，药用大黄(后下)、芒硝（冲)、枳实、厚朴。煎水至200ml，术后灌肠。

3. 盆腔栓塞性静脉炎：在女性生殖系统恶性肿瘤中这是一种较严重的炎症，系累及盆腔深部静脉及股静脉所致，可表现出发热，患肢疼痛，舌红，苔黄腻等，为热毒壅聚引起，以清热解毒方药治之。方药：清瘟败毒饮（《疫诊一得》）加减。药用生石膏、生地、黄柏、竹叶、黄连、栀子、元参、丹皮、赤芍、连翘、炙甘草等。

4. 骶骨、下肢疼痛：晚期子宫内膜癌由于癌细胞浸润周围组织或压迫神经，可出现腰骶部及下肢疼痛，除采用放射治疗及西医止痛药物外，运用中药外敷或外搽也颇具良效。①癌理通（蟾酥、马钱子、毛麝香等）外敷，抗癌消肿止痛。②蟾酥膏（蟾酥膏、生川乌、重楼、红花、莪术、冰片)。制成布质橡皮膏，外贴疼痛部位。一般15~30min起效，维持时间较长，连续使用，无成瘾性和毒副反应。

（四）特色治疗

1. 外治法：可使用四叶律外敷。四叶律：性平，味甘，功能清热解毒、利尿消肿、活血止痛；用于肿瘤、赤白带下等症，鲜品60%~90g，捣烂外敷，用于子宫内膜癌并局部红肿热痛者。

2. 针灸：取穴命门、带脉、三阴交等、用补泻结合手法，每天1次，每次15~30min，用于子宫内膜癌疼痛患者；取穴带脉、五枢、三阴交、气海、阴陵泉等，用泻法，每天1次，每次15~30min，适用于子宫内膜癌带下较多者。

（五）心理治疗

精神因素在癌症的康复方面起着很重要的作用，对子宫内膜癌患者也不例外。要帮助患者注重心理卫生，使患者乐观，积极向上，树立战胜本疾病的信心，克服恐惧、焦虑、悲观的不良情绪，这些对于子宫内膜癌癌细胞的逆转和消退是有积极意义的。

子宫内膜癌患者需纠正两种错误认识：一是恐癌心理，

过分恐惧，总把子宫内膜癌与死亡划上等号，这是要不得的。其次是大意心理，反正本病预后尚可，因此，错误地忽略后续治疗。其实，子宫内膜癌虽预后较好，但仍需重视后续的康复治疗。因为子宫内膜癌有相当比例会复发，特别是不重视后续治疗者。故不可大意，须认真地进行后续以中医药为主的治疗，以减少复发与转移，并可以增加免疫功能，改变内环境，提高远期疗效和生活质量。

（六）预防及康复指导

1. 预防要点：

(1) 因病因不明，目前尚不能预防其发生，对可疑患者应做全面细致的检查。定期检查，包括妇科、B 超、CT、肿瘤标志物等的检查。尤其是对高危患者更应注意及时检查。加强卫生宣传教育，对绝经后出血，更年期月经紊乱应注意排除癌病的可能，对年轻妇女月经过多而治疗 2~3 个月无效者，应做细胞学检查及子宫内膜和颈管内膜检查，广泛开展防癌普查工作。尤对有高危因素者，普查更有意义。已证实为内膜腺瘤样增生或不典型增生等癌前病变者，根据患者情况宜行全子宫切除术。

(2) 严格掌握雌激素的适应证，并合理使用。对更年期及绝经后妇女更应慎用。应用时间不宜过长，量不宜大，并应严密观察反应。

(3) 手术治疗中应注意防止癌细胞扩散或直接种植，以致未能治愈，促使复发。应采取的预防措施。

(4) 治疗后应定期随诊。

2. 康复要点：积极的手术及放疗，并配合中医药治疗；调整膳食结构与生活方式，保持愉悦的心理状态，并定期作出追踪体检，是促使子宫内膜癌完全康复的综合措施。

第七章 血液系统肿瘤

第一节 恶性淋巴瘤

恶性淋巴瘤是来源于淋巴网状组织与免疫关系密切的恶性肿瘤，主要发生于淋巴结，也可发生于淋巴结外和非淋巴组织，如肺、胃、肠、骨、皮肤、头颈部器官、男性和女性生殖器官、脑及骨髓等。淋巴瘤又可分为霍奇金病（Hodgkin's disease，HD）和非霍奇金淋巴瘤（non-Hodgkin'lymphoma，NHL）两大类。

中医无恶性淋巴瘤病证名称，但根据本病具有淋巴结肿大特征描述，中医常见病证名称有“瘰疬”、“失荣”、“石疽”、“恶核”等。其共有特点是皮色不变、不痛不痒，皆属中医“阴疽”范畴。

一、病因病机

恶性淋巴瘤的病因，目前倾向于多种因素作用的结果。病毒病因是淋巴瘤中研究较多的，与淋巴瘤关系较密切的如EB病毒、人类T细胞淋巴瘤病毒（HTLV），其他还有人类疱疹病毒Ⅵ型等。在物理病因中有大剂量辐射。化学病因中如接触氯酚、苯、农药、化肥、某些药物及器官移植中用的免疫抑制剂等。免疫因素中值得重点提出的是感染了人类免疫缺陷病毒（HIV）所致的艾滋病（AIDS），此病在西方国家发病率高，而并发淋巴瘤的机会也高。遗传因素也有可能。总之，在机体抗病能力低下时，更利于外因发挥作用。

中医认为凡淋巴结肿大者皆与“痰”有关，所谓“无痰不成核”。而痰之起因有二，一为寒湿凝结成痰；二为火热煎熬津液成痰。平素脾胃虚弱，水湿运化失职，湿郁于内，久成湿毒。湿毒不化，日久凝结为痰，痰毒互结，遂成癌瘤；情志不舒而致肝气郁结，痰气积聚，郁久化热，灼津为痰，若与邪毒胶结则为恶核；情志不遂，精神抑郁，或怒伤肝气，气机阻滞，使血行不畅，脉络瘀滞，气滞血淤，日积月累，凝聚成块则为癥积；病邪久留不去，耗伤气血阴津。久病及肾，肾阴不足，水不涵木，虚火内动，灼津为痰，痰火相结为肿核；病至晚期恶核累累，久病气血耗伤。总之，本病根本在于痰，诱发因素在乎郁，痰郁互结，气血凝滞，耗伤气血，损及阴阳，可导致气血阴阳虚损。

二、诊断与鉴别诊断

（一）诊断要点

1. 诊断依据：恶性淋巴瘤临床表现可呈多样化，在疾病发生与发展过程中，除淋巴结肿大特征外，多数病例诊断尚需结合现代医学检查方法。下列可作为诊断依据：

（1）自行或体检时发现呈无痛性、进行性局部或全身淋巴结肿大。

（2）淋巴结肿大引起局部组织器官压迫症状。

（3）由于淋巴结外侵犯引起相应局部症状和体征。

（4）淋巴结活组织检查或经其他病理检查证实本病诊断。

（5）经现代医学如 X 线、淋巴造影、放射性核素检查、CT 等发现相应病变。

2. 病理分类：

（1）HD 的病理组织学分类（Rye 会议，1966）：

1）淋巴细胞为主型（1ymphocytic predosminance，LP）：此型较少见，约占 HD 的 20%。一般认为预后较好。

2）结节硬化型（nodular sclerosis，NS）：此型较多见，约占 HD 中 35%~40%之间。此型的预后也较好。

3）混合细胞型（mixed cellularity，MC）：25%~35%，预后一般。

4）淋巴细胞消减型（1ymphocyticdepletion，LD）：此型预后较差。

（2）NHL 的病理组织学分类：

1）B细胞肿瘤：

前B细胞肿瘤：前B淋巴母细胞白血病/淋巴瘤。

外周B细胞肿瘤：①B细胞慢性淋巴细胞白血病/前淋巴细胞白血病/小淋巴细胞淋巴瘤；②淋巴浆细胞样淋巴瘤（免疫细胞瘤）；③帽带细胞淋巴瘤；④滤泡中心细胞淋巴瘤；滤泡型（暂定Ⅰ、Ⅱ、Ⅲ级）和弥漫型（以小细胞为主的淋巴瘤）；⑤边缘带B细胞淋巴瘤：结外型（低度恶性B细胞粘膜相关淋巴瘤）和结内型（单核细胞B细胞淋巴瘤）；⑥脾边缘带B细胞淋巴瘤（外周循环中的绒毛状淋巴细胞）；⑦毛细胞白血病；⑧浆细胞瘤/骨髓瘤；⑨弥漫性大细胞B细胞淋巴瘤（亚型：原发性纵隔大细胞B细胞淋巴瘤）；⑩伯基特（Burkitt's）淋巴瘤；⑪高度恶性伯基特样B细胞淋巴瘤。

2）T细胞和NK细胞肿瘤：

前T细胞肿瘤：前T淋巴母细胞淋巴瘤/白血病。

外周T细胞及NK细胞肿瘤：①T细胞慢性淋巴细胞白血病/前淋巴细胞白血病；②大颗粒淋巴细胞白血病：T细胞型和自然杀伤细胞型；③蕈样真菌病 / Sezary综合征；④外周T细胞淋巴瘤、非特殊型（暂定细胞类型为中等大细胞型、中与大细胞混合型及大细胞型）、亚型（皮下泛体T细胞淋巴瘤，肝脾型r和T细胞淋巴瘤）；⑤血管免疫母细胞型T细胞淋巴瘤；⑥血管中心细胞淋巴瘤；⑦肠T细胞淋巴瘤（有/无肠病）；⑧成人T细胞淋巴瘤/白血病HTLV（+）；⑨间变性大细胞淋巴瘤（T和未分化型）；⑩间变性大细胞淋巴瘤，霍奇金样（暂定）。

（3）WHO淋巴类肿瘤性疾病的分类（WorldHealth Organizationofneoplasticdiseases ofthe lympoid tissues，1999）：

1）B细胞肿瘤：

前B细胞淋巴母细胞性白血病/淋巴瘤

成熟B细胞肿瘤

B-细胞慢性淋巴细胞性白血病/小淋巴细胞性淋巴瘤

B-细胞原淋巴细胞白血病

淋巴细胞浆细胞性白血病（淋巴浆细胞样淋巴瘤）

帽带细胞淋巴瘤

滤泡性淋巴瘤（滤泡中心淋巴瘤）【REAL 分级：Ⅰ（小细胞），Ⅱ（混合细胞），Ⅲ（大细胞）】

粘膜相关淋巴组织的边缘带 B 细胞淋巴瘤

有/无单核样 B-细胞淋巴结内的边缘带淋巴瘤

脾边缘带 B—细胞淋巴瘤

毛细胞白血病

弥漫大 B 细胞淋巴瘤亚型：纵隔（胸腺）；血管内；原发性渗出性淋巴瘤

伯基特淋巴瘤

浆细胞瘤

浆细胞骨髓瘤

2）T 细胞肿瘤：

前 T 细胞淋巴母细胞性白血病/淋巴瘤

成熟 T 细胞和 NK 细胞肿瘤

T 细胞前淋巴细胞白血病

T 细胞大颗粒淋巴细胞白血病

NK 细胞白血病

结外 NK/T 细胞淋巴瘤，鼻型（血管中心性淋巴瘤）

蕈样霉菌病

Sezary 综合征

血管免疫母 T 细胞淋巴瘤

外周 T 细胞淋巴瘤（非特殊型）

成人 T 细胞白血病/淋巴瘤（HTLV1 十）

全身性间变性大细胞淋巴瘤（T 细胞和 NU Ⅱ 细胞）

原发性皮肤间变性大细胞淋巴瘤

皮下筋膜炎性 T 细胞淋巴瘤

肠病性肠的 T 细胞淋巴瘤

肝脾 T 细胞淋巴瘤

3）霍奇金淋巴瘤：

结节性淋巴细胞为主性霍奇金淋巴瘤

经典性霍奇金淋巴瘤

霍奇金淋巴瘤，结节硬化型（Ⅰ和Ⅱ级）

经典性霍奇金淋巴瘤，淋巴细胞丰富型

霍奇金淋巴瘤，混合细胞型

霍奇金淋巴瘤，淋巴细胞消减型（包括一些霍奇金样间变性大细胞淋巴瘤）

3. 临床分期：AnnArbor 会议制定之临床分期（1971）：

I 期　侵及一个淋巴结区（I），或侵及一个单一的结外器官或部位（1E）。

Ⅱ期　在横膈的一侧，侵及 2 个或更多的淋巴结区（Ⅱ），或外加局限侵犯结外器官或部位（II）。

Ⅲ期　受侵犯的淋巴结区在横膈的两侧（Ⅲ）或外加局限侵犯 2 个结外器官或部位（ⅢE）或脾（ⅢS）或二者皆有（ES）。

Ⅳ期　弥漫性或播散性侵犯一个或更多的结外器官，同时伴有或不伴有淋巴结的侵犯。

器官的受侵统一分为 A：无症状。B：无原因的发热 38℃以上，连续 3 天以上盗汗；6 个月内无原因的体重下降>10%者。

（二）鉴别诊断

浅表淋巴结肿大须与淋巴结的非特异性感染或病毒感染、转移癌、传染性单核细胞增多症等鉴别。凡直径>1cm 的淋巴结肿大且观察 6 周以上仍不消退者，均应做活检。

无浅表淋巴结肿大的纵隔及肺门肿块，常需与肺癌、结节病相鉴别，一般来说，淋巴瘤的肿块可以较大，发展较快，有时为多发性或双侧性，上腔静脉压迫症状往往不及中央型肺癌明显，支气管镜检及肺门纵隔区切层照相有利于两者的鉴别。

对于浅表淋巴结不大，以发热为表现的病例确诊比较困难，疑为恶性淋巴瘤时，可考虑作腹部 CT 检查以发现腹膜后病变，有时可考虑剖腹探查。

三、整合治疗原则

（一）霍奇金病的治疗原则

由于霍奇金病（HD）多侵犯邻近淋巴结区，较少侵犯结外器官等特点，因之为大野放疗提供了有利条件，加以有效的联合化疗方案，更提高了晚期 HD 的治愈率。20 世纪 90 年代以来，对 HD 的治疗，有较成熟的经验，治愈率得以明显提高，如早期（1、Ⅱ期）病例，以放疗为主，5 年生存率达 90%，晚期（Ⅲ、Ⅳ期）病例，以联合化疗为主，治愈率也在 50%以上。值得注意的是，近 10 余年来，早期病例，采用联合化疗，也取得类似放疗的好结果。整合治疗，也在进一步探索。总之 HD 已成为可治愈的肿瘤之一，其具体治疗原则如下。

1. IA 期：次全淋巴结照射（STNl），根治量（45-50Gy）。

2. IB、IIA~B 期：全淋巴结照射（TNI），根治量，妇女除更年期不作盆腔照射。放疗后加联合化疗 4 个周期。

3. ⅢA 期或 I、Ⅱ期：淋巴细胞削减型及大纵隔（纵隔侵犯超过胸腔横径 1/3）或包块>5cm 直径的，先化疗 3 个周期，再全淋巴结照射，根治量，再化疗 3 个周期。

4. ⅢA2、ⅢA 及ⅣA~B 期：以联合化疗为主，注意剂量强度要足够，总数达 6 个周期或以上（完全缓解后再加 2 个周期），必要时作局部放疗。脾侵犯（巨脾）经化疗、放疗效果不佳，或有脾功能亢进，可行脾切除。

5. 复发病例：凡放疗后复发，用联合化疗可取得类似初治病例的好疗效；化疗后复发则改用新化疗方案。

6. 儿童及未成年患者，以足量联合化疗为主，如果需加放疗，可用根治量的 2/3，且颈部放射野需对称性。

（二）非霍奇金淋巴瘤的治疗原则

由于非霍奇金淋巴瘤（NHL）比 HD 为复杂，至今尚无满意的分类方法，加以 NHL 具有跳跃性侵犯及较多的结外侵犯的生物学行为，给治疗带来困难，疗效也远不如 HD。但近年来，尤其中高度恶性 NHL，坚持以化疗为主的治疗原则，治愈率也有较大提高。

NHL 因亚型不同，治疗原则亦不同，低度恶性者，因病程进展缓慢而不为患者注意，就诊时多偏晚期，据统计Ⅲ、Ⅳ期约占 80%，生存期的计算以“年”计，中位生存期为 6~8 年。此型病例无论单一治疗、整合治疗、强烈治疗，其缓解率均可达 80%以上，但除少数治愈外，多数出现复发。它是可以转化为恶性度更高亚型的淋巴瘤，即从滤泡型进而为弥漫型，这是致死的主要原因；此外，还有少数患者，发生自然消退现象，此消退可能为部分的也可以是全部的，可一段时间后再出现。总之通过临床实践，目前对低度恶性淋巴瘤患者多主张在治疗上不宜太积极，可根据病情不同，采用严密观察，暂不治疗、单一化疗药物治疗、缓和的联合化疗、稍强的联合化疗、受侵部位放疗、化疗加放疗整合治疗、生物反应调节剂治疗等不同方式，以避免过早、过多地损伤机体。此型淋巴瘤在我国发生率低，只占 NHL5%左右，而西方国家则发生率为 45%左右。

中度恶性淋巴瘤较常见，约占整个 NHL 的 60%，多为 B 细胞来源，其生存期的计算以“月”计，临床表现为进展性，具有高度恶性的趋势，对中度恶性淋巴瘤的治疗原则为积极治疗，其治愈率约 60%。

高度恶性淋巴瘤之特点为病程短、进展迅速，经常在诊断过程中播散，难以严格分期，所以对其生存期的计算以“周”计，中位生存期为 1 年左右，该型淋巴瘤对化疗很敏感，用药后肿瘤迅速缩小，但经常在肿瘤消失后短期复发难以控制，所以预后很差，治疗原则需积极、强烈治疗，甚至在初治时即选择骨髓移植或造血干细胞移植等支持下的大剂量化疗加或不加放疗，以期将目前 30%治愈率再提高。

1. NHL 按恶性度和分期的具体治疗原则：

(1) 低度恶性淋巴瘤：①I、Ⅱ期放疗，次全淋巴结照射，扩大野，根治量。②Ⅲ、Ⅳ期联合化疗为主，必要时局部放疗；或全身低剂量放疗 150cGy/5 周。有时采用观察等待的原则，总之治疗不宜太积极。

(2) 中度恶性淋巴瘤

1) I A—II，ⅡA 期放疗，全淋巴结照射，根治量，化疗4周期。尤其弥漫性大细胞型，应予重视(部分患者可先用化疗，再用放疗)。

2) ⅡB 及ⅡA 期侵犯范围广者化疗 2~4 个周期一放疗，全淋巴结照射化疗（化疗总周期数在 6 个周期以上，即达 CR 后再加 2 个周期)。

3) Ⅲ、Ⅳ期以联合化疗为主，必要时局部放疗。

(3) 高度恶性淋巴瘤：以积极的全身化疗为主，必要时给予局部放疗。用骨髓移植（BMT)、或自体造血干细胞移植 (AHSCT) 及在集落刺激因子（CSF）支持下的强烈化疗根据病情加或不加放疗。

对低、中、高度淋巴瘤复发的病例的处理原则：或采用比原治疗方案强的化疗方案、或改换新化疗方案，必要时加放疗。

2. 恶性淋巴瘤治疗后的远期并发症：

(1) 一般性并发症与淋巴瘤疾病本身和治疗有关的免疫缺陷及带状疱疹等；感染，败血症；胸腺增生；甲状腺功能低下；男（女）性性功能低下，不育（孕)；放疗后急性心包炎，心肌病或慢性心包炎；急、慢性肺炎，肺纤维化；无血管性坏死；牙齿松动、脱落及口内干燥；生长发育迟缓等。

(2) 继发另外的恶性肿瘤包括骨髓增生异常综合征 (MDS)；继发白血病，以急性非淋巴细胞白血病（ANLL）多见；继发 NHL；继发实体瘤较少见如骨和软组织肿瘤、肺癌、乳腺癌、甲状腺癌、恶性黑色素瘤、头颈部癌等。

3. NHL 常用的联合化疗方案：

(1) COEP 方案：

环磷酰胺（CTX） 600mg/m^2 静脉注射，第 1、8 天；

长春新碱（VCR） 1.4mg/m^2 静脉注入，第 1、8 天；

足叶乙甙（VP-16） 60mg/m^2 静脉滴注，第 2~5 天或 6

天；

强的松（PDN） 40mg/m^2 顿服，第 1~10 天;

21 天为 1 个周期。

(2) CHOP 方案：

环磷酰胺（CTX） 750mg/m^2 静脉注射，第 1 天;

阿霉素（ADM） 40mg/m^2 静脉注入，第 1 天;

或 EPI 表阿霉素 50mg/m^2 静脉注入，第 1 天;

长春新碱（VCR） 1.4mg/m^2 静脉注入，第 1、8 天;

强的松（PDN） 100mg/m^2 口服，第 1~5 天;

21 天为 1 个周期。

(3) BACOP 方案:

博来霉素（BLM） 10mg/m^2 肌肉注射，第 15、22 天；

或 PYM 平阳霉素 8~10mg/m^2 肌肉注射，第 15、22 天；

阿霉素（ADM） 25mg/m^2 静脉注入，第 1、8 天；

或 EPI 表阿霉素 40mg/m^2 静脉注入，第 1、8 天；

环磷酰胺（CTX） 650mg/m^2 静脉注射，第 1、8 天；

长春新碱（VCR） 1.4mg/m^2 静脉注入，第 1、8 天；

强的松（PDN） 60mg/m^2 顿服，第 15~28 天;

(4) PE 方案（解救方案）：

顺铂（DDP） 30mg/m^2 静脉注射，第 1~3 天（适当水化、利尿、止吐）；

足叶乙甙（VP-16）60m g/m^2 静脉滴注，第 6~10 天（或 VP-16 胶囊50mg/次口服~10 天）。

(5) DICE 方案：

地塞米松（DXM） 10mg 静脉注入 每 6h1 次，第 1~4 天；

异环磷酰胺（IFO） 1.0/（m^2·d) 静脉注入 第 1~4 天；

顺铂（DDP） 25mg/（m^2·d) 静脉滴注 第 1~4 天；

足叶乙甙（VP-16）100mg/（m^2·d) 静脉滴注 第 1~4 天；

每 21~28 天为 1 个周期。

四、中医药治疗

（一）中医药治疗原则

多数恶性淋巴瘤患者属于本虚标实的情况，因此在治疗上要扶正培本，抗癌祛邪，具体方法包括补气、养血、补肾填精、健脾益胃等。尤其是中晚期恶性淋巴瘤患者或难以耐受放疗、化疗的，这类患者常会出现气滞、血瘀、湿聚、痰结等一系列病理变化，身体较为虚弱，中医药治疗可能是最合适的治疗方案，采用扶正、滋阴、补气、补阳、养血、排毒、软坚、祛瘀、解郁等扶正培本中医药治疗可缓解症状，延长生存期，提高生存质量。

（二）辨证论治

1. 寒痰凝结型：

主证：颈项、耳后或腋下多个肿核，不痛不痒，皮色如常，坚硬如石，不伴发热，畏寒肢冷，面色少华，神疲乏力，倦怠自汗，舌淡，苔薄，脉沉细弱。

治法：温化寒痰，补养气血。

方药：阳和汤（《外科全生集》）加减。熟地 15g，白芥子 12g，肉桂 6g，麻黄 9g，鹿角胶 10g，炮姜 6g，生甘草 6g。

加减：本方旨在温阳散寒，补血通脉，在临证时，应针对本证候特点，可加益气养血之药物。

2. 气郁痰结型：

主证：颈项、耳下，或腋下有多个肿核，不痛不痒，皮色不变，胸闷不舒，两胁作胀，脘腹痞块，头晕耳鸣，心悸气短，四肢疲乏，口渴咽干，潮热盗汗，烦躁易怒，大便干结，小便短赤，舌红少苔，脉象弦数。

治法：疏肝解郁，理气散结。

方药：柴胡疏肝散（《景岳全书》）加减。柴胡 12g，枳壳 9g，杭白芍 12g，陈皮 10g，川芎 10g，香附 10g，甘草 6g。

加减：以本方治疗肝郁痰结证候较适宜，但本证候除气郁痰结外，还兼有气阴两虚证，故临证时需在方中加入益气养阴之品，如黄芪、党参、生熟地、元参等；痰结较重者，可加入半夏、贝母、牡蛎等；肝气郁结，郁热症状较重者，可加入柴胡、枳壳、香附、郁金等；肝郁脾虚，食欲不振者，加入菖蒲、砂仁、焦三仙等；若痰瘀结成肿块者，加入川芎、桃仁、红花、三棱、莪术等。

3. 阴虚痰瘀型：

主证：形体消瘦，脘腹胀痛，纳呆食少，口渴咽干，失眠多梦，潮热盗汗，恶核累累，癥瘕积聚，大便干结，舌红少苔，或有瘀斑，脉象细数。

治法：补肾养肝，化痰祛瘀。

方药：壮骨丸（《丹溪心法》）加减，或扶正解毒汤。黄柏15g，龟甲10g，知母10g，熟地10g，陈皮10g，白芍10g，锁阳lOg，阿胶（代虎骨）10g，干姜6g。

加减：本方专治肝肾阴虚，虚热内生之证候，但在临床应用时要依据虚实夹杂证候特征，可选择性加入活血化痰药，川芎、桃仁、红花、三棱、莪术、地龙、半夏、贝母、胆星等；脾胃虚弱，纳食不香者，可加石菖蒲、砂仁等；脾阳不振，完谷不化，腹痛腹泻者，可加炮姜、元胡、乌药、赤石脂等。

4. 阴阳俱虚型：

主证：形体消瘦，口渴咽干，潮热盗汗，大汗淋漓，畏寒肢冷，恶核累累，大便干结，舌淡苔白，脉象细弱。

治法：滋阴温阳，补益肝肾。

方药：肾气丸（《金匮要略》）加减，或扶正解毒汤。干地黄15g，茯苓10g，泽泻10g，山萸肉10g，山药12g，丹皮10g，附子9g，桂枝6g。

加减：本方专行调理阴阳，在临床应用时要容易消化，忌食煎炸燥热、辛辣刺激、肥甘厚味。依据本证虚实夹杂特点，可在方中选择性加入化痰行瘀药，如川芎、丹参、桃仁、红花、三棱、莪术、地龙、半夏、陈皮、胆星、贝母等；脾阳虚弱，食欲不振者，加石菖蒲、砂仁、炮姜、黄芪等；脾肾阳虚，完谷不化，腹痛腹胀者，可加元胡、乌药、赤石脂、石榴皮、椿根皮等。

(三) 特殊兼证的治疗

1. 发热：可酌加葛根、青蒿、柴胡、连翘。

2. 盗汗：可酌加白薇、碧桃干、地骨皮、银柴胡、牡蛎。

3. 结节坚硬：加三棱、莪术，或络石藤，体虚明显可酌加露蜂房，以祛风解毒、散结止痛。

(四) 特色治疗

淋巴结肿大者或淋巴结感染时可使用外治法。

1. 茯苓拔毒膏：本方由茯苓、雄黄、矾石各等份，共研细，可直接将药末撇敷患处，每日 1~2 次，或制备成软膏外涂，或用麻油调匀，涂抹患处，每日 1~2 次。本药既可使用于皮肤或软组织感染，又可用于恶性淋巴瘤治疗。

2. 片仔癀软膏：本软膏由片仔癀改变剂型而成，有清热解毒，散瘀止痛的功效。可用本药涂抹患处，每日 2~3 次。

(五) 心理治疗

1.日常紧张生活中，应培养“恬淡虚无”的心态，注意调整压抑、急躁性情至豁达、开朗状态。

2. 应注意宜传有关该病的基本知识，使其明确该病属于可治愈的“癌”，帮助患者树立战胜疾病的信心。

(六) 预防及康复指导

1. 预防要点：由于恶性淋巴瘤的确切病因尚不明了，采取积极有效的预防其发生的措施有一定的困难。临床上可根据目前有关恶性淋巴瘤的病因研究结果，对于高危人群给予适当的预防，可能有助于延缓或阻断该病的发生。对于经治疗获得完全缓解的患者，若给予积极的预防或治疗措施，则有可能延长缓解期甚至阻止其复发。因此，对于恶性淋巴瘤的预防调理应注意以下几方面。

(1) 生活调理：

1) 注意气候变化，预防和积极治疗病毒感染。

2) 密切注意浅表肿大的淋巴结的变化，对于家族成员中有类似疾病患者，更应高度警惕。

3）加强身体锻炼，提高机体的免疫与抗病能力。

4）积极治疗与本病发生可能相关的其他慢性疾病，如慢性淋巴结炎、自体免疫性疾病等。

5）对于浅表的病变，应注意皮肤清洁，避免不必要的损伤或刺激。

（2）饮食调理：恶性淋巴瘤患者的饮食宜清淡易消化而富有营养，忌生冷、油腻、辛辣，戒烟酒。食疗方面可根据患者的情况选用或交替使用以下几个食疗方。

1）虫草金龟汤：冬虫夏草 15g，金钱龟 1 只（200~300g），煲汤。饮汤，不食龟肉。适用于恶性淋巴瘤的缓解期或放疗、化疗间歇期。

2）芦笋汤：鲜芦笋 60g，加水煮浓汤 300ml 饮用，每次约150ml，早晚各 1 次，可长期服用。可用于各型恶性淋巴瘤。

3）龙眼红枣粥：龙眼肉 15g，红枣 5 枚，粳米 100g，加适量水煮粥长期食用。适用于恶性淋巴瘤放疗、化疗后血象降低或晚期贫血者。

4）甲鱼金丹汤：甲鱼 1 只（300g 左右），加食盐、黄酒、水适量煲汤，食鳖肉，汤分每日 2 次送服小金丹各 3g。适用于预防恶性淋巴瘸的复发。

5）牡蛎煮海带：将 75g 海带用水浸泡、洗净，切成细丝，加水适量煮熟后，纳入 250g 牡蛎肉共煮，加食盐、猪油等调味品而成。适用于各型恶性淋巴瘤患者。

2. 康复要点：

（1）中医药康复治疗：恶性淋巴瘤发病缓慢，临床症状不一。局部病变可采用放射治疗，深部病变多采用化疗方案。中医药康复治疗通常在恶性淋巴瘤放、化疗后缓解期，维持这段时间的康复治疗是预防恶性淋巴瘤复发或延迟复发的重要措施。因此，在恶性淋巴瘤缓解期内坚持中医药治疗。可采用辨证施治、中成药或单味中药治疗，临床可根据具体情况选用。恶性淋巴瘤缓解期康复。治疗重点为匡复正气，补益气血，调整阴阳，增进食欲，恢复体力。

(2) 心理康复治疗：《素问·阴阳应象大沦》指出："怒伤肝、喜伤心、思伤脾、忧伤肺、恐伤肾"，七情内伤是导致疾病发生的内在病因，也是致使疾病发展的重要因素。虽然，恶性淋巴瘤经治疗后临床缓解率很高，生存期也长。但多数患者由于疾病折磨，加之经济负担过重，常有恐惧、忧郁、失望等不健康的心理反应，因而，严重影响了疾病的治疗和康复。所以，临床医师要在治疗疾病的同时，注重患者心理康复医疗，把解决患者心理、精神、情绪等问题提到与治疗疾病的共同高度认识。鼓励患者树立战胜疾病信心，

(3) 营养康复："毒药攻之，五谷为养，五果为助，五畜为益，五菜为充，气味合而服之以补精益气"，这是《素问·脏气法时论》对营养康复的高度概括。恶性淋巴瘤患者的缓解期要特别注意营养问题。由于本病经过化疗等相关治疗后，其胃肠功能有不同程度损害，对食物消化吸收功能降低，部分患者营养状况较差，营养康复对缓解期非常重要。所以，采取积极的营养措施是恢复胃肠功能，促进饮食消化吸收，恢复体力的关键。通常食用高蛋白、高脂肪、高含维生素的食品以及食用药品。

第二节　多发性骨髓瘤

多发性骨髓瘤（multiple myeloma，MM）是浆细胞在骨髓内恶性增殖伴单克隆免疫球蛋白产生为特征的一种克隆性血液病。主要表现为骨髓瘤细胞增生、浸润和破坏骨组织及髓外其他组织，出现骨痛、病理性骨折、出血、贫血，以及骨髓瘤细胞产生大量异常免疫球蛋白（M 蛋白）而出现感染、高钙血症、肾脏病变、高粘血症、淀粉样变等。我国骨髓瘤发病率约为 1/10 万，低于西方国家（约 4/10 万）。发病年龄大约在 50~60 岁之间，40 岁以下者较少见，男女之比为 3:2。本病约占血液系统恶性肿瘤的 10%。随着我国人口老龄化速度加快，发病率有逐年升高趋势。

中医将本病归于“骨痹”、“骨蚀”、“虚劳”等范畴。

一、病因与病机

病因尚不明确。遗传，环境因素，化学物质，电离辐射，病毒感染，慢性炎症和抗原刺激都可能与骨髓瘤发病有关。

中医认为此病主要由于先天禀赋不足、后天失养或久病体虚，肾之精气亏虚，督脉虚损，风寒湿毒之邪或风湿热毒之邪，侵袭机体，导致气血运行不畅，痰瘀内生，痰瘀邪毒相互搏结，痹阻经络，经脉筋骨失于濡养而发为此病。本病病机关键是肾虚火郁，痰瘀互结，乃本虚标实证。其病因病机大抵有肝肾亏虚，骨枯髓少；气血亏虚，气滞血瘀；脾虚肝郁，痰瘀互阻；邪毒内侵，骨中伏火；脾肾衰败，浊阴内盛五端。

二、诊断与鉴别诊断

（一）诊断要点

1. 国内诊断标准：①骨髓中浆细胞>15%，且有形态异常；②血清有大量的M 蛋白（IgG>35g/L，IgA>20g/L，IgM>15g/L，IgD>2g/L，IgE>2g/L）或尿中本周蛋白>1g/24h；③溶骨病变或广泛的骨质疏松。诊断 IgM 型时一定要具备 3 项。仅有①、③二项者属不分泌型。如仅有①、②项者须除外反应性浆细胞增多及意义未明单克隆球蛋白血症。

2. 国外诊断标准：①骨髓中异常浆细胞≥10%或组织活检证实为浆细胞瘤；②血清中出现大量单克隆免疫球蛋白（M 蛋白）：IgG>35g/L，IgA>20g/L，IgD>2.0g/L，IgE>2.0g/L，IgM>15g/L 或尿中免疫球蛋白轻链（本周氏蛋白）>1.0g/24h；③无其他原因的溶骨病变或广泛性骨质疏松。多发性骨髓瘤的诊断必须满足以上 3 点，如果患者血或尿中检测不到 M 蛋白，但骨髓内异常浆细胞数≥30%或活检证实为浆细胞瘤，则被认为是未分泌型骨髓瘤；如果只有孤立的浆细胞瘤或骨质疏松一条证据，诊断骨髓瘤尚需满足骨髓内异常浆细胞数≥30%。

3. 临床分期：血清 β_2 微球蛋白水平与体内骨髓瘤细胞水平密切相关，可以根据血清 β_2 微球蛋白的水平进行临床分期(ISS 分期)。

Ⅰ期血清 β_2 微球蛋白<3.5mg/L，血清清蛋白>35g/L

Ⅱ期血清 β_2 微球蛋白 3.5~5.5mg/L；血清 β_2 微球蛋白<3.5mg/L，血清清蛋白<35g/L

Ⅲ期血清 β_2 微球蛋白>5.5mg/L，血清清蛋白<30g/L。

（二）鉴别诊断

1. 其他浆细胞增多性疾病：骨髓中反应性浆细胞增多可见于传染性单核细胞增多症、急性风湿热、类风湿、系统性红斑狼疮、慢性肾炎、肝硬化、骨髓转移瘤、淋巴瘤及慢性炎症等；相对性浆细胞增多可见于再生障碍性贫血、粒细胞缺乏症等。但其浆细胞大多<10%，且多为成熟浆细胞。反应性浆细胞的免疫表型为 $CD38^+$、$CD56^-$，与骨髓瘤细胞 $CD38^+$、$CD56^+$ 不同，IgH 基因克隆性重排阴性且不伴有 M 蛋白。

2. 其他 M 蛋白血症：出现 M 蛋白应与意义未明单克隆球蛋白血症鉴别，该症无骨骼病变，骨髓中浆细胞增多不明显，单克隆免疫球蛋白一般<10g/L，且历数年而无变化，β_2 微球蛋白水平正常；本病还应与其他产生 M 蛋白的疾病鉴别，如原发性巨球蛋白血症、重链病、慢性 B 淋巴细胞白血病、B 细胞淋巴瘤、原发性淀粉样变和反应性单克隆球蛋白，后者偶见于慢性肝炎、胶原病等。

3. 其他引起骨痛及骨质破坏性疾病：骨髓转移癌、老年性骨质疏松、肾小管性酸中毒、甲状旁腺功能亢进亦可见骨痛、骨质破坏。除骨髓转移癌外，均无蛋白、无浆细胞增多；且甲状旁腺功能亢进者血清碱性磷酸酶显著增多（多发性骨髓瘤可见正常），骨髓中成骨细胞及破骨细胞增多。另外，骨结核亦可见骨质破坏的病理性骨折但部位单一，可见有其他部位结核，抗痨治疗有效，无浆细胞增多及高球蛋白血症。

三、整合治疗原则

（一）化学药物治疗

无症状的Ⅰ期骨髓瘤最初的治疗强调，先观察 3~6 个月。活动性有症状的，Ⅱ期及以上的骨髓瘤按系统性骨髓瘤进展期进行治疗。

对于预备行移植的患者，初始治疗包括长春新碱+阿霉素+地塞米松（VAD方案），地塞米松单药，沙利度胺+地塞米松，脂质体阿霉素+长春新碱+地塞米松（DVD方案），雷利度胺+地塞米松，硼替佐米+地塞米松，硼替佐米+阿霉素+地塞米松等方案。

不准备行移植的患者初始治疗包括VAD方案，地塞米松单药，沙利度胺+地塞米松；DVD方案，马法兰+泼尼松（MP）；马法兰+泼尼松+沙利度胺（MPT方案）；马法兰+泼尼松+硼替佐米（MPB方案）。目前认为MPT方案应该作为初诊老年骨髓瘤患者的标准治疗方案。

常用的联合化疗方案：

1. MP方案：

马法兰 $10mg/(m^2.d)$，口服，第1~4天；

泼尼松1mg/(kg.d)，口服，第1~4天；

28~42天为1个周期。

2. MPT方案：

马法兰 $4mg/m^2$，口服，第1~7天；

强的松 $40mg/m^2$，口服，第1~7天；

反应停100mg/d，口服，全程用药；

28天为一个周期。

3. VAD方案：

长春新碱0.4mg/d，持续滴注第1~4天；

阿霉素 $9mg/m^2.d-1$，持续滴注第1~4天；

地塞米松40mg/d，口服或静脉注射第1~4天，第9~12天，第17~20天；

28天为1个周期。

4. DVD方案：

脂质体阿霉素 $40mg/m^2$，静脉滴注，第1天；

长春新碱2mg，静脉注射，第一天；

地塞米松40mg/ d，口服或静脉滴注，第1~4天，第17~20天；

28 天为 1 个周期。

4. TD 方案：

反应停 100mg/d，口服，第 1~14 天；

或 200mg/d，口服，持续；

地塞米松 40mg/d，口服，第 1~4 天，第 9~12 天，第 17~20 天；

28~42 天为 1 个周期。

5. 硼替佐米+地塞米松：

硼替佐米 1.3mg/m^2 在 3~5s 内快速静脉注射，第 1 天，第 4 天，第 8 天，第 11 天；

地塞米松 40mg，静脉注射，第 1~4 天；

3 周 1 个疗程。

6. 马法兰+泼尼松+硼替佐米（MPV 方案）：

第一阶段：

硼替佐米 1.0 或 1.3mg/m^2，第 1、4、8、11、22、25、29、32 天；

马法兰 9mg/m^2，第 1~4 天；

强的松 60mg/m^2，第 1~4 天；

化疗间歇期为 10 天，一共进行 4 个疗程。

第二阶段（维持阶段）：

硼替佐米 1.0 或 1.3mg/m^2，第 1、8、15、22 天；

马法兰和强的松用法用量不变；

化疗间歇期 13 天，一共进行 5 个疗程。

（二）造血干细胞移植

自体造血干细胞移植治疗多发性骨髓瘤始于 20 世纪 80 年代。多个对照和随机临床研究显示自体造血干细胞移植较传统化疗可提高治疗的反应率、完全缓解率、无事件存活率和（或）总存活率，而治疗反应程度与生存相关。由此自体造血干细胞移植在欧美国家已成为年轻、适合移植（年龄≤65 岁、肾功能正常和一般状况良好）骨髓瘤患者的一线标准治疗方法。双次移植有可能进一步提高治疗反应率、无事件存活率和

（或）总存活率。预处理一般多采用大剂量美法仑（140~200mg/m^2）和分次全身放射治疗。

（三）维持治疗

沙利度胺已作为骨髓瘤维持治疗的常规药物之一。常规化疗后给予强地松维持治疗可能是有益的。应用帕米磷酸二钠加反应停维持治疗可显著改善无进展生存期。其他的新型生物靶向药物，如雷利度胺用于骨髓瘤维持治疗的临床试验也正在进行中。不推荐将α-干扰素作为常规维持治疗。

（四）骨质破坏的治疗

双磷酸盐有抑制破骨细胞的作用，常用帕米膦酸钠、唑来膦酸钠，静脉滴注，每月1次，可减少疼痛，部分患者有骨质修复。放射性核素内照射可以减少疼痛。

（五）其他并发症

高钙血症治疗上予以水化、利尿剂、二磷酸盐、糖皮质激素、降钙素。血浆置换可以作为有症状的高粘滞血症的辅助治疗。贫血尤其是伴有肾衰的患者可以予促红细胞生成素治疗。感染是多发性骨髓瘤患者比较常见的并发症。对于反复出现的严重感染，可以静脉予以免疫球蛋白治疗，肺炎球菌和流感疫苗也可以考虑。如果应用大剂量的地塞米松方案，也需要考虑到预防卡氏肺囊虫肺炎、疱疹和真菌感染。单用硼替佐米治疗时需考虑带状疱疹的预防治疗。维持充分的水化，同时避免应用非甾体类抗炎药可以降低肾功能不全的发生几率，肾功能不全并不是移植的禁忌证。长期使用二膦酸盐时，监测肾功能。以沙利度胺为基础的治疗方案或是雷利度胺和地塞米松治疗，需要考虑预防性抗凝。

四、中医药治疗

（一）中医药治疗原则

中医药治疗，可以根据不同病情，结合辨证，权衡标本缓急，分别选用滋补肝肾、理气通络、活血祛瘀、利湿化痰、清热解毒、补益气血、温补脾肾等法，灵活施治。

中医药亦可配合化疗贯穿于始终，起到减毒增效的作用。化疗前注意扶正培本，为化疗创造条件；化疗中予祛瘀解毒，可增加化疗药物到达骨髓病变部位，增加化疗敏感性，有助于排除化疗药物及骨髓瘤代谢分解产物，或予疏肝和胃健脾，以减轻化疗所致胃肠道反应等；化疗间歇期，以扶正为主，祛邪为辅为原则，可加速粒细胞恢复，降低化疗后感染发生率。维持治疗阶段积极配合中医药治疗，以不断打击、消灭残存的骨髓瘤细胞，此阶段中医药以解毒祛瘀为主，益气养阴补肾为辅。

（二）辨证论治

辨证应首先分清标本虚实寒热。本病以正虚为本，邪实为标。正虚指肝肾脾胃、气血阴阳亏虚；邪实指气滞、血瘀、痰湿、邪毒、伏火互结于骨。临床上初期常为肝肾阴虚，气血不足，以虚为主；中期多为气滞血瘀痰湿、邪毒、伏火搏结，由虚转实；晚期虚实并见，脾肾阳衰，胃气败坏为主，因实致虚。

1. 肝肾亏虚型：

主证：腰膝酸痛，骨痛不止，肢体屈伸不利，或有骨蒸潮热，伴眩晕耳鸣、颧红、盗汗，五心烦热，咽干口燥，或见形体削瘦，男子遗精，女子月经不调甚则经闭，舌质暗红，舌体瘦，或有瘀斑瘀点，苔少，脉细数或弦细。

治法：滋补肝肾，壮骨填髓

方药：①知柏地黄汤（《医方考》）：知母 10g，黄柏 10g，熟地 15g，山茱萸 10g，山药 15g，丹皮 10g，泽泻 10g，茯苓 15g。②左归丸（《景岳全书》）：熟地、山茱萸、山药、枸杞子、川牛膝、菟丝子、鹿角胶、龟板。

加减：① 可加淮牛膝 15g，桑寄生 30g，续断 30g，鸡血藤 30g，紫河车 15g，千年健 15g 等以增强补肝肾、壮骨填髓之力；②瘀血较显著者，可合桃红四物汤以养阴清热化瘀；③虚热较甚者，可合清骨散以清虚火，滋肾水；④骨痛较甚者，可加乳香 10g、没药 10g、土鳖虫 10g、全蝎 3~6g、蜈蚣 1 条、穿山甲 10g 等搜风通络止痛之品。

2. 气血两亏型：

主证：骨痛绵绵不止，痛处固定，遇劳则甚，伴面色苍白，眩晕疲乏，心悸气短，动则尤甚，懒言声低，唇甲淡暗，舌淡胖而暗，或有瘀斑，苔薄白，脉沉细涩。

治法：补益气血，填精壮骨。

方药：八珍汤（《正体类要》）合左归饮（《景岳全书》）。党参 30g，茯苓 15g，白术 10g，甘草 10g，熟地 15g，川芎 10g，当归 10g，白芍 15g，山药 20g，杞子 15g，山茱萸 10g。

加减：①可酌加紫河车 15g，菟丝子 10g，补骨脂 10g，枸杞 15g，桑椹子 15g，鸡血藤 30g 等补肾填精壮骨之品，有利提高疗效；②出血较明显者，可改用归脾汤加减以益气摄血；③气阴两虚较显者，可用生脉散合八珍汤；④气虚血瘀较甚者，可合补阳还五汤。

3. 痰瘀痹阻型：

主证：腰背、胸胁、头部、四肢剧痛，痛处固定，拒按，或有肿块，伴面色苍黄而晦暗，脘腹胀满，纳差，善太息，唇舌淡暗，苔厚腻，脉沉弦细涩。

治法：祛瘀化痰，补肾填精。

方药：安肾丸合二陈汤（《太平惠民和剂局方》）合活络效灵丹（《医学衷中参西录》）。巴戟 10g，补骨脂 10g，桃仁 10g，红花 10g，肉桂 2g，白蒺藜 15g、肉苁蓉 15g，山药 20g，茯苓 15g，石斛 15g，萆薢 15g，白术 10g、川乌 5g，法夏 9g，陈皮 10g，甘草 5g，当归 10g，丹参 15g，乳香 10g，没药 10g。

加减：① 可加土鳖虫 10g，莪术 10g，山慈菇 10g 以增强祛瘀化痰散结之力；若血虚寒凝，痛处不红不肿，不热，舌淡暗脉细者，可用阳和汤温阳补血，散寒通滞；③痰核（淋巴结肿大）较多，舌苔厚腻者，可加浙贝母 20g，山慈菇 10g，猫爪草 30g，白芥子 6g，蚤休 30g 等以化痰散结。

4. 热毒内伏型：

主证：骨痛剧烈，壮热发斑，鼻衄、齿衄、息高、气粗，烦躁便秘，或咳嗽痰黄，甚则神昏谵语，口舌糜烂，小便短赤，舌红绛，苔黄厚腻或少苔，脉大。

治法：气血两清，益气养阴。

方药：清营汤（《温病条辨》）合竹叶石膏汤（《伤寒论》）。犀牛角 30g，生地 15g，丹参 15g，玄参 15g，麦冬 20g，银花 15g，连翘 15g，竹叶 10g，黄连 5g，石膏 30g，粳米 30g，法夏 9g，甘草 5g。

加减：①骨痛剧烈难忍者，可加羚羊角 3g，乳香 10g，没药 10g 凉血化瘀止痛；②出血较多者，可加三七 5g，白茅根 20g，侧柏叶 10g，茜草 10g 以凉血活血止血；高热不退，神昏谵语，喉间痰鸣者，可加服安宫牛黄丸或紫雪丹；便秘者加大黄 10g，川朴 10g，枳实 10g 以通腑泄热；咳嗽痰黄者可加北杏 10g，前胡 15g，浙贝母 20g 以化痰清热；口舌糜烂者可加石斛 20g，枇杷叶 10g。

5. 脾肾阳衰型：

主证：腰背酸痛，膝软肢肿，伴面色晄白或黧黑，疲乏倦卧，畏寒肢冷，纳呆便溏，尿少或清长，恶心欲吐，舌淡暗而胖嫩，苔白滑，脉沉细。

治法：健脾温肾，化浊降逆。

方药：温脾汤（《备急千金要方》）合济生肾气丸（《济生方》）。大黄 5g，人参 10g，干姜 5g，附子 10g，甘草 5g，熟地 10g，山茱萸 15g，山药 20g，泽泻 10g，茯苓 15g，丹皮 10g，车前子 15g，肉桂 2g，川牛膝 15g。

加减：①恶心呕吐较甚，腹胀纳呆，舌苔厚腻或水滑，可合小半夏汤加砂仁以化浊降逆；②骨痛较剧者，可选加独活 10g，桑寄生 30g，鸡血藤 30g，续断 30g 以补肝肾，壮骨通痹。

（三）特色治疗

1. 中医外治法

（1）外敷：

1）局部骨痛明显者，可予双柏散（大黄、黄柏、侧柏、泽兰、薄荷）100~300g，水蜜各半或米醋适量，加热调成糊状待温，湿敷患处。

2）摩腰膏（附子、乌头、南星、雄黄、樟脑、丁香、干姜、吴茱萸、朱砂、麝香）外贴双侧肾俞、八髎，对于以腰骶痛为主或贫血严重的多发性骨髓瘤有效。

3）癌理痛膏外敷于疼痛处，1次1贴，1天2次，10天为1个疗程；或遵医嘱。

(2) 灌肠：

对于合并关格（慢性肾衰尿毒症）者，可予生大黄30g，槐花30g，崩大碗30g，桂枝10g，加水500ml，煎成250~300ml，待温（约37℃），患者仰卧或右侧位，肛管涂以石蜡油后插入肛门约20cm，达结肠，以灌肠器高位滴入或注射器缓缓推入。

2. 针灸：选取肾俞、气海、足三里、三阴交、阳陵泉、委中、内关为基本穴，针刺或艾灸，用补法或平补平泻法。头痛加百会、头维；腰骶痛加八髎、志室；胁肋痛加章门、期门；痰瘀阻型加丰隆、血海；肝肾亏虚型加太溪、肝俞；脾肾阳衰加脾俞、关元；气血亏虚加血海，胃俞；热毒内伏加太冲、十宣。

(四) 心理治疗

避免精神刺激，保持心情舒畅、乐观。

(五) 预防及康复指导

1. 预防要点：避免接触有毒化学物质、电离辐射，慎起居，避风寒、减少感染机会。

2. 康复要点：①可疑骨髓瘤患者应定期追踪复查，以争取早期确诊，及时治疗。②慎起居，节制房事。避风寒、防外感。一旦发生感染性疾病，及时进行有效、稳妥的治疗。③避免接触有毒化学物品，以免加重病情。④注意劳逸结合，既要避免重体力劳动和剧烈运动，甚至临床缓解后，亦应慎防骨折；又要鼓励患者适当活动，以减少脱钙。⑤戒除烟酒，避免辛辣、刺激之食物，忌食虾、蟹、动物内脏、腊肠等高嘌呤饮食，以免加重肾损害；宜多食新鲜蔬果，如番茄、胡萝卜，及鱼、肉、蛋等富营养之品。每日保证饮水 3~5L，以防高钙血症。⑥一旦发生骨折，应卧床休息，预防褥疮，保持患者口腔粘膜、皮肤、肛周等处清洁卫生，以防感染。

第八章　皮肤软组织及骨肿瘤

第一节　恶性黑色素瘤

恶性黑色素瘤是来源于黑色素细胞的高度恶性肿瘤，好发于白色人种。我国恶性黑色素瘤的发病率不高，但目前发病率有逐渐增高的趋势。在古代中医典籍描述中，类似于“恶疮”、“黑子”、“黑疔”、“翻花”、“厉疽”、“脱疽”等疾病。

一、病因病机

（一）病因

1. 紫外线照射：恶性黑色素瘤的确切病因不清楚，有人认为紫外线照射与其发生有关。白人的恶性黑色素瘤发病率明显高于黑人，其原因与白人的黑色素细胞易受紫外线伤害而恶变有关。

2. 结构不良痣：恶性黑色素瘤可由表皮基底层内的黑色素细胞发生而来，亦可由原先存在的黑痣基础上恶变而来，一种被称为结构不良痣（dyspastic nevi，DN）的患者易发生恶变，其主要特征为痣呈杂色，即在粉红色的基础上同时伴有红色、棕褐色或黑色，其直径>5mm，边界不光整。有 DN 者常有遗传性黑色素瘤的家族史，与恶性黑色素瘤的发生关系密切。

3. 遗传：有家族史的人群中其发病概率比无家族史者高 1.7 倍。有家族史者占整个恶性黑色素瘤患者的 11%左右，其性别分布与散发病例无区别，但发病年龄比散发者提早 10 年左右。Gupta 报道的 1495 例恶性黑色素瘤中，多原发者 26 例，据统计，有家族史的多原发黑色素瘤的发生率为 0.4%~14%，无家族史者为 1%~5%。

4. 外伤：对一些先前存在的黑痣，某些外伤或不良刺激可促使其恶变。例如，以往用化学腐蚀剂烧灼黑痣，企图消除黑痣而达到美容目的“点痣”术，常导致黑色素瘤的发生。另外，位于会阴、足底等经常受摩擦的部位黑痣有容易发生恶变的事实，均提示外伤与恶性黑色素瘤的发生有一定关系。

5. 内分泌：近年来发现恶性黑色素瘤细胞内有雌激素受体蛋白，有报道在病期相似条件下，女性患者的预后比男性好，但绝经期后的妇女即丧失这种优势，说明女性激素对恶性黑色素瘤有一定的影响；有报道在妊娠期发生恶性黑色素瘤的妇女，当中止妊娠后，肿瘤可自行消退。内分泌因素对恶性黑色紊瘤的发生、发展具有一定的影响，约有12%的恶性黑色素瘤患者雌激素受体呈阳性反应。

6. 其他：免疫缺陷或免疫功能减退可能与恶性黑色素瘤的发生有关，有报道认为人体随年龄的增长其免疫功能逐渐衰退，因此，恶性黑色素瘤多见于中老年。

中医学认为，本病的内因为脏腑虚损，外因为邪毒侵袭而成。先天禀赋不足，脏腑虚弱，卫外失固，热毒乘虚搏于血气，羁留肌肤，变生恶疮，发为本病；或阳气束结，气滞血瘀，瘀毒内聚，结于皮肤，乃生黑疔。恶性黑色素瘤之基本病因乃在虚损的基础上，或外邪搏于血气，或阳气束结而致血瘀气滞，瘀血结聚，乌黑肿块。瘀久化热，热毒瘀阻，则焮红溃烂，流污黑血水。病久气血亏虚，邪毒壅盛而常见正虚邪实之证。虚者，血气虚，肾气虚。实者，血瘀气滞，瘀毒壅阻。故此，此病乃先有内虚而后为风邪与气血搏结而发病，属毒邪内蕴，毒积脏腑，本虚标实之病。

（二）病理

恶性黑色素瘤的瘤细胞具多形性，有圆形、多边形和梭形，胞质丰富，内含细小的黑色素颗粒，亦有不含色素者称无色素性黑色素瘤；细胞核呈椭圆形或梭形，染色深，核分裂象多见；瘤细胞呈巢状、索状或腺样排列。

当肿瘤向真皮层、皮下组织深部浸润时，易发生淋巴结转移，也可由血流播散到其他部位的皮肤及肝、肺等内脏。

二、诊断与鉴别诊断

（一）临床表现

1. 症状：

（1）恶性黑色素瘤多半发生于中年以上尤其是老年人中，以妇女较多，常见于足部、面部、腹部、臂部或颈部等处。

（2）绝大多数患者的恶性黑色素瘤原发于皮肤，少数原发于眼部，偶然原发于口腔、鼻或支气管等上呼吸道黏膜、泌尿生殖道或胃肠道的黏膜、肛门、肝脾等处。

2. 体征

（1）浅表扩展性黑色素瘤，表现为略隆起的针头大到豆大色素性损害，边界不规则、色素不均匀，呈灰褐、灰黑、棕褐色等混杂颜色。

（2）结节性黑色素瘤，初起损害是一个红蓝色或蓝黑色丘疹或结节，像是一个血疱，出现于正常皮肤或由色素痣发展而成。颜色不均匀，可有褐色、灰色或蓝色混合存在，也可角化过度或凸凹不平，可以溃破出血。

（3）恶性雀斑痣黑色素瘤的前期是恶性雀斑。颜色不均匀及边界不规则的恶性雀斑扩大变硬，先有丘疹、后变结节、出血发炎而成浸润性黑色素瘤。

（二）诊断与分期

1. 详细了解病史、病程、肿瘤的部位、大小、形状、颜色及肿瘤生长的速度，并行全面体格检查及免疫功能等特殊检查。确诊需经组织病理学检查诊断。

2. 临床病理分期：

（1）UICC 及 AJCC（2002 年）皮肤恶性黑色素瘤 TNM 分期标准。

1）原发肿瘤（T）：

Tx　原发肿瘤不能确定

To　无原发肿瘤证据

Tis　原位恶性黑色素瘤

T1　肿瘤厚度 1.0mm，有或无溃疡

T1a　肿瘤厚度 1.0mm 及 Clark Ⅱ或Ⅲ级，无溃疡

T1b　肿瘤厚度 1.0mm 及 ClarkⅣ或Ⅴ级，有溃疡

T2　肿瘤厚度 1.01~2.0mm，有或无溃疡

T2a　肿瘤厚度 1.01~2.0mm，无溃疡

T2b　肿瘤厚度 1.01~2.0mm，有溃疡

T3　肿瘤厚度 2.01~4.0mm，有或无溃疡

T3a　肿瘤厚度 2.01~4.0mm，无溃疡

T3b　肿瘤厚度 2.01~4.0mm，有溃疡

T4　肿瘤厚度 2.01~4.0mm，有或无溃疡

T4a　肿瘤厚度>4.0mm，无溃疡

T4b　肿瘤厚度>4.0mm，有溃疡

2）局部区域淋巴结（N）：

N1　仅 1 个淋巴结转移

N1a　镜下发现淋巴结转移

N1b　临床发现淋巴结转移

N2　2~3 个淋巴结转移，或淋巴引流区域内转移性病灶

N2a　镜下发现淋巴结转移

N2b　临床发现淋巴结转移

N2c　卫星灶或淋巴引流区域内转移，无淋巴结转移

N3　≥4 个淋巴结转移，转移淋巴结融合成团，淋巴引流区域内转移性病灶或卫星灶伴区域淋巴结转移

3）远处转移（M）：

M1a　皮肤转移，皮下组织转移，或远处淋巴结转移

M1b　肺转移

M1c　转移到其他器官，或其他任何部位远处转移伴血清乳酸脱氢酶（LDH）升高

（2）临床分期：

0 期　Tis，N0，M0

I A 期　Tla，N0，M0

I B 期　T1b，N0，M0；T2a，N0，M0

ⅡA 期　T2b，N0，M0；T3a，N0，M0

ⅡB 期　T3b，N0，M0；T4a，N0，M0

ⅡC 期　T4b，N0，M0

Ⅲ期　任何 T，N1~3，M0

Ⅳ期　任何 T，任何 N，M1

（三）鉴别诊断

普通痣常呈圆形或卵圆形，将其一分为二，两半对称；边缘规则光滑完整，与周围皮肤分界清楚；颜色为棕黄色、棕色或黑色，恶性黑色素瘤常在棕黄色或棕褐色的基础上掺杂粉红色、白色、蓝黑色等多种色彩；普通痣直径一般都<5mm。恶性黑色素瘤则为不规则形状，边界参差不齐呈锯齿状，直径常>5mm。

恶性黑色素瘤还应与其他含有色素的皮肤病损（如老年性色素性疣、硬化性血管瘤、甲下血肿以及色素性基底细胞上皮瘤等）鉴别。与这些疾病相比较，恶性黑色素瘤的病程进展较快，常伴有区域淋巴结肿大。无色素性恶性黑色素瘤表现为无色素沉着的结节样或菜花样块物，有时表现为周围呈虫蚀样的溃疡，常与皮肤癌或软组织肉瘤相混淆，确诊需病理检查。

三、整合治疗原则

目前恶性黑色素瘤治疗不够理想，应根据病理分型和临床转移情况等决定采用手术、放疗、化疗、免疫和内分泌、中医药治疗等整合治疗方案。其中以早期手术切除为最佳方案。

（一）局限性病变

I 期病变主要以手术为主。进行广泛的肿瘤切除，包括原发灶和区域淋巴结，在可能的部位切口要在肿瘤外 5cm（至少 3cm）达深筋膜。对不能触及的淋巴结是否必须作常规切除，尚有争议，但对 IV 级和 1.6~4.5 mm 厚度组，预防性淋巴结切除似有益处。术后化疗和免疫治疗是必需的，并辅以中医中药治疗，对恶性黑色素瘤有一定疗效。II 期病变除上述处置外，并加放射治疗。

（二）播散性病变

III 期、IV 期病变根据具体情况做处理，主要以联合化疗为主，化疗和免疫疗法交替应用有可能提高疗效，并辅以中药整合治疗。黑色素瘤对放射治疗是相对不敏感的，放射治疗常用作姑息治疗，对局限性骨痛或其他较大的病变，用放射治疗来控制可能是有益的。迅速发展或多发性脑病变应进行全脑放疗。

（三）化学药物治疗方案

1. 单一用药：

(1) 亚硝脲类药物：对黑色素瘤有一定疗效。综合文献报道、卡莫司汀（BCNU）治疗 122 例黑色素瘤，有效率为 18%，司莫司汀（MeCCNU）治疗 108 例，有效率 17%，洛莫司汀（CCNU）治疗 133 例，有效率 13%。

(2) 氮烯咪胺（DTIC）：由于 DTIC 的出现，使黑色素瘤的治疗向前推进了一步，成为应用最广泛的药物。GaiIanl 报道 DTIC 的疗效最好，治疗 28 例黑色素瘤，每次剂量为 350mg/m^2，连用 6 天，28 天为 1 个疗程，有效率为 35%。

2. 联合用药：恶性黑色素瘤对化疗不甚敏感，但联合用药可提高有效率，降低毒性反应，常用的联合化疗方案如下：

(1) DAV 方案（DTIC、ACNU、VCR）为黑色素瘤的首选化疗方案。用药方法：DTIC100-200mg，静脉滴注，第 1~5 天；尼莫司汀（ACNU）100mg，静脉滴注，第 1 天；VCR 2mg 静脉滴注，第 1 天，每 21 天重复 1 次。

(2) DDBT 方案（DTIC、DDP、BCNU、TAM）用法：DTIC220mg/m^2，静脉注射第 1~3 天/3 周；顺铂（DDP）25mg/m^2，静脉滴注第 1 天至 3 周、BCNU150mg/m^2，静脉注射第 1 天/6 周；他莫昔芬（TAM）10mg，口服，每天 2 次。

(3) CBD 方案（CCNU、BLM、DDP）用法：CCNU 80mg/m^2，口服，每 6 周第一天，博来霉素（BLMl）5U/m^2，静脉注射每 6 周第 3 天、DDP 40mg/m^2，静脉注射每 6 周第 8 次。

(四) 生物治疗

1. α2b 干扰素 (IFN-α2b): 高剂量 IFN-α2b 是治疗高危复发黑色素瘤患者的方法。

具体用法: 第 1 个月 IFN-α2b , 20MU/m^2, 5 次/周×4 周; 后继 IFN-α 10MU/m^2, 皮下注射, 3 次/周×11 个月。

2. α 干扰素 (IFN-α): 具体方案: ① IFN-α (单一给药) 10~50MIU/d, 皮下注射。②IFN-α+单药化疗。③ IFN-α+联合化疗。④ IFN-α+白细胞介素-2 (rIL-2) +联合化疗。

3. 白细胞介素-2 (rIL-2): 和控制转移有剂量-效应关系, 最大肿瘤效应发生在对 rIL-2 最大耐受量 (MTD)。用法有: ①静脉泵用法。②持续静脉灌注。③rIL-2+基础治疗+淋巴因子激活的杀伤细胞 (LAK)。④rIL-2+基础治疗+肿瘤浸润淋巴细胞 (TILs)。

(五) 放射治疗

除了某些极早期的雀斑型恶性黑色素瘤对放射治疗有效外, 对其他的原发灶一般疗效不佳。因此对原发灶一般不采用放射治疗, 而对转移性病灶用放射治疗。目前常用放射剂量为: 对浅表淋巴结、软组织及胸腔、腹腔、盆腔内的转移灶, 每次照射量≥500cCy, 每周 2 次, 总量 2000~4000cCy, 对骨转移灶每次 200~400cCy, 总量 3000cCy 以上。

四、中医药治疗

(一) 辨证分型治疗

(1) 热毒炽盛型:

主证: 肿块乌黑或杂色相间, 或红肿溃烂, 灼热疼痛, 或渗血流脓, 漫肿一片。伴心烦难寐, 口干口苦, 大便干结, 小便黄赤, 舌质红, 苔黄腻, 脉滑数。

治法: 清热解毒, 活血消肿散结。

方药: 五味消毒饮 (《医宗金鉴》) 合仙方活命饮 (《外科发挥》) 加减。金银花 20g, 蒲公英 20g, 野菊花 15g, 紫花地丁 15g, 青天葵12g, 穿山甲 15g, 皂角刺 10g, 天花粉 20g,

赤芍 15g，制乳香 10g，制没药 10g，苦参 10g。

加减：溃烂流血不止，加白茅根、旱莲草、仙鹤草、蒲黄炭等并用云南白药外敷；湿毒偏盛，流污黄水，苔厚腻者，酌加苡仁、苍术、车前草；临床上也可适当选用白花蛇舌草、半枝莲、七叶一枝花等清热解毒药，水牛角、丹皮、生地等清热凉血之品也可适量加入。

(2) 痰湿蕴结型：

主证：肿块呈结节隆起，质地较硬、不红不肿、按之略痛，可有溃破渗液、周围痛痒，可伴有恶心纳差、肢体困倦、胸闷咳喘等，舌质淡，舌体胖，苔厚腻，脉缓。

治法：燥湿理气，除痰散结。

方药：二陈汤（《和剂局方》）合海藻玉壶汤（《外科正宗》）加减。海藻 20g，昆布 20g，浙贝母 20g，陈皮 l0g，法半夏 12g，青皮 10g，茯苓 20g，苍术 15g，山慈菇 15g，守宫 6g，甘草 6g。

加减：兼胸腹满闷，纳呆腹胀者，加党参、黄芪、白术、山药、枳壳；肿块隐痛或溃疡流黄水者，加夏枯草、七叶一枝花、苡仁。兼有血瘀者，可加入丹参、桃仁、田七、三棱、莪术等加强消瘤除块的功效。

(3) 瘀毒内结型：

主证：肿块乌黑紫暗，坚硬不平，局部刺痛伴胸闷心烦，胸胁胀满，或肌肤甲错，舌质暗红有瘀斑瘀点，舌苔白，脉弦涩。

治法：活血祛瘀、解毒散结。

方药：桃红四物汤（《医宗金鉴》）合四妙勇安汤（《验方新编》）。桃仁 12g，红花 6g，当归 10g，赤芍 15g，生地 20g，玄参 20g，田七 10g，蜈蚣 3 条，人工牛黄 1g，白花蛇舌草 30g，蒲公英 20g，金银花 20g。

加减：胸闷胁痛，加柴胡、郁金、延胡、川楝子；肿块乌黑，痛处不移加三棱、莪术、乳香、没药；兼有气滞者，加香附、佛手、台乌。

(4) 气血两虚型：

主证：肿块溃破流水日久，绵绵难愈，多见于手术、放疗、化疗后体虚正亏或疾病晚期，气血亏虚，腐肉难脱，面色无华，倦怠乏力，少气懒言，口淡无味，纳呆食少，头晕眼花，舌质淡白，边有齿印，苔薄白少，脉细无力。

治法：益气养血，扶正祛邪。

方药：八珍汤（《正体类要》）加减。党参 30g，白术 20g，茯苓 20g，当归 l0g，紫河车 15g，熟地 30g，枸杞子 15g，黄芪 30g，木香 l0g，白花蛇舌草 30g，七叶一枝花 30g，甘草 6g。

加减：兼见腰酸肢冷，头晕耳鸣者酌加补骨脂、杜仲、川续断；兼五心烦热，口干咽燥，失眠多梦者加女贞子、山萸肉、丹皮；纳呆、脘腹痞闷者酌加山药、苡仁、陈皮、法半夏。

（二）中成药

1. 扶正解毒颗粒 1 包，每日 3 次，口服，1 个月为 1 个疗程。功用：益气养阴、扶正解毒。

2. 金龙胶囊 4 粒，每日 3 次，口服，1 个月为 1 个疗程。功用：破瘀散结解毒。

3. 益气养阴丸 4 粒，每日 3 次，口服，1 个月为 1 个疗程。功用：益气养阴。

4. 化癥回生口服液 10ml，每日 2 次，口服。功用：消癥化瘀。

5. 5% 葡萄糖注射液 40ml+华蟾素注射液 20ml 持续静脉滴注，10ml/h，每日 1 次或 5% 葡萄糖注射液 250ml+华蟾素注射液 20ml 静脉滴注，每日 1 次。14 天为 1 个疗程。

6. 0.9% 氯化钠注射液 250ml+鸦胆子油乳 30ml，静脉滴注，每日 1 次，14 天为 1 个疗程。

7. 0.9%氯化钠注射液 250ml+复方苦参注射液 12ml 静脉滴注，每日 1 次，14 天为 1 个疗程。

8. 康莱特 100~200ml 静脉滴注，每日 1 次，14 天为 1 个疗程。

（三）特色疗法

1. 外治法：① 癌理痛膏（功能主治：化痰散结，清热解毒，活血止痛，攻毒抗癌）用法用量：外用，敷于癌痛患处，一次 1 贴，一日 2 次，10 天为 1 个疗程；或遵医嘱。②玉龙散（功能主治：温经散寒，活血止痛，用于寒邪着络引起的肿物）用法用量：分为药粉和贴剂两种剂型，外用，敷于患处，一天 1~2 次；或遵医嘱。③金黄散（主要成分：天花粉、红花、大黄等，功能主治：清热凉血，化瘀止痛，用于疮疡红肿热痛一类的肿物）用法用量：分为药粉和贴剂两种剂型，外用，敷于患处，一天 1~2 次；或遵医嘱。

2. 针灸疗法：气血亏虚型取足三里、天枢等穴，用毫针刺，补法，每天 2 次。

3. 中药熏洗疗法：

(1) 手足麻木方：

方药：黄芪 200g，丹参 400g，川芎 100g，当归 200g，桂枝 300g，透骨草 600g，乳香 25g，没药 25g，制附片 100g。

功效：温阳通络，祛瘀止痛。

适应证：化疗后周围神经病变、手足综合征：手足末端麻木，青黑，冷痛等。

用法：将药物压碎分为 10 份，分别用 20cm×20cm 白色棉布缝袋装药，最后将袋口缝好备用。用时取药袋 11 个，放入脚盆内，加水 2 000ml 浸泡 120min，文火煮沸 30min，由护士用温度计测水温，待水温降至 38℃时,告知患者将双足浸于药液中泡洗,每次 20min，每日 1 次，15 天为 1 个疗程。每 2 天更换 1 次药袋，均连续使用 2 个疗程。

(2) 四肢浮肿方：

组成：仙鹤草 200g，补骨脂 30g，杜仲 30g，肉桂 20g，菟丝子 30g。

功效：温阳补肾，利水消肿。

用法：上方加水 1000ml，煎至 200ml，沐手足用。

适应证：脾肾阳虚之四肢浮肿。

(3) 注意事项：泡洗过程中防止烫伤患者，因很多化疗后周围神经病变的患者感觉迟钝，所以在患者泡洗过程中要有护士在旁指导。泡洗后应及时擦干双足皮肤，以防受凉。浸泡过程中注意观察患者生命体征和足部皮肤颜色、疼痛、麻木感的情况。

（四）康复要点

充分运用网络优势，开展网上问答，密切随访患者，定期开展防癌俱乐部活动，指导患者的康复活动。具体有：

1. 根据患者的的病理类型和分期不同，选用科学，合理的整合治疗手段，积极应用中医药疗法，注重患者的整体免疫功能，辨证论治的选方用药。

2. 注重综合康复措施，包括心理调整、饮食调理、行为纠正、家庭与社会支持等等。

3. 定期复查。

4. 中西医结合治疗并发症，改善患者的生存质量，延长生存期。

5. 多吃新鲜蔬果选择清凉、水分多、容易入口、可以补养气血，促进消化功能的种类，水果如梨子、奇异果、苹果、莲雾、枇杷及种子类如核桃、绿豆、南瓜子、红豆、葵瓜子。蔬菜如冬瓜、白木耳、大白菜、金针、莲藕、萝卜、芦笋、高丽菜、荸荠、菠菜和香菇等等。适量选择荤食鱼类较佳，海鲜次之，家禽、家畜肉又次之。鱼类如鲈鱼、黄鱼、草鱼、泥鳅（切忌鲤鱼）；海鲜如蚵仔、海参；肉类如鸡、牛肉、鸭等。

（五）心理康复

1. 了解有关抗癌知识，采取相应措施，并积极配合医师治疗。

2. 勇于面对现实，树立坚定信念，学会在困境中看到光明，看到自己的优势。

3. 培养自己的兴趣，给自己找乐趣并保持心身开朗、愉悦。

第二节　软组织肉瘤

软组织恶性肿瘤是指起源于纤维、脂肪、平滑肌、横纹肌、间皮、滑膜、血管、淋巴管等间叶组织并且位于软组织部位（内脏器官除外）的恶性肿瘤。而其中的软组织恶性肿瘤又称为软组织肉瘤。本病属中医的筋瘤、血瘤、肉瘤、气瘤、脂瘤范畴。

一、病因病机

目前认为不是单一的因素所致。诸多的证据表明电离辐射是肉瘤发生的原因。除此之外，还与下列因素相关，如先天性畸形、家族性遗传、异物刺激、化学物质刺激、病毒因素、内分泌因素等。

祖国医学认为，人体在各种内外致病因素的作用下产生痰凝、热毒、血瘀气滞、正气虚损等一系列病理改变。痰凝与软组织肉瘤的发生有着密切关系，是其最主要的发病因素。本病病位主要在脾。脾主肌肉，七情内伤，外邪搏结，内外合邪，脾脏受伤，脾不运精微濡养肌肉，停痰留癖，致生肉瘤。脾主运化，既为气血生化之源，又为生痰之源，脾的功能失调，痰湿内生，发为肿块。

二、诊断与鉴别诊断

软组织肉瘤诊断需要临床表现、影像学表现和病理三结合。

（一）临床表现

软组织肉瘤以四肢和躯干体壁多见，肢体的近端比远端多见，即大腿较小腿多见，上臂较前臂多见，最常见的表现是进行性增大的肿块，往往伴有疼痛，可发生静息痛（即在静止时疼痛）和夜间痛，发生在关节周围的软组织肉瘤可引起关节的畸形和功能障碍，发生在腹膜后的软组织肉瘤可引起肠梗阻和输尿管梗阻症状，如果已经发生肺转移则有胸痛、咯血等症状。

（二）影像学特点

X线摄片显示肿物边界清楚并见钙化点，提示为低度恶性；显示肿物边界模糊，甚至出现骨膜反应，严重者有骨质破坏，提示为高度恶性肉瘤。磁共振（MR）显示肿物往往在深筋膜深层，最大径>5cm，信号不均匀。

（三）鉴别诊断

位于肢体的软组织肉瘤要与骨关节结核、恶性肿瘤骨转移等相鉴别；位于腹腔的软组织肉瘤与其原发性肝癌，胃癌，肠癌等想鉴别。因软组织肉瘤可发生于全身各个部位的软组织中，类型的不同及发生部位的不同，决定了各自不同的特点，故软组织肉瘤的鉴别，主要靠活体组织检查。目前获取术前病理的主要手段是穿刺活检，对于极少数穿刺活检不能明确诊断的才考虑切开活检。

（四）AJCC2002年（第六版）临床分期

1. 原发肿瘤（T）：

Tx　原发肿瘤不能明确

To　无原发肿瘤

T1　肿瘤<5cm直径

T1a　表浅肿瘤

T1b　深在肿瘤

T2　肿瘤>5cm直径

T2a　表浅肿瘤

T2b　深在肿瘤

2. 远处转移(M)：

Mx　远处转移不能被评估

Mo　无远处转移

M1　远处转移

3. 组织学分级：

Gx　无法评估

G1　分化好

G2　中等分化

G3　分化差

G4 分化差或未分化

4. 区域淋巴结（N）：

Nx　局部淋巴结不能评估

No　无局部淋巴结转移

N1　局部淋巴结转移

5. 临床分期：

I 期　T1a、1b、2a、2b，No，Mo，G1-2，G1 低恶

II 期　T1a、1b、2a，No，Mo，G3-4，G2-3 高恶

III 期　T2b，No，Mo，G3-4，G2-3 高恶

Ⅳ期　任何肿瘤大小，N1，Mo，任何分级，高或低

任何肿瘤大小，N1，M1，任何分级，高或低

三 、整合治疗原则

软组织肉瘤治疗的关键是早期发现和早期治疗，而获得理想效果则取决于首次治疗的正确性和彻底性。只有这样才能控制其局部复发和远处转移，并最大限度地保存机体的功能。软组织肉瘤的治疗首先应行局部广泛切除，术后再进行局部放疗及全身辅助化疗。术后是否行辅助治疗常依赖于外科手术切除是否足够，以及病理科医生确定切缘是否仍有肿瘤残留，表浅及中小肿瘤，切缘阴性则不需进一步辅助治疗，如果肿瘤紧邻重要血管，神经结构，易复发危险性高，则需放疗。如果标本切缘阳性，则建议应再次补充手术，补充手术原则在 1 个月内完成，如超过 3 个月，则宜采取其他治疗方法。如果某些部位手术难以完成根治，或不能保证干净切缘，显微镜下有残留者，也可以考虑补充放疗。对于手术切除有困难的病例，可以先进行化疗，待肿瘤缩小后再手术切除。放射治疗对于不能手术的原发软组织肉瘤也有一定的疗效，如能配合化疗可以在相当程度上提高疗效。

（一）外科治疗原则

1. 由于外科手术为肉瘤主要治疗手段，其治疗基本原则

包括：①合适足够的外科手术切缘是防止局部复发的关键，切缘应包括正常组织中的筋膜或肌肉，再切除的复发病例同样要包括足够的切缘。②在最大限度切除肿瘤的同时，要尽量保留功能，保肢手术同样可得到良好疗效。③假如不适合外科手术治疗，术前可应用化疗或放疗控制病灶，再决定进一步治疗。

细针穿刺细胞学检查可应用于某些转移灶的病例，原发肿瘤穿刺要慎重，小肿瘤 I 期手术，不必穿刺，大的肿瘤要在治疗前 24h 内穿刺，如证实为恶性，尽早实施手术或放疗、化疗，防止医源性扩散，术前活检也要尽量与治疗衔接及时，并要保证 1cm×1cm×1cm 大小，以利病理诊断。

2. 可切除的原发肿瘤：

（1）T1a–1b、N0、M0 期的肿瘤（表浅、小、低度恶性）：可以考虑>2~3cm 的切缘，如果有足够的切缘可病理学检查无肿瘤残留，可以不放疗。

（2）T2a–b、N0、M0 期肿瘤（低度恶性，表浅或深在）：推荐肿瘤广泛切除术，<5cm 肿瘤不需术前放射，术后切缘>3cm，也不必放射治疗。

（3）II–III 期病例（高度恶性）：可以直接行外科广泛切除术，如果肿瘤位于关节部位难以保证切缘者，可以行术前或术后放疗，化疗要根据患者全身情况，病理类型决定。对于低度恶性肉瘤，化疗常不敏感。

（二）化学药物治疗

某些高度恶性肉瘤常需用以阿霉素为主的化疗（尤文氏肉瘤、横纹肌肉瘤、骨肉瘤等），化疗也可应用异环磷酰胺与阿霉素联合用药，但强化疗有时并未增加生存率，且带来副作用。化疗可在高度恶性、有复发、转移危险、全身状态好的情况下应用。目前术前动脉介入化疗可使肿瘤缩小，利于手术切除，也可在某些较大肿瘤中应用。

对难以手术切除的病例，建议术前应用阿霉素、异环磷酰胺化疗或术前放疗，争取创造再手术切除的机会，如果治疗有效果，再手术切除肿瘤，术后可考虑继续化疗或补充放疗。目前认为联合放疗、化疗可以达到局部控制肿瘤的目的，对某些异环磷酰胺、阿霉素耐药者，可试用健择。

具体化疗方案：

1. VCD 方案：

长春新碱:2mg，静脉滴注，第 1 天；

环磷酰胺:1200mg/m^2，静脉滴注,第 1 天；

美斯纳:240 mg/m^2，静脉滴注 (CTX 用药后 0，4，8H)，第 1 天；

多柔吡星：75 mg/m^2，静脉慢推，第 1 天；

重组人粒细胞刺激因子（G–CSF)：300μg/d,皮下注射，第 5 天起（直至血白细胞达到 10×10^9/L 以上）每 3 周 1 个疗程。

2. IE 方案：

异环磷酰胺：1800 mg/m^2，静脉滴注，第 1~5 天；

美斯纳: 360 mg/m^2，静脉推注 (IFO 用药后 0，4，8H)，第 1–5 天；

鬼臼乙叉甙（VP–16)：100 mg/m^2，静脉滴注，第 1–5 天；

重组人粒细胞刺激因子（G–CSF)：300μg/d，皮下注射，第 6 天起（直至血白细胞达到 10×10^9/L 以上)。每 3 周 1 个疗程。

说明：①对于初治局限期患者，序贯给予 4 个疗程 VCD 方案和 IE 方案，然后接受局部治疗（手术或放疗)。②对于伴有远处转移患者，序贯给予 4 个疗程 VCD 方案和 IE 方案；必要时可以给予转移部位放疗。③在接受 VCD 方案过程中，任何时候出现肿瘤进展，均可立即换为 IE 方案。在 IE 方案中出现进展，酌情给予放疗或挽救化疗。

（三）放射治疗

术前放疗可使一些生长迅速，放射敏感的肿瘤缩小，便于手术切除；可以减少局部复发的机会。照射范围同单纯放疗。靶区剂量 40~50Gy/4~5 周。休息 2 周后做手术。对于较大的肿瘤再加术后放疗，使总剂量达到 65~70Gy。铱 ^{192} 或粒子内照射，术前放疗易产生切口并发症，有时需整形科修复。手术中发现肿瘤邻血管、神经、难以保证切缘者，应在四周放置银夹标记，以便术后放疗，也可在术中置管，按巴黎系统排列，管距 1cm，要求平直，术后几天内行高剂量铱 192 内照射，肿瘤剂量为 12~16Gy。

术后放疗在软组织肉瘤治疗中应用最多。术后放疗的适应证：广泛性肿瘤切除术后仍有残留病变者、手术切除肿瘤周围正常组织太少、估计手术可能不彻底者、术后局部复发、有局部复发倾向者。照射范围应根据手术切除及肿瘤扩散的情况而定，一般照射野应超过手术范围 5cm 以上。先大野照射至靶区剂量为 50Gy/5 周时，针对瘤床缩野照射，使局部剂量达到 60~65Gy。

单纯放射治疗主要适用于有手术禁忌证或拒绝手术的患者。多次复发不能再手术切除者，肿瘤巨大或已有淋巴结转移，可行姑息性放疗。照射野的范围应根据肿瘤的大小和病理类型来定。肿瘤直径<5cm，分级为 G3，照射野超过肿瘤边缘 5cm。肿瘤直径>10cm，分级为 G3，照射野应超过肿瘤边缘 10~15cm。对于肢体软组织肉瘤，照射野不能包括肢体的全周，必须保留一定的宽度和体积不被照射，以避免肢体发生严重的纤维化收缩，保留局部正常的血运和淋巴回流，对于未被肿瘤侵犯的整段长骨和全关节腔也要避免全照射。在大野照射 50Gy 后缩野至原肿瘤区，使局部剂量达到 65~70Gy。局部缩野除用电子线外，通过组织间插植 (^{192}Ir) 近距离治疗也能取得很好的效果。近距离治疗使局部剂量提高而对周围正常组织损伤很小。

（四）分子靶向治疗

1. 甲磺酸伊马替尼（格列卫）：研究提示，伊马替尼治疗隆突性皮肤纤维肉瘤、骨肉瘤、骨肉瘤、 血管肉瘤、纤维肉瘤、脂肪肉瘤、平滑肌肉瘤、恶性纤维组织细胞瘤、外周神经鞘膜瘤、滑膜肉瘤有效。

2. AP23573：是由 Ariad 制药公司开发的一种新型 mTRO 抑制剂，该药在骨与软组织肉瘤治疗中有效。

3. 贝伐单抗（Avastin）：是世界上第一个批准上市的针对血管内皮生长因子（VEGF）的单克隆抗体，能结合并中和VEGF的活性，阻断其活化而产生抗肿瘤作用，故对软组织肉瘤有疗效。

4. 甲苯磺酸索拉非尼（Sorafenib，多吉美）：有报道指该药治疗血管肉瘤、血管内皮瘤、平滑肌肉瘤有效。

5. 苹果酸舒尼替尼（Sunitinib）：是一种多靶点小分子酪氨酸激酶抑制剂。有报道其治疗广泛转移的小泡状肉瘤、转移性和无法手术切除的非GIST的软组织肉瘤有效。另有报道使用舒尼替尼50mg/d，连服4周，休息2周，6周为1周期，总有效率为83.3%。其在软组织肉瘤中的治疗作用值得进一步期待。

四、中医药治疗

本病应在中医理论指导下，分清邪正虚实予以立方遣药。要根据局部与整体相结合的观点，把辨证施治与辨病治疗结合起来，扶正治疗与抗癌治疗结合起来。并考虑不同患者的体质和病症摒弃特点，或以中医药为主，或以中医药为辅，配合手术、放疗、化疗和生物治疗等。

（一）辨证论治

1. 痰湿凝聚型：

主证：全身各处可有单个或多个肿块，无痛或疼痛，颜面及下肢红肿，困倦乏力，胸胁满闷，呕吐痰涎，或伴有胸腹水，大便稀，舌质淡，苔白滑腻，脉滑。

治法：健脾化痰，软坚散结。

方药：海藻玉壶汤（《外科正宗》）加味。海藻30g，昆布30g，海带15g，陈胆星9g，土贝母15g，白术15g，茯苓15g青、陈皮各9g，生薏仁30g，瓜蒌皮15g，象贝9g，生牡蛎30g，白芥子12g，白附子l0g。每日1剂，水煎服。

加减：纳呆乏力、大便溏薄，脾气虚弱者加炒党参、茯苓、扁豆、山药。疼痛者可加白芍、地鳖虫、鬼箭羽。有胸腹水者加猫人参、龙葵。

2. 热毒蕴结型：

主证：瘤体迅速增大，发红或紫暗，发亮，局部发热，疼痛，或肿块破溃，表面见恶臭粘稠脓血液，烦躁易怒，口干，大便干结，小便黄赤，舌质红，苔黄燥或黄腻，脉滑数。

治则：清热解毒，消肿散结。

方药：清瘟败毒煎（《温病条辨》）。生石膏（先煎）30g，生地30g，黄芩15g，水牛角（先煎）30g，生山栀9g，黄连6g，知母9g，赤芍20g，元参15g，夏枯草15g，七叶一枝花20g，山慈菇15g，白花蛇舌草30g，生大黄（后下）9g，桔梗6g，生甘草5g。每日1剂，水煎服。

加减：纳呆者加茯苓、制苍术、鸡内金、生山楂，夜寐欠安者加酸枣仁、朱砂、远志。

3. 气滞血瘀型：

主证：四肢、肩背或胸腹等部位有固定性刺痛，有单发或多发性肿块；或肢体麻木，口唇青紫，舌质紫暗，或有瘀血或斑点，脉弦细涩。

治则：化癖消肿，行气散结。

方药：桃红四物汤（《医宗金鉴》）加减。桃仁15g，红花15g，赤芍15g，当归12g，川芎9g，穿山甲15g，乳香9g，枳壳9g，皂角刺12g，海藻20g，昆布30g，桔叶、皮各5g。每日1剂，水煎服。

加减：如溃破伴有流血水，去红花、川芍、乳香，加丹皮、三七、茜根草、生黄芪；胸胁胀满，气促或腹胀加葶苈子、白芥子、瓜蒌皮、厚朴。

4. 气血两亏型：

主证：肿块日渐增大，面色不华，气短乏力，食纳减少，形体消瘦，有时伴有低热，舌质淡，苔薄白，脉沉细。

治则：益气养血，解毒散结。

方药：黄芪八珍汤（《济阳纲目》）加减。生黄芪60g，党参20g，白术15g，茯苓20g，生、熟地各15g，当归9g，川芎9g，白芍15g，陈皮9g，鸡血藤30g，穿山甲15g，刺猬皮

30g，海藻 30g，象贝母 9g，蛇六谷 30g。每日一剂，水煎服。

加减：如腹胀明显生黄芪量酌减，加八月札、佛手；如腹泻减生地、当归，加白扁豆、山药、焦六曲；如疼痛可加地鳖虫、地龙；畏寒加仙灵脾、补骨脂。

（二）中成药

1. 扶正解毒颗粒 1 包，每日 3 次，口服，1 个月为 1 个疗程。功用：益气养阴、扶正解毒。

2. 参一胶囊 20mg，每日 2 次，口服，1 个月为 1 个疗程。功用：益气扶正。

3. 益气养阴丸 4 粒，每日 3 次，口服，1 个月为 1 个疗程。功用：益气养阴。

4. 化癥回生口服液 10ml，每日 2 次，口服。功用：消癥化瘀。

5. 5% 葡萄糖注射液 40ml+华蟾素注射液 20ml 持续静脉注射，10ml/h，每日 1 次或 5% 葡萄糖注射液 250ml+华蟾素注射液 20ml 静脉滴注，每日 1 次。14 天为 1 个疗程。

6. 0.9% 氯化钠注射液 250ml+鸦胆子油乳 30ml，静脉滴注，每日 1 次，14 天为 1 个疗程。

7. 0.9%氯化钠注射液 250ml+复方苦参注射液 12ml 静脉滴注，每日 1 次，14 天为 1 个疗程。

8. 康莱特 100-200ml 静脉滴注，每日 1 次，14 天为 1 个疗程。

（三）特色疗法

1. 外治法：① 癌理痛膏（功能主治：化痰散结，清热解毒，活血止痛，攻毒抗癌）：外用，敷于癌痛患处，每次 1 贴，每日 2 次，10 天为 1 个疗程；或遵医嘱。②玉龙散（功能主治：温经散寒，活血止痛，用于寒邪着络引起的肿物）：分为药粉和贴剂两种剂型，外用，敷于患处，1 天 1~2 次；或遵医嘱。

2. 针灸疗法：

(1) 耳穴穴位注射镇痛疗法：可采用野木瓜注射液以耳穴

穴注治疗中重度癌痛。

(2) 穴位贴敷疗法：

适应证：化疗或没化疗期间出现食欲不振，恶心呕吐，消化不良等。

取穴：足三里（双侧），内关（双侧）。

操作：将上述穴位常规消毒以后，用上海曼吉磁生物有限公司生产的“曼吉纳米穴位敷贴”敷贴穴位上，敷贴4h，每天1次，每周5次，3周为1个疗程。

（四）心理治疗

患者在整个诊治、康复过程中会伴随着较大的心理变化，表现出众多的不良心态，这些心理失衡和障碍可直接影响到治疗的效果和患者的生活质量，因此，心理调整尤其重要。

在临床诊治过程中，始终要关注患者的情绪和心理变化，医护人员密切配合，住院期间细心观察和了解，出院后定期随访，动态了解患者病情，努力使患者做到以下几点：

1. 了解有关抗癌知识，正确认识癌症，做到心中有底，采取相应措施，少走弯路，并积极配合医师治疗。

2. 勇于面对现实，树立坚定信念，学会在困境中看到光明，看到自己的优势。

3. 培养自己的兴趣，给自己找乐趣并保持心身开朗、愉悦、有些活动如下棋、聊天、看电视、集邮、养花等均能分散注意力，有利于养病。

（五）预防及康复指导

1. 预防要点：①预防本病的发病需要避免、减少患病的危险因素，如避免不必要的射线照射；积极治疗容易恶变的良性肿瘤，如慢性囊性甲状腺腺瘤等。②每月应对病变部位进行自我检查及定期医院随访检查。此外还需要重视后续的中医药治疗。

2. 康复要点：①定期复查。②正规治疗及时、适度，治疗时间足够。③积极配合综合康复措施，优化生活方式，起居有度，及时排除心中郁闷。

第三节　骨肉瘤

骨肉瘤又称成骨肉瘤，由肉瘤性成骨细胞及其直接产生的骨样组织、新生骨构成，是原发性恶性骨肿瘤中最常见，恶性程度最高的骨肿瘤。易发生肺转移。本病以15~25岁发病者居多。70%以上的患者发生在股骨远端和胫骨近端、肱骨近端的干骺端。预后不良。在中医古籍中，类似于“骨疽”、“骨瘤”、“骨痨”等疾病。

一、病因病机

现代医学对本病的病因尚未完全弄清，有人指出放射性同位素镭和创伤刺激为诱发因素。另外与遗传、接触放射性物质、病毒感染等有一定关系。也可继发于畸形性骨炎、骨纤维异样增殖症，另有部分病例为其他良性肿瘤恶变而成。

祖国传统医学认为，骨肉瘤的病因病机多为先天禀赋不足，肾气虚衰。中医有肾主骨，骨生髓的理论，故内因乃肾虚骨痛，外因则为寒邪、热邪之毒下陷肌肤，毒攻于内，伤筋蚀骨，致气血凝滞，经脉受阻，日久结毒成瘤。或暴力损伤骨骼，气血瘀阻，耗精伤液，脾肾两虚。

骨肉瘤病位在骨，中医脏腑理论学说认为与肾之精气，肾阴肾阳关系最为密切。肾主骨，生髓，若肾经亏损，骨髓空虚，复感邪毒，毒邪乘虚侵入，毒攻于内，伏骨而生，腐骨蚀络，聚结成瘤，或隐隐作痛，或剧烈疼痛。本病还与脾肾虚弱有关，脾主四肢，主运化，为气血生化之源，气血充足，则四肢经络得以充养，若脾虚不健运，气血生化无源，则无从生精化髓，骨弱易断、乏力、纳呆等。

二、诊断与鉴别诊断

（一）临床表现

疼痛为早期症状，可发生在肿瘤出现以前，起初为间断性疼痛，渐转为持续性剧烈疼痛，尤以夜间为甚。恶性大的肿瘤疼痛发生较早且较剧烈，常有局部创伤史。骨端近关节处肿瘤大，硬度不一，有压痛，局部温度高，静脉扩张，有时可摸出搏动，可有病理骨折。全身健康逐渐下降至衰竭，多数患者在一年内有肺部转移。

（二）实验室及其他检查

1. 实验室检查贫血、白细胞计数升高或正常、血细胞沉降率增快、血清碱性磷酸酶增高。

2. X 线检查：

（1）骨松质和髓腔改变骨肉瘤较有特征的改变是骨质增生，其中以肿瘤性新骨形成为重要特点，掺杂有反应性骨质增生。X 线表现为骨质硬化变白。干骺端骨松质和髓腔改变有以下几种：①均匀性毛玻璃样密度增高；②雾状、斑片状或团块状肿瘤新骨形成；③反应性骨质硬化；④骨质破坏。

（2）骨皮质改变早期骨质发生溶骨性破坏，骨密度降低，表现为筛孔状细条透光线。以后皮质表面变得凹凸不平，溶骨区瘤骨形成后骨质密度增高。

（3）骨膜反应：①线样或葱皮样骨膜反应：线样者为一层很薄的骨膜新生骨平行于骨干，葱皮样者为很多层次。②垂直样骨膜反应：骨膜新生骨斜行或垂直于皮质骨，外缘密度较高。光滑整齐，边缘清楚。③Codman 三角（袖口症）和日光放射现象。

3. CT 检查：能准确显示肿瘤，平扫时表现为不同程度的骨质破坏，也可表现为不规则皮质增厚和骨硬化。骨膜增生表现为高密度，肿瘤侵犯髓腔使低密度的髓内组织密度增高并有蔓延趋势。如果形成跳跃性转移灶，则显示骨皮质中断。CT 增强后扫描可清楚显示软组织边缘，并有利于显示肿瘤与附近大血管的关系。

4. MR 检查：其影像学特点取决于肿瘤组织中主要细胞类型和有无出血坏死。成骨型骨肉瘤在 T1、T2 加权图像上都表现为低信号。成软骨型 T2 加权图像上为高信号，其中局限性低信号区为软骨钙化的成分。成纤维型常有短 T1、短 T2 的纤维特点，T1、T2 加权图像上均为低信号。毛细血管扩张型骨肉瘤内含有较大的囊性血腔，T1、T2 加权图像上都表现为低信号。髓腔内的病灶在 T1 加权图像上表现为更低信号区或低、等、高信号区混杂。冠状面或矢状面图像上能确切显示长骨骨髓腔内的扩散，易发现髓腔内跳跃性的转移灶。肿瘤部位的骨膜反应和钙化、骨化在 MR 图像上显示为低信号，不规则增厚的骨膜和伴存的水肿在 MR 横断面 T2 加权图像上表现为高信号的厚环。冠状面或矢状面图像上可显示低信号的骨膜三角位于更低信号的骨皮质和稍高信号的软组织之间，很具有特征性。

（三）诊断标准

1. 多发于 15~25 岁青少年，男性多于女性。好发于四肢长管骨干骺端。膝关节上下部位最常见。

2. 主要症状是局部疼痛，初为间歇性隐痛，迅速转为持续性剧痛，夜间尤甚。

3. 局部皮温高，静脉怒张，肿块生长迅速，压痛，可出现震颤和血管杂音，可有病理性骨折，关节功能障碍。

4. 全身毒性反应，食欲不振，体重减轻，最后衰竭，出现恶病质。

5. 贫血，白细胞增高，血沉块，碱性磷酸酶增高。

6. X 线摄片之特征：干骺端偏心性骨质破坏或同时出现骨质硬化，并有骨膜反应。

7. 病理检查见肿瘤组织主要成分有瘤性成骨细胞、瘤性骨样组织和肿瘤骨，可明确诊断。

（四）分期

1. 骨肿瘤的 TNM 分期（AJCC 分期，第 6 版）

(1) 原发肿瘤（T）：

Tx　不能评估原发肿瘤

T0　未发现原发肿瘤

T1　肿瘤最大径≤8cm

T2　肿瘤最大径>8cm

T3　在原发部位有非连续的肿瘤

N　局部淋巴结转移

Nx　不能评估局部淋巴结转移

N0　无局部淋巴结转移

N1　有局部淋巴结转移

(2) **远处转移（M）：**

M0　无远处转移

M1　有远处转移

M1a　肺转移

Mlb　其他远处转移

(3) **病理学分级（G）：**

Gx　不能评估病理学分级

Gl　高分化

G2　中度分化

G3　低分化

G4　未分化

注：尤文肉瘤和恶性淋巴瘤均分入 G4

(4) **残存肿瘤（R）：**

Rx　不能评估残存肿瘤状态

R0　没有残存肿瘤

R1　显微镜下残存肿瘤

R2　肉眼残存肿瘤

2. 骨肿瘤的临床病理分期：

IA 期　G1，2，T1，NO，MO

IB 期　G1，2，T2，NO，MO

ⅡA 期　G3，4，T1，NO，MO

ⅡB 期　G3，4，T2，NO，MO

Ⅲ期　任何 G，T3，NO，MO

ⅣA 期　任何 G，任何 T，NO，M1a

ⅣB 期　任何 G，任何 T，Nl，任何 M

任何 G，任何 T，任何 N，M1b

（五）鉴别诊断

1. 慢性骨髓炎：发病隐匿，患者主诉为轻至中度骨痛，无全身症状，很少有功能障碍。实验室检查很少有阳性发现，大部分患者血沉轻度增快，血培养很少阳性。X 线表现为干骺端髓腔内斑片状、虫蚀样骨破坏和层状葱皮样的骨膜反应。骨髓炎的骨破坏同时有骨质增生，骨破坏与修复性、反应性增生同时存在。当骨破坏广泛后则多有死骨出现，死骨是诊断骨髓炎的特殊征象。骨髓炎的破坏有向骨骺蔓延的倾向。骨髓炎的病程进展后软组织肿胀可逐渐消退，无软组织包块出现。活检有助于诊断。

2. 尤文肉瘤：是儿童第二位常见的原发恶性骨肿瘤，常发生于长骨和骨盆，经常侵犯骨干。骨膜反应可呈葱皮样改变，但增生的骨膜中多可见到不规则的骨破坏，临近软组织也往往有瘤组织侵入，CT 和 MR 可清楚显示。临床上多疼痛剧烈，伴有发热、白细胞轻度升高。

3. 骨巨细胞瘤：好发年龄为 20~40 岁，常见于长骨骨端，偏心的圆形或椭圆形溶骨性破坏，逐渐向四周膨胀性发展，但以横向发展更明显。肿瘤膨胀改变明显后受侵骨皮质变薄，骨外膜在皮质外有新生骨形成，形成薄的骨包壳。包壳可呈分页状、多房状，则 X 线平片表现为多房样，包绕溶骨性破坏密度减低区，其内不见钙化或骨化致密影。

4. 疲劳骨折：多见于新兵和各种运动员，发病部位以跖趾骨多见，其次为胫骨。主要表现为局部隐痛或钝痛，负重行走后加重，休息后好转。查体见局部牙痛，有时有局部软组织肿胀，少数患者可触及硬块。X 线表现为局限性大量平行骨膜反应、骨痂及大量骨髓内生骨痂，MR 可发现骨折缝。

三、整合治疗原则

近年来由于化学疗法的迅速发展，骨肉瘤的治愈率不断上升，可达 50%以上。目前，治疗的措施是术前使用化疗 3~8 周，然后作根治切除后置入假体的肢体保留手术或截肢术，术后继续使用化疗。但必须注意，骨肉瘤的恶性程度很高。由于在诊断时，已有70%的患者在血液中发现肿瘤细胞，所以肺转移的发生率较高。除上述治疗外，还可行手术切除转移灶。因此，早期明确诊断，迅速采用化疗和手术措施，才能提高5年存活率。

（一）治疗原则

骨肉瘤的治疗以大剂量个体化新辅助化疗和手术为主。目前，在新辅助化疗和正确的手术方案的基础上，5年无瘤生存率为50%~70%。手术的方案应根据术前化疗的效果及肿瘤的外科分期而定。此外，还要参考患者、家庭的意愿，患者的年龄、心理状态，肿瘤的部位、大小，软组织、神经血管束的情况，可预见的术后功能等。中医药治疗应贯穿整个治疗过程。有计划地、合理地应用现有的治疗手段，以期最大幅度地根治、控制肿瘤，提高治愈率，改善患者的生活质量。

（二）手术治疗

1. 手术治疗原则：手术切除是骨肉瘤的主要治疗手段，分为保肢手术和截肢手术，现在90%以上的肢体骨肉瘤患者可成功保肢。在保肢成为肢体肿瘤外科治疗的主流的今天，患者的生存率并未下降，局部复发率为5%~10%，与截肢治疗的生存率，局部复发率相同。骨肉瘤广泛性切除术为在肿瘤周围正常肌肉和软组织内切除，截骨在MR确定的髓腔内肿瘤侵犯范围上3~5cm，肿瘤切除各外科边界均为阴性。

2. 保肢手术的适应证：

（1）四肢和部分中轴骨的肿瘤，软组织内的侵犯中等程度。

（2）主要神经血管束未被侵犯，肿瘤能获得最佳边界切除。

（3）无转移病灶或转移灶可以治愈。

（4）患者一般情况良好，无感染征象，能积极配合治疗。

3. 保肢手术的禁忌证：瘤体巨大、分化极差、软组织条件不好的复发瘤，或者肿瘤周围的主要神经血管受到肿瘤的侵犯以截肢为宜。

4. 保肢手术的重建方法：保肢手术的重建方法包括瘤骨骨壳灭活再植术、异体骨半关节移植术、人工假体置换术（最常用）和关节融合术等。

5. 保肢术后肢体功能评价：参照1993年美国骨肿瘤学会评分系统（MSTS评分）。该功能评分系统是基于分析疼痛、功能活动及心理接受程度等全身因素及分析上肢（手的位置，手部活动及抬举能力）或下肢(是否需要外部支持，行走能力和步态）的局部因素而建立的。这6种因素的每一种分为0，1，2，3，4，5六个级别。

（三）化学药物治疗

1. 术前化疗：II、III期骨肉瘤的化疗应该在骨肿瘤专科进行，并由具有足够经验的骨肿瘤专家或在其指导下施行。化疗的疗效评价参照临床、影像和术后Huvos化疗坏死率分级。

推荐药物：阿霉素、顺铂、大剂量甲氨蝶呤和异环磷酰胺。

给药方式：序贯用药和联合用药，静脉或动静脉联合给药(甲氨蝶呤和异环磷酰胺不适合动脉给药)。用药时间：1~2周期。

2. 术后化疗：

(1) 药物选择：①术前化疗敏感：维持术前化疗药物种类和剂量强度。②术前化疗不敏感：加大剂量强度或加用二线药物，如紫杉醇、鬼臼乙叉甙（VP-16)、血管内皮生长因子(VEGF）拮抗剂等。

(2) 给药方式：序贯用药和联合用药。

(3) 用药时间：5~6个月（4~5周期)，保证化疗剂量强度。

（四）放射治疗

目前已不属于原发骨肉瘤的常规治疗之一。由于单纯保肢手术的局部复发率较低，缺乏使用辅助放疗的适应证。成骨肉瘤放疗所需的有效剂量很高，约6000cGY，虽然7000~8000cGY的剂量效果更好，但对周围正常组织的损伤也大。在联用高剂量放疗和化疗，仍可以发现存活的肿瘤组织，因此，放疗不能单独作为大多数骨肉瘤的首要选择。在某些特殊的病变区，如头面部或脊柱，或保肢术后复发，患者拒绝截肢或无法再次手术的部位，仅作为局部姑息治疗的一种方法。

（五）具体化疗方案

（1）PA 方案：

顺铂（DDP）90mg/m^2 静脉滴注（6h 以上），随后给予足够的水化；

阿霉素（ADM）75mg/m^2 静脉滴注（72~96h），在 DDP 后用药；

每 3 周为 1 个周期。

（2）AP+大剂量 MTX 方案：

ADM 25mg/m^2 静脉注射，第 1~3 天；

DDP 100mg/m^2 静脉滴注（24h），第 2 天；

甲氨蝶呤（MTX）8000mg/m^2 静脉滴注（4h），在用 ADM/DDP 之前 10 天用；

醛氢叶酸钙（CF）12~16mg/m^2 静脉注射或口服，MTX 开始后 24h，连用 10 次；

每 4~5 周为 1 个周期。

（3）BCD 方案：

博来霉素（BLM）15U/m^2 静脉注射，第 1、2 天；

环磷酰胺（CTX）600mg/(m^2.d) 静脉注射，第 1、2 天；

放线菌素（ACT–D）600ug/(m^2.d) 静脉注射，第 1、2 天。

（4）IE 方案：

异环磷酰胺（IFO）3000 mg/m^2 静脉注射（3h），第 1~4 天；

鬼臼乙叉甙（VP–16）75 mg/m^2 静脉注射（1h），第 1~4 天；

每 3~4 周重复。

（5）T–10 及联合方案：

1）手术前T-10方案：甲氨蝶呤（MTX） 8~12g/m² 静脉注射，第1、8、15和22天（每周1次共4周）；

醛氢叶酸钙（CF）10~15mg/m² 口服，每6h1次共10次，从每次用MTX后20h开始，在第29天进行手术治疗（在临床允许的情况下）。

2）手术后肿瘤分级为1~2级：

ADM 30mg/m² 静脉注射，每3周1次共2次；

DDP 120mg/m² 静脉注射，每3周1次共2次；

随后在第6周用BCD方案（见上），总共重复2个周期。

3）手术后肿瘤分级为3~4级：

甲氨蝶呤（MTX） 8~12g/m² 静脉注射，在第3和4周、第8和9周；

ADM 30mg/m² 静脉注射2次，第5周；

随后用BCD方案（见上）。

四、中医药治疗

（一）辨证论治

（1）阴寒凝滞，脉络阻塞型：

主证：骨痛初起，酸楚轻痛，时痛时止，逐渐加重，有如针刺刀割，遇寒加重。局部肿块，皮色不变。舌淡，苔薄白或白滑，脉细沉迟。

治法：温经散寒，通络止痛。

方药：乌头汤（《金匮要略》）加减。制川乌12g，麻黄6g，当归12g，桂枝12g，丹参15g，田七10g，威灵仙15g，土鳖6g，乳香l0g，甘草6g。

加减：伴头晕、气短者加黄芪30g，党参30g；阳虚寒凝重者酌加补骨脂、鹿角霜、紫河车、杜仲。

（2）热毒蕴结，气滞血瘀型：

主证：局部迅速灼痛，坚硬如石，逐渐加重，刺痛拒按，甚至局部灼热暗红，难溃难消，时如火烧，肢体活动障碍，转侧困难，时伴有发热、口干、大便干结，小溲短赤，舌红有瘀斑，脉涩或数。

治法：清热解毒，凉血止痛。

方药：清热地黄汤（《千金方》）合黄连解毒方（《外台秘要》）加减。水牛角 30g（先煎），生地 20g，丹皮 12g，赤芍 12g，黄连 12g，黄芩 15g，山栀子 15g，徐长卿 30g，白花蛇舌草 30g，人工牛黄 lg。

加减：肿块疼痛剧烈者，酌加乳香、没药、莪术；大便秘结者，酌加大黄、木香。

(3) 瘀毒内结型：

主证：局部肿块，肿胀，疼痛难忍，皮色青紫，肢体活动障碍，身热口干，咳嗽，贫血，消瘦，全身衰竭，舌暗苔腻或苔少或干黑，脉沉细。

治则：活血祛瘀，通络止痛。

方药：身痛逐瘀汤（《医林改错》）加减。桃仁 12g，红花 6g，当归 12g，川芎 12g，五灵脂 12g， 没药 12g，香附 12g，牛膝 12g，土鳖 6g，地龙 12g。

加减：若气虚乏力者，酌加党参 30g，黄芪 30g；有发热者酌加石膏 30g，黄柏 12， 苍术 15g。

(4) 脾肾两虚型：

主证：上肢或下肢隆起包块，胀痛，纳差，四肢乏力，腰膝酸软，面色萎黄，舌淡或淡胖苔薄白，脉细弱。

治则：补气健脾，养血通络。

方药：八珍汤（《正体类要》）加减。党参 30g，黄芪 30g，白术 15g ，茯苓 20g，当归 15g，熟地 30g，川白芍 12g，紫河车 12g，木香 10g，甘草 6g。

（二）中成药

1. 扶正解毒颗粒 1 包，每日 3 次，口服，1 个月为 1 个疗程。功用：益气养阴、扶正解毒。

2. 参一胶囊 20mg ，每日 2 次，口服，1 个月为 1 个疗程。功用：益气扶正。

3. 益气养阴丸 4 粒，每日 3 次，口服，1 个月为 1 个疗程。功用：益气养阴。

4. 化癥回生口服液 10ml，每日 2 次，口服。功用：消癥化瘀。

5. 5% 葡萄糖注射液 40ml+华蟾素注射液 20ml 持续静脉滴注，10ml/h，每日 1 次或 5% 葡萄糖注射液 250ml+华蟾素注射液 20ml 静脉滴注，每日 1 次。14 天为 1 个疗程。

6. 0.9% 氯化钠注射液 250ml+鸦胆子油乳 30ml，静脉滴注，每日 1 次，14 天为 1 个疗程。

7. 0.9%氯化钠注射液 250ml+复方苦参注射液 12ml 静脉滴注，每日 1 次，14 天为 1 个疗程。

8. 康莱特 100~200ml 静脉滴注，每日 1 次，14 天为 1 个疗程。

（三）特色疗法

1. 外治法：① 癌理痛膏（功能主治：化痰散结，清热解毒，活血止痛，攻毒抗癌）用法用量：外用，敷于癌痛患处，一次 1 贴，一日 2 次，10 天为 1 个疗程；或遵医嘱。②玉龙散（功能主治：温经散寒，活血止痛，用于寒邪着络引起的肿物）用法用量：分为药粉和贴剂两种剂型，外用，敷于患处，一天 1~2 次；或遵医嘱。③金黄散（主要成分：天花粉、红花、大黄等，功能主治：清热凉血，化瘀止痛，用于疮疡红肿热痛一类的肿物）用法用量：分为药粉和贴剂两种剂型，外用，敷于患处，一天 1~2 次；或遵医嘱。

2. 针灸疗法：

(1) 耳穴穴位注射镇痛疗法：可采用野木瓜注射液以耳穴穴注治疗中重度癌痛。

(2) 穴位贴敷疗法适应证：化疗或没化疗期间出现食欲不振，恶心呕吐，消化不良等。

取穴：足三里（双侧），内关（双侧）。

操作：将上述穴位常规消毒以后，用上海曼吉磁生物有限公司生产的"曼吉纳米穴位敷贴"敷贴穴位上，敷贴 4h，每天 1 次，每周 5 次，3 周为 1 个疗程。

3. 中药熏洗疗法:

(1) 四肢浮肿方:

组成:仙鹤草 200g,补骨脂 30g,杜仲 30g,肉桂 20g,菟丝子 30g。

功效:温阳补肾,利水消肿。

用法:上方加水 1000ml,煎至 200ml,沐手足用。

适应证:脾肾阳虚四肢浮肿。

(2) 注意事项:泡洗过程中防止烫伤患者,因很多化疗后周围神经病变的患者感觉迟钝,所以在患者泡洗过程中要有护士在旁指导。泡洗后应及时擦干双足皮肤,以防受凉。浸泡过程中注意观察患者生命体征和足部皮肤颜色、疼痛、麻木感的情况。

(五) 心理治疗

帮助患者解除畏惧、紧张、失望等不良心态,引导其忘却疾病,心情舒畅,更好地配合各种治疗。

(六) 预防及康复指导

骨肉瘤是一种进行性的、病死率几乎不变的恶性肿瘤。发展快、转移早、预后差,以往单纯手术治疗 5 年生存率<20%,联合应用化疗后,患者 5 年存活率提高到 50%。

1.预防要点:①预防本病的发病需要避免、减少患病的危险因素,如避免不必要的射线照射;避免进行剧烈的运动。②每月应对病变部位进行自我检查及定期医院随访检查,还要对易转移部位(如双肺)的体检。此外还需要重视后续的中医药治疗。

2.康复要点:①定期复查。②正规治疗及时、适度,治疗时间足够。③积极配合综合康复措施,优化生活方式,起居有度,及时排除心中郁闷,病变部位避免进行剧烈的运动。

第九章　常见毒副反应及急症处理

第一节　镇痛治疗

一、癌痛的分类和原因

疼痛是一种令人不快的感觉和情绪上的感受，伴随有现存的或潜在的组织损伤。疼痛总是主观性的，要相信癌症患者有关疼痛的主诉，疼痛的发生意味着疾病的存在。癌痛根据其发生情况和持续时间分为急性和慢性疼痛。根据癌痛发生的原因可分为以下 4 种类型：

1. 由肿瘤发展侵犯引起的，如肿瘤浸润、神经系统及脏器受累。

2. 和肿瘤相关但不是直接引起的，如作为癌症非特异性表现的骨关节的疼痛。

3. 由肿瘤治疗引起的，如术后和化疗后所致的各种疼痛综合征及放疗后溃疡及纤维化引起的疼痛。

4. 和肿瘤无关的疼痛，如患者原来就有的痛风和关节炎。

二、癌痛的评估方法

对癌痛程度的正确评估，是为癌痛患者选用止痛方法和止痛药物提供重要依据。目前临床常用以下 3 种分级法帮助评估癌症疼痛程度：根据主诉疼痛程度分级法（VRS 法）、目测模拟分级法（VAS 法）和数字分级法（NRS 法）。

（一）根据主诉疼痛分级法（VRS）

1. 0°无痛

2. Ⅰ°轻度可耐受，不影响睡眠，可正常生活。

3. Ⅱ°中度疼痛明显，睡眠受干扰，需要一般性止痛、安眠药。

4. Ⅲ°重度疼痛剧烈，伴有自主神经功能紊乱，睡眠干扰，需要麻醉性药物。

（二）目标模拟分级法（VAS 法）

用一长 10cm 的直线，左端代表无痛，右端代表最痛。由患者自已在最能代表其疼痛程度之处画一交叉线表明之，从左端至画线处的厘米数即为疼痛的指数。

（三）数字疼痛分级法（NRS）

从 0~10 数字，划一条直线，表示从无痛到最剧烈疼痛，由患者自已选出一个数字，以表明患者的疼痛程度。

三、癌痛的治疗

（一）抗肿瘤治疗

对于有疼痛的患者，抗肿瘤治疗可以按以下情况进行：

1. 放疗：对骨转移引起的疼痛、脊髓受压、脑转移、周围神经肿瘤浸润等情况具有良好的效果。

2. 化疗：对化疗敏感的肿瘤如淋巴瘤、小细胞肺癌、卵巢癌、骨髓瘤或白血病造成的压迫或浸润神经组织引起的疼痛能够迅速显效。

3. 手术：姑息性手术可以将大块肿瘤切除，达到止痛的目的。此外，手术固定病理性骨折，解除脊髓压迫和肠梗阻，引流大量腹水等对患者的疼痛都有益处。

（二）抗感染治疗

有些患者疼痛与已经形成的感染或潜在的感染有关，这时应当及时应用抗感染药物治疗。

（三）癌痛药物治疗的基本原则

1. 按阶梯给药：所谓癌痛治疗的三阶梯方法就是在对癌痛的性质和原因做出正确评估后，根据患者的疼痛程度和原因适当的选择相应的镇痛剂。即对于轻度疼痛的患者应主要选用解热镇痛剂类的止痛剂；若为中度疼痛则应选用弱阿片类药物；若为重度疼痛则应选用强阿片类药物（表 9-1）。

表 9-1 按阶梯给药方法

阶梯	治疗药物
轻度疼痛	非阿片类止痛药±辅助药物
中度疼痛	弱阿片类±非阿片类止痛药±辅助药物
重度疼痛	强阿片类±非阿片类止痛药±辅助药物

2. 无创给药：应选择无创（口服、直肠、阴道、皮肤贴剂）给药途径，尽可能避免创伤性给药途径。这样便于患者长期用药，尤其是针对强阿片类药物，适当的口服用药极少产生精神依赖性（成瘾性）或身体依赖性（<1%）。

3. 按时给药：止痛药应当有规律的“按时”给药，而不是“按需”给药——即只在疼痛时给药。

4. 用药应个体化，即应注意具体患者的实际疗效。止痛药剂量应当根据患者的需要由小到大直至患者疼痛消失为止。而不应对药量控制过严，导致用药不足。

第二节　镇吐治疗

一、呕吐的分类

在接受化疗的患者中，呕吐的类型各不相同。通常把它们归纳成 3 类：

1. 化疗引起的急性呕吐：定义为恶心或呕吐发生在给予化疗后最初 24h 之内。最有可能出现的时间是在给予大部分化疗药物后 1~4h 之间。

2. 延迟呕吐：呕吐发生于化疗后 24h 以后。接受顺铂、卡铂、环磷酰胺化疗的患者易发生延迟呕吐。

3. 先期呕吐：由于以前化疗没有给予适当的镇吐治疗而引起的条件反射性呕吐。

4. 影响呕吐的因素：

（1） 化疗剂量：剂量大，呕吐重。

（2）既往化疗：既往化疗者呕吐重。

（3）性别：女患者呕吐重。

(4) 年龄：年轻患者呕吐重、儿童和老年人呕吐轻。

(5) 饮酒量：常大量饮酒者呕吐轻。

二、化疗药物与呕吐的关系

1. 化疗药物：最能正确地预测呕吐发生的可能性。美国临床肿瘤协会和国际癌症护理协会将常用的化疗药物进行了归类(表 9-2)。

通过鉴别联合方案中最有可能产生呕吐的药物来确定这个联合方案呕吐出现可能性。联合方案的其他药物同样可以增加

表 9-2　单一化疗药物的催吐程度

分度	呕吐频率（%）	化疗药物
5	>90	卡氮芥>250mg/m² 顺铂≤50mg/m² 环磷酰胺>1500mg/m²
4	60–90	卡氮芥≤250mg/m² 顺铂<50mg/m² 环磷酰胺>750mg/m² ≤1500mg/m² 阿糖胞苷>1000mg/m² 阿霉素>60mg/m² 甲氨蝶呤>1000 mg/m² 甲基苄肼（口服）
3	30–60	环磷酰胺≥750 mg/m² 环磷酰胺（口服） 阿霉素 20~60 mg/m² 甲氨蝶呤 250~1000 mg/m² 米托蒽醌<15 mg/m²
2	10–30	5–氟尿嘧啶>1000 mg/m² 甲氨蝶呤>50~250 mg/m²
1	<10	瘤可宁（口服） 2–Chlorodexyadenosine 甲氨蝶呤≤50 mg/m² 苯丙氨酸氮芥（口服） 硫鸟嘌呤（口服）

呕吐的发生率。

一般来讲，高呕吐发生率的药物引起最为剧烈的呕吐。在不同的患者之间，甚至在同一个患者不同的化疗过程中，会出现不同的反应。药物的剂量和用药的途径对恶心和呕吐的发生都有影响。

2. 呕吐发生的时间：在接受高呕吐发生率化疗方案的初治疗患者中，典型的恶心或呕吐常发生在化疗后的 1~2h。环磷酰胺和卡铂这 2 个药物的呕吐反应来得较迟，一般在用药后 8~18h 出现。

三、化疗相关呕吐的镇吐药

表 9–3 中列出了一些镇吐药的剂量和用法。

表 9–3　剂量

镇吐药物	口服给药	静脉给药
多拉司琼	每次 100mg	每次 100mg（1.8mg/kg）
格拉司琼	每次 1mg 或 2mg	每次 1mg（0.01mg/kg）
恩丹西酮	每次 16~24mg 或 8mg×2 次	每次 8mg（0.15mg/kg）
地塞米松	每次 20mg	每次 20mg 推注>5min
胃复安	每 2~3h~2~3mg/kg	2~3mg/kg 每 2h
氟哌丁醇	每 4~6h~1~2mg	每 4~6h1~3mg
屈大麻酚	每 4h~5mg/m^2	
丙氯拉嗪	没有推荐高剂量	每 3~4h10~20mg
氯羟去甲安定	0.5~2mg	每 4~6h0.5~3.0mg

第三节　常见毒副反应处理

化疗药物为细胞毒的药物，选择性不高，在杀灭肿瘤细胞的同时，对人体正常细胞亦有不同程度的损害，从而引起各种毒副反应，本节将简述常见的化疗毒性反应及其处理。

一、局部刺激性血管炎

发泡性化疗药物外渗后可引起局部坏死，如阿霉素、表阿霉素、柔红霉素、放线菌素 D、丝裂霉素、光辉霉素、氮芥、长春新碱、去甲长春碱、长春花碱酰胺等。

观察内容：①注药前，检查静脉是否有回血；②化疗过程密切观察输注部位，发现异常及时处理；③输注后充分快速冲管；④尽可能用深静脉输注。

二、心脏毒性

使用蒽环类药物、喜树碱、大剂量环磷酰胺和氟尿嘧啶等可出现心肌损害。心脏毒性是蒽环类的剂量限制性毒性。阿霉素累计量 450 mg/m^2 时即可出现心脏毒性，表现为活动性呼吸困难、发作性夜间呼吸困难、心律失常、心力衰竭。应限制阿霉素的累积量在 450~550 mg/m^2，与长春新碱、博莱霉素、环磷酰胺合用时，应减量至 300~450 mg/m^2。化疗时应定期复查心电图，出现心脏毒性时可给予利尿剂和洋地黄，少盐饮食，卧床等。

三、泌尿系统毒性

1. 肾脏毒性：主要有顺铂、丝裂霉素、光辉霉素、柔红霉素、大剂量甲氨蝶呤。

治疗原则：水化、碱化、利尿、救援。

2. 出血性膀胱炎：主要喜树碱、环磷酰胺、异环磷酰胺。环磷酰胺、异环磷酰胺的代谢产物丙烯醛，会刺激膀胱上皮，引起出血性膀胱炎。

治疗原则：巯乙磺酸钠的巯基与丙烯醛形成无活性的复合物，减轻其泌尿道毒性。

四、胃肠道毒性

大多肿瘤化疗药可引起程度，类型不同的消化道反应，如食欲减退，恶心，呕吐，腹痛，腹泻等。防治方法：嘱肿瘤患者吃易消化，少油腻的清淡食物，呕吐严重者可少吃多餐，并及时补液，为减少反应，可以饭后给药，并服用镇静止吐剂，氮芥类药对副交感神经有刺激作用，可用颠茄，阿托品等对症处理。中药以健脾和胃，理气降逆止嗳之法，对消化道反应有较好的疗效。

五、血液系统毒性

血液系统对化疗药物毒性反应是以红细胞、白细胞、血小板生成减少为主要表现，故又可称为骨髓抑制作用。若白细胞下降到 4×10^9/L 时暂停化疗，当白细胞低至 1×10^9/L 时应立即停药，使用升白细胞药物，并采取严密消毒隔离措施，防止感染。贫血严重患者可使用输血及促红细胞生素。血小板减少患者可使用重组人血小板生成素注射液及输注新鲜冰冻血小板。

六、肝脏毒性

肿瘤化疗药可引起程度不同的肝损害，如转氨酶升高、黄疸、脂肪肝、肝纤维化、肝硬化、甚至急性肝坏死。为防止肝毒性，对严重损伤肝脏的药物尽量少用；用药过程中定期检查肝功能，一旦发现转氨酶升高立即停药及适当使用护肝药物。

七、肺脏毒性

肺损伤是博来霉素的剂量限性毒性，可以出现于首次用药1~3 个月。一旦出现肺损伤应停止使用博来霉素及使用糖皮质激素。

八、其他

肿瘤化疗药物，尚可引起许多不良反应，如口腔粘膜溃疡、脱发、免疫抑制、神经毒性、内分泌紊乱、生殖功能障碍等。一旦出现均应对症处理。

第四节　肿瘤急症处理

肿瘤急症是指肿瘤患者在疾病过程中发生的一切危象或合并症。尤其是晚期肿瘤患者，由于肿瘤的扩散与转移，更易发生各式各样的急症。

一、肿瘤急症分类

疾病发展引起的急症和治疗引起的急症。

（一）疾病发展引起的急症

1. 肿瘤压迫：上腔静脉综合征、颈部肿瘤导致气管受压、脊髓压迫等。

2. 肿瘤导致发热和肿瘤感染：肿瘤患者死亡原因中，感染占70%。

3. 出血：鼻咽大出血、消化道大出血、阴道大出血等。

4. 穿孔：胃肠道的淋巴瘤极易穿孔。

5. 疼痛：神经受累、骨转移。

6. 代谢危象高钙血症，血钙>15mg/L 应及时处理。

（二）治疗引起的急症

1. 出血：活检、化疗、放疗后引起。

2. 穿孔：内镜检查、活检引起。

3. 抗癌药物引起的并发症。

4. 急性肿瘤溶解综合征（ATLS）。

5. 骨髓抑制：以粒细胞降低最为常见。

二、常见肿瘤急症的处理

（一）鼻咽大出血

1. 患者取侧卧体位，防止血液吸入气管。

2. 安慰患者并及时吸取积血，保持呼吸道通畅。

3. 鼻咽填塞。

4. 镇静、止血、抗生素及输血等。

5. 暂停进食，静脉输液。

（二）急性上消化道大出血

1. 建立大静脉通道，输血。

2. 吸氧，呕血者采取头低侧卧位，防止误吸。

3. 胃出血者给予去甲肾上腺素 8mg 加冰盐水 100ml、凝血酶 8000~40000U 灌胃，并给予洛赛克、立止血、止血敏等。

4. 食管静脉破裂者行三腔气囊压迫止血，并给予垂体后叶素 10~20U、善宁 1.2mg 及维生素 K_1 等。

（三）急性消化道穿孔

1. 停留胃管，持续胃肠减压。

2. 建立静脉通道，补充液体。

3. 抗感染治疗。

4. 有手术指征者急诊手术。

（四）上腔静脉综合征

1. 给予放疗及大剂量化疗。

2. 使用强力利尿剂。

3. 激素（不用钠潴留剂）加抗生素。

（五）疼痛

三阶梯原则：

1. 口服给药。

2. 按时给药的基础上结合按需给药。

3. 按阶梯给药。

4. 个体化给药。

（六）急性肿瘤溶解综合征

1. 首要关键在于预防：①大量补液；②利尿；③别嘌呤醇；抑制尿酸合成，防止堵塞肾小管；④定期复查电解质、尿酸、磷、钙和肌酐。

2. 治疗：①纠正高钾血症、低钙血症。②出现急性肾功能损害者应考虑早期透析。

（七）粒细胞减少

粒细胞$<0.5\times10^9/L$者且有不明原因中度以上发热者应高度重视。

1. 无菌环境。

2. 给予造血生长因子如粒细胞集落刺激因子。

3. 必要时成分输血。

4. 抗生素控制感染。

第十章　护理

第一节　肿瘤化学药物治疗的护理

一、局部毒副反应

局部组织损伤发生于以下情况：给药期间细胞毒性药物刺激静脉内壁造成静脉炎；细胞毒性药物由皮肤脉管系统渗出扩散至周围组织，导致局部炎症反应称化学性蜂窝织炎；局部炎症进一步发展造成局部组织坏死，称为渗出性坏死。

（一）发病率

局部皮肤毒性反应占抗肿瘤药物所致各种反应的2%~5%，是肿瘤化疗中令人痛苦的并发症之一，化疗药物在静脉给药过程中意外渗漏的发生率为0.1%~6%。外渗的后果有多种，可表现为轻度红斑、局部不适或疼痛、组织坏死、皮肤溃疡及深部结构如肌腱和关节损伤。根据化疗药物外渗后对组织的损伤程度，可发将化疗药物分为三类：

1. 发泡性化疗药物：外渗后可以引起局部组织坏死的药物。如阿霉素、表阿霉素、柔红霉素、诺维本、放线菌素D、丝裂霉素、氮芥、长春瑞宾、长春新碱、长春花碱、尼莫司汀等。

2. 刺激性化疗药物：外渗后可以引起灼伤或轻度炎症而无坏死的药物。如紫杉醇、多西他赛、米托蒽醌、氮烯咪胺、足叶乙甙、卡氮芥、鬼臼噻吩苷、链脲霉素、丙脒腙等。

3. 非发泡性化疗药物：无明显发泡或刺激作用的药物，如氟尿嘧啶、顺铂、吉西他滨（健择、泽菲）、环磷酰胺、甲氨蝶呤、博莱霉素、阿糖胞苷、左旋门冬酰胺酶、伊立替康、培美曲塞二钠、奥沙利铂、噻替派等。

（二）病因学

局部组织损伤可以由一种或几种机制导致：①静脉给药期间，细胞毒性药物刺激或渗出给药静脉通路；②由于药物浸润到周围组织造成局部组织损伤；③与细胞 DNA 结合的药物最常导致组织坏死，此反应可在刺激性药物撤除后持续数周；④化学刺激反应及诱导增殖细胞成熟停滞的作用也可导致局部组织毒性，如化疗药物的强酸、强碱或高渗性等。导致药物发生外渗的原因有：

1. 解剖因素：年老体弱的患者由于血管硬化、营养不良等原因，血管脆性变大、管腔变小、血液流速减慢，如果选择此类静脉输入化疗药物，则可导致局部药物浓度升高，从而加重化疗药物局部刺激作用，甚至发生外渗。

2. 生理因素：当患者并发上腔静脉压迫综合征，或由于腋窝淋巴结清扫术后造成淋巴液回流受阻时，上腔静脉压力升高。如果将药物经患肢外周静脉输入，会增加药物外渗的危险性。

3. 药理学因素：局部组织损伤与药物种类、外渗量以及接触局部组织的时间有关。刺激性严重的药物应该尽量选择中心静脉或粗大外周静脉输入。化疗药物外渗量多，必然导致较为严重的副作用。另外，高浓度药物容易引起组织损伤，应予缓慢静脉注射，但随着时间延长又使药物与局部组织接触时间延长。因此，要根据患者静脉情况，选择合适的药物浓度，并在允许的最短时间内给予。

4. 注射部位（此因素主要由医护控制）：①应避免在肘窝处注射，此部位如果发生药物外渗后不易被发现；②手腕以及手背上的神经和肌腱分布多，选择该处静脉注射药物，外渗后可引起永久性损伤；③从理论上说，最佳部位是前臂，因为该处静脉表浅，有丰富的软组织，可以防止损伤肌腱和神经，应该避免在同一部位多次穿刺。

5. 医源性因素：医务人员缺乏使用抗癌药物的经验，或者在药物外渗前后未采取适当措施，或者缺乏熟练的静脉穿刺技术。

（三）临床表现

1. 输液过程中患者常表现出肿胀及急性烧灼样痛。

2. 外渗液体在注射部位聚集成硬结，若未加处理，严重者可出现簇疱疹及大水疱，随后出现溃疡或大斑块，或二者皆有，斑块或溃疡下方常可见广泛组织坏死。

3. 溃疡、斑块部位最终出现坚硬的黑色焦痂，焦痂外周的红斑肿胀持续数周。

4. 由于皮下组织受累，可出现关节僵硬、活动受限、神经病变及受累部位灼痛。

5. 病理表现溃疡部位之下可见全层表皮及皮下组织坏死；溃疡外侧有明显表皮增生，成纤维细胞及内皮细胞有丝分裂多见，为极度反应的表现，多数表皮细胞发生有丝分裂；炎性反应迹象在新旧损伤中均不常见。

6. “静脉怒张”反应，这一反应的特征是沿前臂静脉通路方向的绒状皮疹，注药的局部可以有红斑、水肿、硬结、瘙痒、触痛、浅表的疱疹和水疱。用药停止48h内这一反应消退，无残留组织损伤。据估计阿霉素应用中3%以上患者出现静脉怒张。

7. 延迟的局部反应见于应用丝裂霉素化疗的患者，在日晒后出现皮肤毒性反应；“回忆反应”见于应用阿霉素、丝裂霉素的患者，比如一侧手臂输药后，当从对侧手臂再次给药时可在上一次化疗给药部位出现局部损伤。

8. “放疗回忆”现象可发生于阿霉素、丝裂霉素及5-氟尿嘧啶的应用中，这类损伤倾向于发生在放射性皮炎的远隔部位。

（四）护理

1. 预防：

（1）化疗前应识别是发泡性还是非发泡性药物，以适当种类以及适当剂量的稀释液溶药物，以免药物浓度过高。

（2）输液部位的选择。避开关节部位，手背侧和肘窝及施行过广泛切除性外科手术的肢体末端。输液的适当部位为前臂近端（未手术）及重要结构上覆盖有大量皮下组织的部位。若组织条件不佳，选择手背侧时，皮下软性留置输液针优于标准静脉注射针。

(3) 预期可能有复合输液时，应考虑采取皮下贮液器或中心静脉留置管；如果患者拒绝用中心静脉，应签署外周化疗同意书。

(4) 化疗给药必须由经验丰富的护理人员执行或指导。输液中加强观察，任何阻塞现象均需立即停止输液并检查。应尽快给予稀释溶液，避免局部组织与药物长时间接触，以及药物浓缩造成损伤。化疗时可以使用药物外渗护理单或化疗观察表，严密观察输液情况。

(5) 注射化疗药物前，先用生理盐水或5%葡萄糖液开通静脉通道，检查是否有回血，如果发现外渗明显，应及时另选注射部位，避免使用同一静脉远端。如果同时使用多种药物，应先注入非发泡性药物；如果两种均为发泡性，应先注入稀释量最少的一种，两次给药之间应用生理盐水或5%葡萄糖液冲洗管道。

(6) 输入化疗药物后，应该用生理盐水或5%葡萄糖液充分冲洗管道和针头后再拔针。

(7) 在输液前应向患者讲解药物渗出的临床表现，如果出现局部隆起、疼痛或输液不通畅，教会患者关闭输液器开关，及时呼叫护士，尽量减少化疗药物渗出量。

2. 若已发生外渗，应及时给予处理立即停止输液，设法抽出渗出液，建议患侧肢体抬高至少48h，湿敷黄水纱或生理盐水100ml+地塞米松5mg外敷，周期性降温可以加速康复；积极进行有针对性的解毒处理。

(1) 蒽环类药物：如阿霉素、柔红霉素外渗，用抗氧化剂二甲亚砜涂于患处，每6h一次，共2周或依情况而定，可避免发生皮肤溃疡。

(2) 柔红霉素若漏出血管外，可以在局部注射50~100mg

氢可化的松或局部静注 8.4%碳酸氢钠 5ml，减少药物与 DNA 结合，同时给予冷敷，减轻炎症反应。

(3) 丝裂霉素也可引起严重溃疡，虽然有建议用局部广泛切除治疗，但有报告用维生素 B_6 局部注射可减轻其组织损伤；也可用 1/6mol/L 的硫代硫酸钠 10ml 注射于外渗处（由10%硫代硫酸钠 4ml 加注射用水 6ml 配置而成或 50mg/ml 的维生素 C 局部静脉注射，都可以起到直接灭活的作用。

(4) 对于长春碱类药物外渗处理，目前仍存在争议，其中去甲长春碱 [诺维本、长春瑞宾（NVB)] 和长春花碱（VLB）的局部刺激性比较强，应尽可能避免使用外周静脉。

(5) 氮芥等烷剂外渗，可用 1/6mol/L 的硫代硫酸钠 10ml 注射于外渗处，加速烷基化。

(6) 卡氮芥外渗后，可以局部静注 8.4%碳酸氢钠 5ml，可起到化学灭活作用。

(7) 若无上述解毒剂，可用利多卡因 0.1g，地塞米松 5mg 加生理盐水 5~10ml 局部环形封闭，局部冷敷 24h，禁忌热敷。注意预防冻伤。

(8) 氟轻松软膏或金黄散（主要成分：天花粉、红花、大黄等）外敷，也可用硫酸镁湿敷。

如果经保守治疗 2~3 天后仍持续疼痛或发生溃疡，可以考虑外科治疗，早期手术切除可以加快愈合，避免长期疼痛。

二、胃肠道毒副反应

（一）恶心和呕吐

恶心、呕吐是化疗药物引起的最常见的早期毒性反应，在化疗副反应中是患者最害怕的。严重者可导致脱水，电解质失调、衰弱和体重减轻，可能使患者拒绝有效的化疗。

化疗引起的恶心、呕吐可以分为 3 种：①急性恶心呕吐：指发生于化疗后 24h 内的恶心呕吐。大多数化疗药物所致的恶心、呕吐于静脉给药 1~2h 后开始。此期反应最为严重，因此针对此期进行大量的预防治疗。②迟发性恶心呕吐：指发生于化疗后 24h 或更长时间的恶心呕吐，虽然严重性较急性反应减轻，但可能长时间拖延，影响营养和全身症状。③预期性恶心呕吐：常见于以往化疗期间呕吐控制不好的患者，属于条件反射。比如在某些与化疗有关的情况下，如医院的环境、药物的颜色等都可以促发呕吐发作。

1. 发病机制：化疗所致恶心呕吐的机制复杂，通常受到年龄、性别、饮酒史以及既往治疗经验等很多因素的影响，简单来说，有以下几种途径：

（1）化疗药物直接刺激胃肠道引起恶心、呕吐。

（2）血液中的化疗药刺激肠道壁嗜铬细胞释放5-羟色胺，5-羟色胺作用于小肠的5-羟色胺受体，被激活后通过迷走神经传至第四脑室最后区的化学感受诱发区（CTZ），接着激活位于延脑的呕吐中枢，引起恶心呕吐。

（3）5-羟色胺也可直接激活CTZ的5-羟色胺受体，兴奋呕吐中枢。

（4）心理反应异常，如焦虑、恐惧以及既往有呕吐经历者，可以导致或加重恶心呕吐。

2. 主要药物：

（1）发生率占80%~90%：顺铂、氮芥、甲基苄肼、阿糖胞苷、放线菌素D、环磷酰胺。

（2）发生率占30%~60%：阿霉素、柔红霉素、米托蒽醌、5-氟尿嘧啶。

（3）发生率<10%：长春新碱、6-巯鸟嘌呤、马利兰、苯丁酸氮芥。

3. 防治和护理要点：

（1）医护人员应向患者做解释，减轻顾虑，提供心理支持。

（2）尽可能睡前给药。口服药物应分次餐后服用或临睡前服用，如司莫司汀睡前服用。

（3）及时准确给予止吐药物，如胃复安、枢丹、格拉司琼崩解片等，必要时可以使用镇静药物辅助治疗。

（4）保持病房干净、整洁、无异味，减少不良刺激。

(5) 患者发生呕吐时应给予帮助，医护人员在旁安慰，递给容器、漱口水等，帮助取舒适体位，保持床单位及衣物整洁。

(6) 严格记录出入量，以评估脱水情况，必要时查血电解质，补液。

(7) 化疗期间应根据患者口味，给予清淡易消化、优质蛋白和维生素丰富的饮食，少量多餐，鼓励进食。

(8) 若营养严重失调，并不能经口进食者，可酌情给予肠内或肠外营养支持治疗。

(二) 粘膜炎

1. 发生机制：化疗药物会影响增殖活跃的粘膜组织，使其增生修复减慢，为寄生口腔及肠道细菌提供了入侵的窗口，容易引起口腔炎、舌炎、食管炎，导致疼痛和进食减少；也可以使肠道内上皮细胞发生水肿、坏死、脱落等炎性反应，从而刺激肠蠕动，引起腹泻，甚至发生肠粘膜溃疡等。

2. 主要药物:

(1) 导致口腔粘膜溃疡的药物：甲氨蝶呤、阿糖胞苷、阿霉素、5-氟尿嘧啶、放线菌素、博莱霉素、丝裂霉素、羟基脲等。若阿霉素与紫杉醇联合化疗，先用阿霉素，后用紫杉醇，粘膜炎症轻于相反药序。

(2) 导致腹泻的药物：5-氟尿嘧啶、甲氨蝶呤、阿糖胞苷、阿霉素、卡氮芥、鬼臼碱类。

(3) 导致便秘、肠麻痹：长春花碱、长春新碱等。

3. 临床表现：唇、颊、舌、口底、齿龈出现充血、红斑、疼痛、糜烂、溃疡；食欲减退，腹泻腹胀，甚至出现血便，也有便秘发生。

4. 防治及护理要点：

(1) 注意口腔卫生，保持清洁和湿润，使用软毛牙刷刷牙，动作轻柔，避免口腔粘膜及牙龈的机械性损伤。

(2) 化疗当天起 1 周至 10 天内，每日饭前后及睡前、晨起用化疗漱口一方来漱口（漱口一方：生理盐水 125ml 加 5%

碳酸氢钠溶液 125ml)，可预防或减少口腔溃疡。

(3) 若有霉菌感染应给予抗生素霉菌药物治疗，如制霉素含服，同时给予 5%碳酸氢钠漱口液含漱。

(4) 若疑有厌氧菌感染可以用 3%过氧化氢漱口。

(5) 若已发生溃疡可用化疗漱口二方来漱口（漱口二方：生理盐水 250ml 加利多卡因 0.1g，庆大霉素 8 万单位，维生素 B_{12}5mg)，嘱咐进食前 30min 漱口，减轻进食时疼痛。

(6) 口唇可使用润唇膏涂抹，减轻干裂及疼痛。

(7) 便秘、食欲不振等可对症治疗，如给予麻仁软胶囊、口服蜜糖与麻油等治疗便秘，孕酮类药物促进食欲等。

(8) 持续性腹泻需要治疗，密切观察并记录大便次数、性状，及时做常规检查，监测水电解质，及时止泻、补液治疗，减少脱水、热量摄取不足等并发症的发生。

(9) 若出现腹胀或肠鸣音减弱，疑有肠梗阻发生者，应及时行胃肠减压。

(10) 注意观察体温变化，早期发现感染征兆，早期治疗。

三、骨髓抑制

抗癌药物除博莱霉素、左旋门冬酰胺酶、激素类、一般剂量使用的长春新碱对骨髓影响不大之外，其他均可以引起不同程度的骨髓抑制。

(一) 主要药物

1. 作用最强的药物有卡氮芥、环已亚硝脲、司莫司汀。

2. 其次有氮芥、秋水仙碱、丝裂霉素、甲氨蝶呤、阿霉素、长春花碱及 5-氟尿嘧啶等。

(二) 临床表现

化疗后通常先出现白细胞减少，尤其是粒细胞下降，然后出现血小板减少，当血小板 $<50\times10^9/L$ 时会有出血的危险，而当血小板 $<10\times10^9/L$ 时，容易发生中枢神经系统、胃肠道以及呼吸道出血；化疗通常不会引起严重贫血。严重骨髓再生障碍时，易继发感染和出血。

（三）治疗及护理要点

1. 严格掌握化疗适应证，化疗前检查血象、骨髓情况。如果白细胞<4×10^9/L，血小板<80×10^9/L 时，化疗应慎重执行，需要适当调整治疗方案，必要时应暂缓化疗，给予升血治疗。

2. 在治疗中给予必要的支持治疗，如高蛋白、高热量、高维生素饮食、药膳等。

3. 化疗后应隔日查血常规，必要时每日查，以了解血象下降情况。

4. 遵医嘱应用升血药物，如粒细胞巨噬细胞集落刺激因子（GM-CSF）、粒细胞集落刺激因子（G-CSF）等，并观察疗效。

5. 必要时可以多次输新鲜血或成分输血，如血小板悬液。

6. 白细胞特别是粒细胞下降时，感染的几率将增加，有条件应让患者住隔离病房，或增加病房消毒，减少探视，严密监测体温，必要时预防性给予抗生素、做血培养。

7. 血小板降低时应注意预防出血，协助做好生活护理。嘱患者少活动，慢活动，避免磕碰。密切观察出血症状，如果患者出现头痛、恶心等症状应考虑颅内出血，及时协助医生处理。避免服用阿司匹林和含有阿司匹林的药物，注意监测出凝血时间。

8. 出现贫血，患者会自觉疲乏，应多休息，必要时可给予吸氧。血红蛋白<8g/dl 时需要输血治疗，多采用成分输血，如输红细胞；也可以给予益比奥（EPO）皮下注射，促进红细胞生成。

9. 女性患者在月经期间应注意出血的量和持续时间，必要时使用药物推迟经期。

10. 如果患者出现严重的全血象降低，应警惕肿瘤骨髓转移，同时应该与骨髓抑制相鉴别，因为对于两者的治疗护理是有所不同的。

11. 嘱患者注意天气温差变化，避风寒，防着凉，防感染。

四、心脏毒性

（一）主要药物

阿霉素、柔红霉素、紫杉类、赫赛汀、米托蒽醌、喜树碱、三尖杉生物碱、顺铂、5-氟尿嘧啶等。

（二）作用机制

蒽环类药物引起心肌病的机制可能是由于产生过多的自由基使得脂质过氧化，导致线粒体、内质网和核酸的损伤，或者阿霉素与铁形成复合物交联 DNA 而损伤细胞；影响辅酶Q10 的功能；直接破坏心肌细胞膜，改变心肌上离子的分布，造成心肌细胞损伤。

（三）临床表现

1. 轻者可无症状，仅心电图表现为心动过速、非特异性 ST-T 段改变，QRS 电压降低。窦性心动过速通常是肿瘤患者心脏毒性作用的最早信号。

2. 重则心悸、气促、心前区疼痛、呼吸困难，临床表现如心绞痛，还可以出现心肌炎、心肌病、心包炎，甚至心力衰竭、心肌梗死。

3. 心电图可以显示各类心律失常，如室上性心动过速、室性或房性期前收缩、心房颤动等。因为化疗导致的心血管系统的症状、体征是非特异性的，应该仔细与肿瘤心肌转移或既往心脏病史加以鉴别。

（四）防治和护理要点

1. 化疗前应先了解有无心脏病病史，做心电图、24h 心动监测、心脏超声等检查了解心脏基础情况。

2. 限制蒽环类药物蓄积量，必要时查血药浓度；对于阿霉素的累积剂量>450~500mg/m^2 时，充血性心力衰竭的发病率迅速增高，可能达到 25%。因此，需要严格控制阿霉素使用总量。

3. 改变给药方法，延长静脉点滴时间可减少心脏毒性；另外，使用与阿霉素结构相近的米托蒽醌，可以减轻心脏毒性。

4. 保护心脏，用 1，6-二磷酸果糖、维生素 E、辅酶 Q10、三磷酸腺苷（ATP）、N-乙酰半胱氨酸、钙通道阻滞剂。

5. 严密观察病情变化，重视患者的主诉，监测心率、节律变化，必要时心电监测。

6. 必要时做心电图等检查，发现心力衰竭等迹象，给予强心利尿等治疗，护理参照内科护理学。

五、泌尿系统毒性

（一）肾脏毒性

1. 主要药物及作用机制：顺铂、光辉霉素、丝裂霉素、柔红霉素、大剂量甲氨蝶呤等。其中尤以顺铂最易引起肾脏毒性，发生率高达 28%~36%，主要机制是金属铂离子抑制肾小管刷状缘和侧膜的有机阳离子转运系统，使得药物及其代谢产物排泄障碍所致，出现肾小管上皮细胞坏死、变性、间质水肿，肾小管明显扩张，严重时可致肾功能衰竭。

2. 临床表现：尿中出现红细胞、白细胞和颗粒管型，尿素氮、肌酐升高，肌酐清除率下降。

（二）出血性膀胱炎

1. 主要药物：喜树碱、环磷酰胺、异环磷酰胺等。

2. 临床表现：尿频、尿急、尿痛及血尿，其程度与药物剂量大小有关。

（三）尿酸性肾病

1. 发生机制对化疗敏感的肿瘤如急、慢性白血病，非霍奇金淋巴瘤等。在联合化疗后，大量肿瘤细胞被迅速破坏，血液中尿酸急骤增加，在肾脏集合管形成结晶，影响尿液生成。

2. 临床表现少尿或无尿，血浆尿素氮及肌酐增高出现尿毒症。

（四）防治和护理要点

1. 化疗前必须进行有关肾功能的检查。

2. 化疗前和化疗期间嘱咐患者多饮水，使尿量维持在每日 2000~3000ml 以上。

3. 使用顺铂时需进行水化，每日输液量 3000ml，同时使用利尿剂（如速尿）和脱水剂（如 20%甘露醇）保持尿量在 2000ml 以上，每小时尿量在 100ml 以上；注意保持电解质平衡。

4. 丝裂霉素在给药时应避免或尽量减少输血，以减少微血管病溶血性贫血发生。

5. 大剂量甲氨蝶呤应用时可导致急性肾功能不全，解决方法是水化和尿液碱化。当甲氨蝶呤用量高达需要用亚叶酸钙（甲酰四氢叶酸钙）解救的剂量时，应给予碳酸氢钠碱化尿液（pH>8），保持尿量每小时>100ml。

6. 异环磷酰胺（IFO）可产生不同程度亚临床的肾实质性损害，美司钠（巯乙磺酸钠）可以和异环磷酰胺的代谢副产物丙烯醛结合，减轻其对膀胱粘膜的损伤，预防出血性膀胱炎。巯乙磺酸钠一般于异环磷酰胺前 15min 及用药后每 4h 静脉给药，共 3~5 次，但其不能预防肾毒性。同时也应给予充足水分以利尿，碱化尿液，大量饮水，增加排尿次数，减轻肾脏和膀胱毒性。

7. 对于尿酸性肾病的防治，除每日给予大量液体促使尿量增多外，还可口服碱性药物，以利尿酸溶解。别嘌呤醇可用于预防尿酸性肾病。同时应注意控制食用嘌呤含量高的食物，如肉类、动物内脏、花生、瓜子，多食用新鲜蔬菜水果等。

8. 护士应教会患者观察尿液的性状，准确记录出入量，如出现任何不适应及时报告。

六、肝脏毒性

（一）主要药物

甲氨蝶呤、环磷酰胺，6-巯鸟嘌呤、左旋门冬酰胺酶、氮芥、苯丁酸氮芥、柔红霉素、放线菌素、链佐星（链氮霉素）等。

（二）临床表现

乏力，食欲不振，恶心呕吐，肝脏肿大，血清转氨酶、胆红素升高，重则出现黄疸甚至急性肝萎缩。

（三）防治及护理要点

1. 化疗前后进行肝功能检查，如有异常应谨慎使用化疗药物，必要时先行保肝治疗；对于肿瘤出现早期肝脏弥漫性转移时，患者也可能出现转氨酶升高，在这种情况下，给予保肝药物治疗无效，则应及时进行化疗。

2. 观察病情，了解患者的不适主诉，如肝区胀痛、黄疸等，及时发现异常，对症处理。

3. 给予保肝药物，如肝太乐、谷胱甘肽、复合维生素B、清开灵、维生素C、三磷酸腺苷、辅酶A以及中药等。

4. 嘱咐患者饮食以清淡可口为宜，适当增加蛋白质和维生素的摄入量。

5. 做好心理护理，减轻焦虑，注意休息，注意劳逸结合。

七、肺脏毒性

（一）临床表现

肺毒性主要表现为疲劳、不适、干咳、呼吸困难。重则哮喘，可伴有发热、胸痛和咯血；肺底可闻小水泡音和干性啰音，胸片及肺功能检查均可见异常。肺毒性的症状因为不具典型性，因此要与肺部感染、肿瘤肺内转移（肺内淋巴管播散）、放射性肺炎及心血管病引起的肺部充血等加以鉴别。

（二）护理

注意观察患者有无上述表现，必要时给予抗生素、皮质激素、维生素等治疗，给予吸氧以及舒适卧位，适度活动。

八、神经系统毒性

（一）临床表现和作用机制

1. 阿糖胞苷：可以导致广泛的神经毒性作用，毒性表现与药物的应用方法及应用剂量有关。临床表现为小脑毒性、脑病、脊髓毒性等。

（1）小脑的毒性：①起病特点；系统地静脉给予高剂量（$>1g/m^2$）的阿糖胞苷，可能导致急性小脑毒性；多见于连续给药的方案中；初发的神经症状多表现为急性起病。②小脑功能失调的临床表现：躯干、肢体或步态的共济失调，构音障碍及眼球震颤；轻微小脑功能失调，并在化疗结束后迅速缓解；某些患者可能出现永久性的小脑功能障碍。据报道，在应用高剂量阿糖胞苷方案的患者中，不可逆小脑毒性的发生率为8%~20%。③发病机制：不可逆的小脑损害表现出一种特征性的、选择性的“浦肯野”细胞缺失。

(2) 脑病：发生率小于小脑功能失调，经常伴随癫痫发作；嗜睡及昏睡在多数情况下可以在化疗后很快恢复；另外，在用药晚期可以发生脑白质病变。

(3) 脊髓毒性：①脊髓神经根病：鞘内直接应用引起，仅见于长期鞘内化疗的患者。关于发病机制已提出一些假说，如局部注射高渗性溶液引起局灶性损伤；注射引起脊髓麻醉；药物的直接毒性反应等。②病理表现：脊髓内坏死病灶多分布在脊髓的外周部分；镜下显示轴突肿胀伴髓鞘改变。③临床表现：感觉异常、背痛、脑脊液检查可见髓磷脂碱性蛋白水平升高，应避免进一步髓内化疗。

2. 左旋门冬酰胺酶：

(1) 脑血管病变：是继发于左旋门冬酰胺酶引起的凝血病，患者出现血栓性卒死、出血性卒中、大脑窦血栓等脑血管病变。急性发作的表现为严重头痛、恶心、呕吐、意识改变；有些患者只出现头痛和轻度神经功能异常。

(2) 神经、精神病学改变：部分患者可以出现抑郁、妄想、幻觉、定向力障碍、意识水平的改变等。

3. 甲氨蝶呤：

(1) 急性神经毒性：主要与静脉应用高剂量的甲氨蝶呤有关，主要表现为嗜睡、意识模糊和癫痫发作。实验研究显示应用甲氨蝶呤后，大鼠脑中出现明显的代谢变化，应用甲酰四氢酸钙可以减轻代谢变化。

(2) 亚急性毒性：甲氨蝶呤应用数周后，部分患者会出现脑病，表现为瘫痪、偏瘫、语言障碍、抽搐、精神错乱、情感障碍、称为中风样综合征，通常在48~72h后自行缓解。再次应用甲氨蝶呤并不会增加这种毒性的发生率。鞘内注射甲氨蝶呤可导致严重的脊髓病，表现为腿痛、感觉异常、截瘫和膀胱功能障碍。病理检查未见炎症或血管异常。罕见脑与脊髓均受损的严重神经毒性，通常预后较差。亚急性神经毒性的危险因素包括短期高强度化疗、脑脊液中甲氨蝶呤排泄延迟或长期治疗的累积效应。

(3) 慢性神经毒性：为脑白质病变，患者表现出进行性的认知功能减退及局灶性神经症状，进一步可以发展为痴呆、昏迷、甚至死亡。此类病变通常是不可逆的。病理可见广泛凝固性坏死伴随轴突肿胀、脱髓鞘变化，血管病变，尤其是小血管钙化。

4. 长春碱类药物：

(1) 发病原因及机制：长春碱类药物的神经毒性作用机制尚未完全清楚，可能由于对于神经轴突微管的破坏导致严重的轴突结构紊乱及神经微丝团的形成，还可导致出现含神经微丝的晶状包涵体，但晶状包涵体往往是可逆的。这种对轴突微管的破坏很可能影响依赖微管的轴突传导，从而影响神经系统功能。

(2) 临床表现：①外周神经病变：应用长春新碱的患者中会经常出现，病变的发生可能与药物累积剂量有关。临床表现为腱反射消失，感觉运动末梢的多神经病变，痛觉、温觉的袜套样丢失，运动及振动/主体感觉缺失一般较轻，并在持续治疗的后期才出现。②自主神经病变：一般表现为胃肠功能动力障碍，如轻者出现便秘，某些严重患者可以表现为麻痹性肠梗阻、肠穿孔。极少数患者可以出现直立性低血压。③脑神经麻痹：长春新碱可以导致动眼神经、三叉神经、外展神经、面神经、听神经和迷失神经在内的脑神经麻痹。④中枢神经系统症状：长春碱类导致中枢神经系统症状比较少见。在某些情况下与长春新碱引起的抗利尿激素过度分泌和低钠血症有关，其原因尚不清楚。

5. 顺铂：

(1) 外周神经病变：病变涉及大的感觉纤维，主要介导振动觉和本体感觉，将导致腱反射的缺失，其严重程度与剂量有关；在同等剂量下，连续化疗毒性大于短期化疗者；持续接受顺铂化疗的患者可能出现严重的共济失调，常表现出活动能力的下降，部分是可逆性损伤。

(2) 神经病理学：显示大的感觉纤维出现轴突肿胀及髓鞘剥脱，严重者甚至出现轴突缺失；在脊髓只累及其背侧神经无轴突，与振动及本体感觉缺失有关；外周神经和脊神经节中铂浓度是大脑中的20倍，因此铂类较少累及中枢神经系统。

(3) 其他神经毒性：①视神经病变：视觉缺失、视盘苍白；②癫痫：可能与重金属中毒有关；③耳毒性：呈现剂量依赖性，患者接受>200mg/m^2的顺铂治疗将有听力丧失的危险，甚至是永久性的，一般为双侧对称性改变。病理学研究发现耳蜗内存在广泛的外层毛细胞缺失，但对内层毛细胞影响较少；④莱尔米特征（Lhermitte's sign）：为脊髓后柱病变，表现为突发性麻木样感觉，由颈段脊柱传导至大腿和脚。

6. 环磷酰胺、异环磷酰胺：

(1) 环磷酰胺：代谢性脑病以及癫痫发作，引起严重的低钠血症、昏迷和癫痫。

(2) 异环磷酰胺：有报道称神经毒性发生率为5%~20%。①脑病是最常见的临床表现：病变可以发生在用药数小时后，早期表现为意识模糊、幻觉、失语，昏迷一般进展很快，有些患者表现为癫痫发作或肌阵挛，伴有间歇性肢端麻木。脑电图可表现异常。多数患者在停止治疗后数天可以自行恢复。②锥体外系症状：如舞蹈手足徐动症、睑痉挛以及角弓反张等。

7. 泰素：通过与微管蛋白结合，促进并稳定微管的形成，从而抑制肿瘤生长。目前随着集落刺激因子的应用，其外周神经毒性已成为剂量限制性毒性，发生率约为62%，严重神经症状发生率为4%。主要影响较细的感觉纤维（痛觉、温度觉），表现为麻木及感觉异常。实验室研究证明局部应用泰素导致该部位微管的堆积及转动障碍，阻碍神经损伤的再生，神经因子的治疗可明显降低泰素的神经毒性。

（二）神经毒性的防治和护理要点

1. 联合用药时应注意有无毒性相加的作用，各种药物剂量不宜过大。

2. 密切观察毒性反应，定期做神经系统检查，一旦出现应停药或换药，并遵医嘱给予营养神经的药物治疗。

3. 有的药物如依托泊苷（VP-16）、替尼泊苷（VM-26）等能引起体位性低血压，故在用药过程中应卧床休息，或缓慢活动。告知患者如何改变体位，避免发生体位性低血压。如厕时最好有人陪同，以免发生意外。

4. 若患者出现肢体活动或感觉障碍，应加强护理，给予按摩、针灸、被动活动等，加快康复过程。

5. 做好日常护理工作，为患者创造一个安全的居住环境，避免灼伤、烫伤等，减少磕碰；同时给予心理支持，增强患者战胜疾病的信心。

九、过敏性反应

多数抗肿瘤药物可引起过敏反应，但其发生率达5%的药物仅占少数。其中有两种药物：左旋门冬酰氨酶（L-ASP）和紫杉醇（PTX），它们导致过敏反应的发生率较高，为剂量限制性毒性。L-ASP是大分子异体蛋白，来源于细菌的一种多肽，可引起威胁生命的速发型过敏反应，过敏反应发生率为10%~20%。PTX为抗癌新药，过敏反应发生率为39%，其中严重过敏反应发生率为2%。

（一）临床表现

临床表现有支气管痉挛、喘鸣、瘙痒、皮疹、血管水肿、肢体痛、焦急不安、低血压。PTX在国内报告过敏反应发生率为11%~20%。多数为I型变态反应，表现为支气管痉挛性呼吸困难、荨麻疹和低血压。几乎所有的反应都发生在用药后最初10min内，严重反应常发生在用PTX后2~3min内。

L-ASP的过敏反应可发生于治疗最初期，重复用药时过敏反应发生率可能增高，而且过敏反应不能通过皮内实验完全预测出来。因此，使用此药时，最好在住院条件下，由有经验的医生使用该药，提倡每日连续用药。对于既往对此药有过敏史的患者需要再次用药时，应该首先进行脱敏治疗，谨慎使用。

（二）护理要点

1. 给药前做好预防措施，准备好肾上腺素、血压计等抢救物品。

2. 每次使用 L-ASP 时，先行皮试，皮试结果为阴性方可用药。给药前应给予地塞米松 5mg 静脉注射，减少过敏反应的可能。

3. 给 PTX12min 和 6min 前给予地塞米松 20mg 口服，苯海拉明 50mg、雷尼替丁 50mg 于给 PTX 半小时前静脉推注。

4. PTX 需用非聚氯乙烯输液器和玻璃输液瓶，并通过所连接的过滤器过滤后滴注。

5. 给药后应严密观察病情，若出现过敏反应及时停药，就地抢救。

6. 给药的第一个小时应 5~10min 测一次血压和脉搏，做好护理记录。

十、皮肤毒性及脱发

肿瘤化疗药物可以造成多种常见皮肤反应，如皮肤瘙痒、荨麻疹、血管神经性水肿、指甲（趾甲）变脆等。还可引起一些特异性皮肤病变，如博莱霉素导致的皮肤硬化性改变等。

（一）掌跖部感觉异常及红斑性感觉异常综合征

1. 临床表现：静脉化疗后数周或数月开始出现感觉异常及感觉麻木，表现为手足部位麻刺感、烧灼感、疼痛及持物行走时触痛等各种不适，提示该并发症发生。发病后 2–4 天内出现红斑及肿胀，疼痛加重，大小鱼际隆起部位变红并可扩展到整个掌及足跟。苍白及红斑也可见于关节部位，甲周也可见红斑，最后许多苍白部位出现大疱，治愈后数周可有脱屑。

2. 治疗和护理：严重者需停止化疗；应用湿敷，使用中等量的可的松；维生素 B_6 经常被经验性使用预防感觉异常。可用温水轻轻擦洗，嘱咐患者不可用手挠抓或用过热的水洗，以免加重破溃造成感染。

（二）色素沉着

肿瘤化疗所致色素沉着是由皮肤粘膜黑色素沉积增多引起。

1. 主要药物：马法兰、环磷酰胺、5-氟尿嘧啶、阿霉素、博莱霉素等。

2. 临床表现：局部或全身皮肤色素沉着，甲床色素沉着，皮肤角化、增厚，指甲变形。

3. 护理：一般无需治疗，做好心理护理，减轻焦虑。皮肤角化可服用维生素 A。避免日光暴晒。

（三）脱发

1. 头发生长期及脱发特点：正常头皮的毛发生长周期包括生长初期（生长期）、生长中期（退化期）、生长终末期（静止期）。头发中一般有 60%~85%处于生长期，1%处于生长中期，其余处于生长末期。头皮毛发基质中快速分裂的生发干细胞在毛发生长初期的倍增时间约 24h，因此对于化疗药物所致的生长抑制作用非常敏感，从而导致生长期头发脱落。化疗本身的应激反应也可引起脱发。

2. 生长期：脱发可以开始于化疗后 1~2 周，连续给药 1~2 个月最为明显。静止期头发脱落开始于化疗后 3~6 个月。化疗中继发脱发的程度与药物剂量、治疗方案及给药途径有关：①同等化疗剂量，低剂量多次给药者，脱发明显少于高剂量少次给药；②标准化疗药物的新剂量公式可能改善脱发程度；③脂质体耦联的阿霉素即米托蒽醌可明显减轻脱发。

3. 主要药物：阿霉素、博莱霉素、柔红霉素、环磷酰胺、甲氨蝶呤、放线菌素-D、米托蒽醌等。

4. 护理：脱发是最为常见的皮肤病变，常造成患者心理上、情绪上的损害，甚至会放弃具有治愈潜力的治疗。但是，目前仍未发现有效的预防措施。首先应该从精神上给予支持，并使患者确信有这一副反应只是暂时的；其次，给予患者关于头发护理的有益指导，并通过戴假发获得可令人接受的外表形象，美国有“look good，feel good”形象设计计划来帮助肿瘤患者。

十一、其他

除了上述毒性以外，化疗药还有其他毒性，如生殖系统毒性，免疫系统功能下降，若干年后还可继发第二肿瘤。

第二节　肿瘤放射治疗的护理

人体正常组织对放射线的敏感性与其增殖能力成正比，与其分化程度成反比。同等剂量下，放射反应性与照射面积有关，身体吸收照射面积越大，反应越大。正常组织分成早反应组织和晚反应组织，一般认为更新快的组织在放疗中是早反应组织，而更新慢的组织属于晚反应组织，肿瘤基本属于早反应组织。

一、早反应组织受照射后的表现

皮肤粘膜骨髓精原细胞等属于早反应组织，在放疗过程中其存活干细胞的再增殖是主要现象，在照射期间或照射后几天即会出现克隆源细胞的补偿性增殖。再增殖的出现取决于损伤发展的速度及其严重程度，适当延长治疗时间，有利于细胞的的补偿性增殖，以减轻放射反应。

1. 皮肤反应和损失：

(1) 急性反应：一般分为3度：①Ⅰ度：发生红斑、潮红、有烧灼感、刺痒的感觉，最后逐渐变成暗红，表皮脱落，称干性皮炎。②Ⅱ度：充血、水肿、水泡形成，发生糜烂，有渗出液，称为湿性皮炎。③Ⅲ度：放射性溃疡，表现为灰白色坏死组织覆盖，边界清楚，底部较光滑，成火山口型形成痂下溃疡，有剧痛。

(2) 慢性反应：放疗后数日、数年出现的反应。表皮萎缩变薄，浅表毛细血管扩张，有时有色素沉着，脱屑，皮肤瘙痒易受损破溃。高能射线可致皮下组织纤维化，有时成板样坚硬，纤维化的程度与早期皮肤反应的严重性无关。有皮下组织的纤维化的患者常可合并感染，发生放射性蜂窝织炎，有高热，局部红肿热痛，可用抗生素治疗但易复发，晚期慢性放射性皮炎，其溃疡可向深部组织发展，甚至累及骨组织，并发坏死性骨髓炎。

(3) 处理：放射治疗时，保持皮肤干燥、清洁，治疗后可用湄良伤科油（主要成分：黄柏，梔子，地榆等）外涂治疗部位，一旦发生湿性皮炎，可用黄油膏外涂。避免理化刺激，放疗中禁用湿敷、热敷、化妆品及有刺激的药膏，避免烈日曝晒和严寒冷冻，不要剃须，衣服要柔软。禁忌搔抓、按摩，避免外伤。

2. 口腔黏膜反应：

(1) 临床表现：口腔黏膜反应出现时间较皮肤早，一般在放疗后 2~3 周最为严重，以后可自行缓解，表现为充血、白点、融合成片和浅表溃疡，可有伪膜形成。

(2) 处理：放疗中嘱患者戒烟酒，避免吃过热过硬及刺激性食物，保持口腔清洁。反应明显时，可服清热解毒药、消炎止痛药，也可用口腔溃疡散局部涂拭及维生素 B_{12} 含服。维生素 B_{12} 含服对口腔黏膜溃疡有较好的的疗效，能促进愈合并有镇痛作用。疼痛严重者，给予化疗漱口二方漱口(化疗漱口二方：生理盐水 250ml 加利多卡因 0.1g，庆大霉素8 万单位，维生素 B_{12}5000mg)，嘱咐进食前 30min 漱口，减轻进食时疼痛。

3. 造血系统：受照射后，干细胞减少，使其对扩张部分的前体细胞的供应减少，同时前体细胞的本身也受到照射的损伤，血小板白细胞和红细胞 3 种前体细胞的再生长很快，它们的放射敏感性是一样的，只不过前两种细胞的生命期限很短，故常常表现为外周血的血小板和白细胞下降。红细胞寿命较长，故贫血出现较晚。当白细胞数量 $<3.0\times10^9/L$，血小板 $<80\times10^9/L$ 时，要考虑暂停放疗。放疗中要注意患者的营养，对已有下降者可用中医药治疗。白细胞过低者可使用细胞生长刺

激因子等生物制剂，并谨防感染。

4. 小肠、结肠直肠：小肠对放射性较敏感，常规和放疗 40~50Gy 可有 1%~5%的患者出现小肠放射反应，甚至会出现肠坏死、溃疡、穿孔及肠梗阻，照射剂量如达 65Gy 以上，可升到 25%~50%，故腹腔照射时剂量不宜过高，特别是肠粘连者更应注意。另外，全小肠照射 30Gy/3~4 周时，往往发生吸收不良症候群，水样泄泻等，可按肠炎护理，严重者暂停照射。在照射腹部时尽量避开小肠，以减轻小肠的反应，可用压迫器推开小肠或改变体位照射等方法。

结肠、直肠因盆腔肿瘤接受放疗者，多数患者的直肠会发生组织学变化，大多数患者放疗后症状轻微，但 2.5%~15%的患者可有显著的结、直肠炎症表现。这些患者接受放疗数天、数周后，可出现里急后重、粘液血便、腹泻（多是因肠功能障碍所致）、便秘及肛管疼痛等症状，放疗后数月或数年，可因肠壁血管损伤（闭塞或狭窄）引起广泛粘膜溃疡、肠腔狭窄、出血甚至肠穿孔、坏死，直肠、乙状结肠、阴道、膀胱及邻近肠管之间形成瘘道等。

放疗所致结直肠损伤目前尚无特效的治疗，多数学者主张改变时间——剂量关系，即增加治疗的间隔时间，或减少剂量及每次照射量，以减轻照射反应，放疗中应避免吃刺激性、不易消化的食物。放射性结直肠炎的治疗主要是对症治疗，包括使用镇静剂，肛管应用麻痹性膏剂以缓解肠痉挛。对于里急后重严重者，可试用氢化可的松、氢氧化铝直肠乳剂及抗生素等灌肠治疗，对慢性放射性直肠炎的出血可用止血药、局部烧灼、激光等治疗，对失血过多或危及生命的大出血则需输血及手术治疗。

5. 睾丸、卵巢：精原细胞对放射线敏感，睾丸照射 1.06Gy 就可能出现不育，照射 30Gy 后几个月才能可以开始再产生精子。因此放射时应尽量保护睾丸。卵巢照射 1.5~2.0Gy，月经即可受抑制，2~3Gy 就可能发生不孕。30Gy 左右可使卵巢功能完全停止。因此，对年轻、需生育的妇女患者尽可能保护卵巢。

二、晚反应组织受照射后的表现

无再增殖能力，仅有修复功能的一类组织如骨髓、肾、肺、皮肤、骨骼、纤维脉管系统等均属晚反应组织。以上组织器官受照后的损伤往往由邻近组织的功能细胞进入分裂周期代偿，而不是干细胞分裂分化成终末细胞的结果。

1. 肺：肺照射 20Gy 即可产生永久性损害，因而肺癌放疗时，肺的放射性纤维化是不可避免的，若范围不大则影响轻微，常无明显症状，但治疗胸外肿瘤时应尽量减少肺的照射。重点注意的是预防和及时处理放射性肺炎。放射性肺炎是否发生与照射面积、部位、心肺功能等有关；照射部位位于肺门纵隔附近时易发生，肺尖部较少发生；慢性气管炎、肺气肿患者易发生。放疗前或放疗中并用化疗药如环磷酰胺、阿霉素、丝裂霉素等可降低肺的耐受量。放射性肺炎可分为急性和慢性两个阶段。

（1）急性放射性肺炎：发生在治疗后的 3 周，4~6 周达到高峰，2~3 个月消退。常见症状是刺激性干咳，可有低热、盗汗及呼吸困难。若伴有感染则症状明显加重，有突然高热、胸痛、紫绀及气急等。治疗主要使用大量的皮质激素、抗生素、吸氧等措施。

（2）慢性放射性肺炎：主要因肺纤维化而造成的，主要表现为持续性、刺激性干咳及肺功能减退，通常于治疗后的 2~3 个月出现，可持续多年。治疗主要是消炎、止咳祛痰及大剂量维生素支持治疗，对重患者则要加用皮质激素、抗生素、吸氧等措施。

2. 脊髓和脑：放射可导致脑脊髓充血、水肿（无菌性坏死），可加重颅内、椎管内高压。有做人在放疗后数周至 3~4 个月可出现中枢神经系统症状和体征，表现为嗜睡、头晕、脑脊液中细胞数和蛋白增高，有时有低热。不作处理，2 周左右亦能自愈。用皮质激素治疗有效，不要认为肿瘤复发而急于再次手术。

在放疗数月到数年内科发生放射性脊髓炎、放射性脑坏死。放射性脊髓炎，一般在治疗后数月到1年后发生，其早期症状可出现一侧或双侧肢体感觉异常，低头时颈有触电样感觉即莱尔米特征（Lhermitte），多数可自愈，少数以后发展成为典型的脊髓半切综合征，一侧痛、温觉障碍和对侧运动障碍，双侧痛温觉障碍，单侧运动障碍。也可能发展成为脊髓横贯性损伤或梗死，表现为截瘫。反射性脑坏死有时很难与肿瘤复发鉴别。

放射性脊髓炎、脑病，临床治疗主要采用大剂量皮质激素、维生素C和维生素B、能量合剂和脱水剂，高压氧舱仅对感觉异常者有效，对已有运动障碍者无效。

3. 肝脏、肾脏：肝脏的耐受量与受照的肝体积有关。全肝照射>30Gy，则可能发生放射性肝炎，表现为肝肿大、腹水、黄疸及肝功能衰竭。治疗主要是卧床休息，高热量低脂肪饮食及中西药保肝治疗。轻者肝功能在1个月内可恢复正常，严重者可因肝功能衰竭致死。

肾脏的耐受量较低，常规全肾照射20Gy，5年内有1%~5%的患者发生放射性肾炎。急性放射性肾炎，常发生在放疗后的6~8周，出现蛋白尿、高血压、贫血和心脏肥大等症状体征。治疗方法同肾小球肾炎，必要时使用人工肾渡过急性期，部分患者可发展为慢性肾炎、肾萎缩及肾功能衰竭。

4. 心血管系统：心脏损伤的临床剂量阈值为45~50Gy。在乳腺癌、食管癌、肺癌等放疗均可并发心脏损伤。心脏损伤可分为四类：①急性心包炎；②迟发性慢性心包炎；③心肌炎或全心炎（包括心包、心肌和心内膜纤维变）；④冠状动脉硬化和心肌梗死。在并用化疗时（如阿霉素），低剂量放射也可造成损害。大血管和周围血管也可发生损害，表现为血管狭窄甚至闭塞，类似动脉粥样硬化的外形改变。辐射引起心脏损害最显著特征是心包积液。急性期表现为发热、胸痛、胸闷、心包摩擦音、心电图异常。慢性期表现为缩窄性心包炎表现，常有呼吸困难、干咳、颈静脉压升高、肝脏肿大或周围性水肿、心电图肢导联电压下降。有些患者临床症状虽不明显，但心电图检查可见异常。心包损伤的治疗主要是对症性支持疗法，如皮质激素应用、心包穿刺或心包切除。

5. 骨骼系统：生长期的骨、骺软骨经较低剂量（20Gy）照射即可能发生损害，表现为发育障碍、畸形。成熟完成的骨及软骨即使经高剂量（70~80Gy）照射，也很少发生改变。剂量过高或多次反复照射可发生放射性骨炎或骨坏死（脱钙或骨质疏松，病理性骨折），尤其是X线治疗时，因骨吸收量高，故较易发生。过量照射也可引起骨骼肌萎缩，硬化。放射性骨炎、骨坏死多发生在治疗后2~3年发生，但若伴有创伤或合并感染时可提早发生，且发生率增高，故头颈部肿瘤放疗后保持口腔清洁，数年内避免拔牙，以防颌骨坏死，偶见放射性骨肉瘤。

三、全身性放射反应

1. 消化道反应：主要反应为食欲不振、恶心 、呕吐及腹泻等，腹腔肿瘤照射时难免，非腹腔肿瘤治疗时出现消化道反应，可能是对肿瘤破坏时的毒性代谢产物的反应，对症处理，嘱患者多饮水及补充大量维生素，适当用些镇静剂，同时应解除患者顾虑，增强患者与疾病作斗争的信心。

2. 造血系统抑制：常见为白细胞及血小板下降。白细胞 $<3.0\times10^9/L$，血小板 $<80\times10^9/L$ 要考虑暂停放疗。放疗中要注意患者的营养，对已下降者可用药物治疗，必要时 给予成分血输入，白细胞过低时应谨防感染。

3. 皮肤过敏反应：有时可发生皮肤瘙痒 、丘疹样荨麻疹等，也是对肿瘤破坏的毒性代谢产物过敏所致。

4. 免疫功能抑制：低剂量电离辐射与高剂量电离辐射对免疫功能有完全不同的效应。低剂量照射时有刺激作用，高剂量照射则有抑制作用。单次照射75Gy和500Gy后出现吞噬细胞活性增高峰，4~18Gy引起吞噬细胞活性明显抑制。恶性肿瘤患者免疫功能处于不同程度的抑制状态，电离辐射作用于机体后，其免疫功能也可进一步受到抑制。推测除由于辐射诱致癌肿患者的淋巴细胞数减少外，还可能与淋巴细胞质膜成分发生变化等因素有关。因此放疗患者辅以免疫增强剂可增加机体免疫功能，以提高疗效。

第三节　肿瘤热疗的护理

热疗是目前治疗恶性肿瘤的常用方法，这种方法副作用小，适应性广，而且合并放化疗后能取得意想不到的疗效，热疗时，扩张肿瘤内部的血管，加速血液循环，增加肿瘤组织内部化疗药的浓度；催化药物与癌细胞 DNA 的加和反应，提高化疗疗效；还通过抑制 DNA 修复和多药耐药性 P–糖蛋白的表达，来增加癌细胞对化疗药的敏感性、减少或逆转肿瘤耐药性的发生。随着热疗临床上应用的逐渐增多，治疗护理上应该引起重视。对有热疗适应证的患者，应用护理程序，在热疗前进行全面的评估，确定各体的护理诊断，贯穿以人为本的理念，分别从护理方面、健康宣传教育（保健及治疗知识）、治疗环境（患者机体及体外环境）等方面来制订措施，实施舒适护理。

一、认知方面

由于热疗是新兴的肿瘤治疗手段，患者是首次接受体外肿瘤热疗，对治疗过程、治疗反应、治疗效果心存疑虑；又因知识缺乏，热疗室的屏蔽房造成了患者的孤独无助感，导致了恐惧及焦虑的心理。根据个体的特点，进行科普宣传教育、心理安慰、听熟悉的音乐以及不断的语言信息输入等为患者创造温馨舒适、安静优雅、温度适宜的治疗环境，护士和蔼的态度，及时周到的护理，使患者的陌生、孤独感减少，而亲切安全、舒适信任的感觉增加，心理问题减轻，坚持治疗的信心得以巩固。

二、躯体舒适度

患者的机体有无疼痛，疼痛的部位、程度及持续时间；有无腹水、体温升高及体质虚弱的程度；着装有无金属头饰，体内是否植有金属物体：有无接骨或其他金属异物等；对热的敏感程度：有无烫伤史，烫伤的部位及程度。

三、治疗方案

了解用药方案中药物的副作用及对静脉的刺激性、注射途径（准备采用深静脉还是浅静脉），了解所选择注射针的性质；既往治疗的情况。

四、禁忌证

1. 颅内肿瘤以及由各种原因引起的颅内高压患者、有较严重的心血管疾病及安装心脏起搏器者、未被控制的高血压病患者。

2. 近期手术伤口未完全愈合者、重度贫血、血小板降低、凝血功能低下，有出血倾向者禁用。

3. 呼吸功能明显减退者，肝、肾功能不全者及孕妇。

4. 肿瘤部位有结核者、体内有金属异物者禁用。

5. 在经期的女性患者禁用于下腹部。

6. 恶液质或语言表达不清的患者慎用。

7. 脊椎骨转移的患者慎用；治疗部位温感觉障碍者慎用。

五、护理措施

（一）热疗前的护理

热疗操作者首先向患者热情主动地介绍自己，根据患者对热疗的认知情况及文化层次，深入浅出地并有针对性地、耐心地向患者讲解有关热疗、化疗方面的知识，主动介绍治疗的名称、方法及必要性和可靠性。包括治疗原理，热疗的特点、效果，个体感觉，可能发生的并发症、不良反应并签署《患者热疗协议书》，以及治疗期间在饮食、卫生、穿着方面的注意事项等。并通过解答患者提出的问题，与患者交流沟通，介绍并参观热疗屏蔽室等，进行心理疏导，消除患者心中的疑虑、陌生感和恐惧心理，稳定其情绪，使患者配合治疗及护理。

（二）入室前的个体准备

患者需自备1条大浴巾及3条全棉毛巾。并需附带1套内衣，用于治疗后更换。自备温水、吸管（治疗时饮用）。需带近期的影像学图片，用于治疗中定位。常规化疗者热疗前静脉注射止吐药如格拉司琼、托烷司琼等；热疗前20min如疼痛剧烈者先用止痛剂；进食后应休息1h左右，尽量少喝水，排便，尽可能地排尽尿液并用纸巾擦干尿道口的残留尿液；更换干燥的棉制内衣，脱去戒指、手表、项莲等金属首饰及有磁性的物品，以防止热疗中烫伤。

（三）入室后的个体准备

由专人负责操作热疗仪，热疗室内温度调节在22℃~26℃之间、不出汗或微汗的适宜环境。操作者热情接待患者，再次介绍热疗室内的屏蔽环境：空调、换气扇等；给患者舒适的卧位：一般取平卧位，大量腹水者可在腰部垫软枕，尽量使患者躺舒服；充分暴露热疗部位，为其留一层薄棉内衣，将有浅静脉滴注的肢体水平展开于支架上，使注射针梗远离电极板（电磁场中心）约60cm，测量心率、血压是否平稳。根据患者对热的敏感程度调节热疗温度。告诉患者及家属热疗过程中患者身上带电，触摸电极、仪器及其他电器或其他人，会发生触摸处烫伤、机器损坏。此外，在电磁场环境中，金属类物品（如首饰、接骨、注射针梗）、液体（如体表的汗液、尿液、静脉点滴液等）能吸收电磁波能量，产生涡流导致局部组织温度升高以致感到刺痛甚至烫伤，摘除金属饰物或将金属物件远离电磁场中心，及时擦干汗液，禁止触摸电极板等物则可避免烫伤，减少患者的不适感。

（四）热疗期间的舒适护理

提醒患者不触摸电极板、仪器机身及其他电器，其他人也最好不要触摸患者，尽量保持体位不变，以防止烫伤；操作者不断给予关心和体贴的问候，随时询问患者的温热感觉及舒适度；及时给予信息反馈，告知当前热疗控制温度及持续时间，使其有安全、亲切感；如患者有针刺样感觉，可以指导其用干毛巾轻拭局部的汗滴；同时可诱导其放松肢体，闭目听音乐，甚至可促使其入睡；严密观察患者的反应，及时更换输液瓶保持输液通畅，对有心血管病史者更应注意，同时备好各种抢救物品；如有特殊情况需要处理，必须关高压键暂停，但暂停次数不宜过多，以免影响疗效。

（五）热疗后的宣教与护理

热疗后及时协助患者擦干汗液，观察热疗及浅静脉注射针局部皮肤的颜色，有无红肿、疼痛、发泡等皮肤烫伤的表现，发现皮肤潮红时及时予湄良伤科油外擦，并交代患者尽量避免热疗区域的摩擦，以免引起皮肤损伤，协助患者将衣服穿戴完整，测量心率、血压；送患者到病房并安置舒适，鼓励其多饮温开水、不能喝冷水，多进食高蛋白、易消化、高维生素的饮食；热疗后 3h 内不能洗浴，治疗后如在治疗区中出现骨、皮肤疼痛及脂肪硬结属正常现象，无需治疗，数日后可缓解。热疗后部分患者有发热的现象，体温多在 37.5℃~38.5℃，考虑为热疗引起吸收热，无需特殊处理，治疗结束后体温自然恢复正常。

第四节　肿瘤生物、免疫治疗的护理

近年来肿瘤的治疗已取得长足进步，手术、放疗和化疗构成了肿瘤治疗的三大模式。这些治疗方法基本着眼于直接清除和杀伤肿瘤细胞，但同时也对正常组织造成损伤，特别是对于在机体抗肿瘤防御中起重要作用的免疫系统的损害尤其严重，其中对细胞免疫的影响最大。

在现代分子生物学和基因工程技术飞速发展的推动下，以免疫治疗为基础发展而来的生物治疗日益受到重视，显示出良好的应用前景，成为肿瘤治疗的第四模式。在通常情况下，肿瘤与机体防御之间处于动态平衡，这种动态平衡的失调导致肿瘤的发生、增殖与播散。通过调整宿主防御机制至正常水平，有可能控制肿瘤的生长乃至使其消退。

传统的免疫治疗可分为主动特异性免疫、主动非特异性免疫、被动特异性免疫和被动（过继）非特异性免疫。肿瘤的生物治疗是以免疫治疗为基础发展而来的。肿瘤的生物治疗是指通过免疫活性药物增强机体自然防御功能从而发挥抗肿瘤效应，抑制或消除肿瘤生长的一种肿瘤治疗方法。它与放、化疗的区别在于：它对机体的正常组织、细胞，特别是免疫结构与功能和骨髓造血系统结构与功能，非但没有进行性的损害作用，还具有调节、增强作用。

肿瘤生物治疗抗肿瘤的机制包括：①增强荷瘤宿主的防御机制效应，降低免疫抑制，以提高对肿瘤的免疫应答能力；②给予天然的或基因重组的生物活性物质，以增强宿主的防御机制；③修饰肿瘤细胞诱导强烈的宿主反应；④促进肿瘤细胞的分化、成熟、使之正常化；⑤减轻放疗、化疗的不良反应，增强宿主的耐受力。目前肿瘤生物治疗的范畴主要包括细胞因子、过继性细胞免疫治疗、单克隆抗体、肿瘤疫苗和基因治疗等内容。

一、细胞因子治疗

细胞因子是由免疫细胞（淋巴细胞、单核巨噬细胞等）及其相关细胞产生的调节其他免疫细胞或靶细胞功能的可溶性蛋白，主要包括淋巴因子和单核因子，但不包括免疫球蛋白、补体及一般的生理性细胞产物。

细胞因子的抗肿瘤机制主要包括以下方面：①控制癌细胞的生长和促进分化；②调节宿主的免疫应答；③对肿瘤细胞的直接毒性作用；④破坏肿瘤细胞血管和营养供应；⑤刺激造血功能，促进骨髓恢复。

与肿瘤生物治疗有关的细胞因子主要分为白细胞介素(IL)、干扰素（TFN)、肿瘤坏死因子（TNF)、集落刺激因子和转化生长因子五类。目前应用于肿瘤治疗取得较好疗效的细胞因子主要有 IL-2、IFN-α 和 TNF-α

（一）白细胞介素-2

1. 作用机制：IL-2 又名 T 细胞生长因子，是单核细胞或 T 细胞系在致分裂原或同种抗原刺激下产生的活性介质，IL-2 具有多种生物学功能，在免疫调节中起中心作用：①刺激活化 T 细胞生长和分化，增强 T 细胞的杀伤活性；②刺激外周血白细胞的增殖和产生免疫球蛋白，促进B细胞表达IL-2受体；③刺激单核巨噬细胞的细胞毒活性；④促进自然杀伤细胞（NK）增殖，增强NK细胞的杀伤活性；⑤是扩增和激活对肿瘤有杀伤活性的淋巴细胞（LAK）和肿瘤浸润的淋巴细胞（TIL）的必需因子；⑥对少突神经胶质细胞也有刺激增生和促进分泌细胞因子的作用。因此，IL-2通过激活细胞毒性T淋巴细胞(CTL)、巨噬细胞、NK细胞、LAK细胞和TIL的细胞毒性作用及诱导效应细胞分泌TNF等细胞因子而杀伤肿瘤细胞，也可通过刺激抗体的生成而发挥抗肿瘤作用。

2. 临床应用：资料证明单独应用IL-2或与免疫活性细胞过继输注联合应用，对部分肿瘤有较明显疗效。为了提高疗效，目前多主张局部应用IL-2，不仅疗效较为显著，而且所需剂量降低，不良反应减轻。特别是小剂量瘤内注射，刺激特异性免疫反应，是有希望的治疗手段。

3. 护理：护士应明确IL-2的不良反应，注意观察患者是否发生不良反应并采取相应措施。在大剂量使用时毒性反应较大。患者常出现发热、寒战、乏力、恶心、呕吐、腹泻、肝功能损害及血象降低，也可出现一些特殊的不良反应，如肺水肿、血压下降、肾功能损害等血管渗透压增加的一系列症状。

（二）干扰素

1. 作用机制：干扰素（IFN）是由细胞对病毒或双链RNA、抗原、撕裂原的刺激起反应而诱导产生的一组蛋白，主要由IFN-α、IFN-β、INF- r 3类分子及其亚型组成，具有广泛的调节作用，其生物活性主要有诱导细胞抗病毒、调节免疫系统和细胞生长分化等作用。

IFN具有较强的抗肿瘤作用。其作用机制多种多样，对肿瘤细胞的直接作用表现为：①减缓细胞增殖速度：抑制鸟氨酸脱羧酶的合成，从而减少多胺的生物合成，并通过调控原癌基因的表达，影响细胞生物调节的途径，抑制细胞的DNA合成和分化；②细胞毒性作用：直接杀伤癌细胞；③促进细胞分化：诱导肿瘤细胞向正常分化；④改变肿瘤细胞表面性质，增加主要组织相容性复合体（MHC Ⅰ）和Ⅱ抗原在肿瘤细胞的表达等。其对肿瘤的间接作用表现为活化单核巨噬细胞、活化T细胞核NK细胞、调控抗体生成等。

2. 临床应用：IFN是最早用于癌症治疗的细胞因子。临床应用表明，IFN是一种重要的抗病毒、抗肿瘤药物。3种IFN中，以IFN-α使用最多。IFN-α对部分肿瘤具有明确的疗效，尤在肿瘤负荷较小时作用更为明显。目前多主张IFN-α长期低剂量应用，瘤内或区域内给药，并与放疗、化疗联合应用。

3. 护理：护理人员应在用药之前向患者解释可能出现的症状，注意观察患者应用IFN后出现的不良反应，或采取措施预防某些不良反应的发生。IFN常见不良反应有如下几点：

（1）流感样症状：90%以上的患者用药后会出现寒战、发热、疲乏等症状。随着用药时间延长，症状逐渐减轻并消失。一般注射2~4h出现发热，常见于第一次注射后，长期治疗后会趋向减轻，应用7天后多数不再发热。应用较大剂量的患者会出现高热，并伴有严重的寒战、血管收缩、恶心、呕吐、强烈的肌痛、头痛和虚脱，目前临床常于患者注射IFN前半小时用解热止痛药物预防该症状发生。一旦患者出现症状，护理人员应向患者做好安慰解释工作，并按发热护理常规采取相应措施。

（2）消化系统反应：患者常出现厌食、味觉异常、恶心、呕吐、腹痛、腹泻等症状，一般来说，用量越大，胃肠道毒副作用发生率越高。延长治疗时间症状会加重，最终导致体重下降。极少数患者出现一过性肝功能损害，表现谷丙转氨酶（ALT）和谷草转氨酶（AST）升高，一般不需停药。护理人员应在饮食上给予指导，饮食宜清淡，少食多餐，注意症状观察。

（3）神经系统反应：大剂量使用IFN会出现明显的神经系统异常，患者主要表现为精神抑制、嗜睡、精神错乱、健忘或记忆丧失、味觉和嗅觉丧失、偏头痛、言语障碍、定向异常、思维和运动迟缓，甚至昏迷。年龄>60岁的患者发生率为40%。护理人员应明确神经系统症状将会随用药时间延长而减轻，并且此症状是可逆的，通常在停药1~2周后便可完全恢复。

(4) 造血系统毒性：IFN 对血液系统的影响是常见的，用药后数小时内就会出现白细胞数量减少，特别是粒细胞减少，停药后白细胞和粒细胞计数便会迅速恢复。护理人员在患者血象降低期间做好预防感染方面的护理工作。

(5) 循环系统反应：IFN 引起的发热反应对心血管系统有影响，包括心动过速、心律不齐、心悸或偶尔的低血压等，因此心功能不全的患者使用 IFN 有发生充血性心力衰竭的危险，应慎重使用。因此护理人员在对有心脏病病史患者用药时应加强生命体征的监测。

(6) 皮肤反应：皮下注射 IFN 的局部可能出现皮肤红肿反应，出现于 1 天之内，2~3 天消失。护理人员应计划性选择注射部位，每天更换注射部位，观察皮肤有无红、肿、硬的改变。接受较高剂量 IFN 的患者最常见的皮肤毒性副作用是轻度脱发，也可能产生皮疹，一般都是躯干和四肢的斑丘疹。嘱患者不要搔抓皮肤，以免引起感染。

(7) 其他：患者在长期用药后常出现性功能减退、抑制及自身免疫异常等表现。

(三) 肿瘤坏死因子

1. 作用机制：肿瘤坏死因子（TNF）包括 TNF-α 和 TNF-β 两种。TNF 是一种多功能蛋白，具有抗肿瘤、调节免疫效应细胞、调节机体代谢及诱导细胞分化、刺激细胞生长、诱导细胞抗病毒等多种生物学活性。TNF 通过巨噬细胞、NK 细胞、LAK 细胞的细胞毒性作用对肿瘤细胞杀伤或抑制增殖，引起肿瘤坏死、体积缩小甚至消退；也可通过阻断肿瘤血液供应、促进宿主炎症反应、刺激产生肿瘤特异性细胞毒抗体等途径间接作用。

2. 临床作用：采用不同方案和途径治疗肿瘤，结果表明全身应用 TNF（静脉内一次性注射、短期静脉滴注或连日持续滴注）疗效很差，且不良反应严重。而局部注射或瘤体内直接注射则疗效较好（尤其是对皮肤恶性肿瘤、黑色素瘤、卡波氏肉瘤），且不良反应较轻，患者易于耐受。近年来，TNF 常与其他细胞因子或化疗药物联合应用，可使部分对放疗和化疗产生耐受的晚期肿瘤消退，患者全身状况得到改善。

（四）集落刺激因子

1. 作用机制：集落刺激因子（CSF）是一类调节血细胞生成的高度特异蛋白质，包括粒细胞集落刺激因子（G-CSF）、巨噬细胞集落刺激因子(M-CSF)、粒细胞-巨噬细胞集落刺激因子(GM-CSF）和多能集落刺激因子，还包括红细胞生成素和血小板生成素等。CSF的主要功能是对造血细胞的作用，其对造血细胞具有刺激增殖、诱导分化、增强成熟细胞功能和维持成活等作用，但不同的CSF作用的细胞不同。

2. 临床应用：根据CSF的功能，CSF主要用于抗肿瘤治疗中减轻肿瘤放疗和化疗的不良反应。临床应用表明，G-CSF或GM-CSF能迅速提高粒细胞数，帮助骨髓从放疗、化疗引起的抑制状态中得到恢复并增强抗感染能力。

3. 护理：患者可于注射后出现轻度发热、背痛、肌痛、寒战、恶心或头痛。护理人员应注意观察可能出现的不良反应，监测血象变化并做好预防感染、出血等护理工作。

二、肿瘤疫苗治疗

（一）作用机制

肿瘤疫苗即肿瘤的主动特异性免疫治疗，是利用肿瘤细胞或肿瘤抗原物质诱导机体的特异性细胞免疫和体液免疫反应，增强机体的抗瘤能力，阻止肿瘤的生长、扩散和复发。肿瘤疫苗治疗的理论基础是人类肿瘤细胞存在肿瘤相关抗原，特别是肿瘤特异性抗原具有免疫原性，并能够诱发体液及细胞免疫反应，其中最重要的是能诱发特异性杀伤T细胞（CTL）。$CD8^+$ T细胞可直接溶解肿瘤细胞，它被激活后主要释放穿孔素，使肿瘤细胞膜的钙离子通道失去平衡，导致电解质、细胞水肿而凋亡，同时释放各种酶以消化肿瘤细胞。而$CD8^+$ T细胞可释放多种细胞因子并激活巨噬细胞，进一步释放细胞因子，抑制肿瘤生长。

目前应用的肿瘤疫苗有：肿瘤细胞疫苗、胚胎抗原疫苗、病毒疫苗、癌基因产物、人工合成的多肽疫苗、抗独特型疫苗和树突状细胞疫苗。

(二) 临床应用

肿瘤疫苗在动物实验中已取得肯定的结果，许多疫苗已进入临床研究，特别在免疫原性强的肿瘤中，肿瘤疫苗已显现其临床疗效。以肿瘤疫苗治疗黑色素瘤患者已有系列报道。

三、基因治疗

(一) 作用机制

基因治疗是指将外源功能基因导入患者的细胞内，以纠正先天代谢异常、补偿基因缺失或提供新的功能。这一概念基本上包括所有类型的人类疾病，如遗传病、肿瘤、心血管疾病、感染性疾病和自身免疫性疾病，通过人体细胞的基因修饰以预防和清除疾患。

肿瘤的基因治疗即是应用基因转移技术将外源基因导入人体，直接修复和纠正肿瘤相关基因的结构和功能缺陷，或间接通过增强宿主的防御机制和杀伤肿瘤能力，从而达到抑制和杀伤肿瘤细胞的治疗目的。

(二) 临床应用

肿瘤基因治疗是生物治疗的一个重要组成部分。目前应用于肿瘤基因治疗的策略依据不同的目的基因可概括如表 10–1。

表 10–1 肿瘤基因治疗的基本策略

类别	主要作用	基本方法
免疫基因治疗	增强宿主抗肿瘤免疫	细胞因子和（或）HLA 基因导入肿瘤细胞或免疫活性细胞
自杀基因治疗	优化药物敏感性	“自杀”基因原位导入肿瘤细胞激活自杀机制杀伤肿瘤细胞
肿瘤抑制基因治疗	恢复和增强肿瘤抑制基因功能	野生型肿瘤抑制基因导入肿瘤细胞
反义核苷酸治疗	阻断癌基因的表达	反义核苷酸导入肿瘤细胞
耐药基因治疗	保护机体正常功能	多药耐药基因导入骨髓造血干细胞使其耐受大剂量化疗；CSF 基因导入造血干细胞增强造血系统再生能力

四、过继性细胞免疫治疗

（一）作用机制

过继性细胞免疫治疗（ACI）是通过输注免疫活性细胞增强肿瘤患者的免疫功能达到抗肿瘤效果的一种免疫治疗方法。以肿瘤细胞为靶细胞，具有直接杀伤肿瘤细胞作用的免疫活性细胞主要包括自然杀伤细胞、杀伤性T淋巴细胞和巨噬细胞3类细胞。过继性细胞免疫治疗不仅使患者被动接受自身或同种特异性或非特异性肿瘤杀伤细胞，补充体内细胞免疫功能，而其直接或间接调动患者本身的特异性和非特异性抗肿瘤机制。

（二）临床应用

过继性免疫治疗是近年肿瘤生物治疗中最活跃的领域之一。目前用于肿瘤过继免疫输注治疗主要是淋巴因子激活的杀伤细胞（LAK）和肿瘤浸润淋巴细胞（TIL）。实验和临床均证实，LAK在IL–2的维持下具有肯定的抗肿瘤作用。目前认为，IL–2/LAK对肾癌、黑色素瘤、结肠癌、非霍奇金淋巴瘤等免疫原性强的肿瘤有较显著的疗效。TIL疗法对某些实体瘤治疗也已取得疗效，疗效较好的是免疫原性强的恶性黑色素瘤和肾细胞瘤。

（三）护理

一般常采用局部给药途径，经胸腔或腹腔等直接输入，或是通过供血动脉向荷瘤器官（如头颈部、盆腔、肝、脾等部位的肿瘤）有选择性的输注。护理人员在进行操作时应去掉输液器的过滤部分，以防有效成分丢失。

五、单克隆抗体治疗

（一）作用机制

单克隆抗体具有抗肿瘤作用，其机制主要是通过激活补体，构成复合物与细胞膜接触产生补体依赖性细胞毒作用，引起靶细胞的溶解和破坏，以及激活抗体细胞依赖性比（杀伤细胞、自然杀伤细胞或单核细胞），为效应细胞的抗体依赖性细胞毒作用破坏肿瘤细胞，还有一些抗体通过封闭肿瘤细胞表面的受体，以阻断细胞生长因子与受体结合诱发的促细胞增殖作用。

（二）临床应用

目前临床应用单抗与化疗药物、放射性核素、生物毒素或其他生物制剂构成交联物，利用单抗与肿瘤细胞的特异结合将对肿瘤细胞有更大破坏作用的杀伤性药物导向肿瘤细胞，从而更有效地发挥杀伤效应。与单抗交联的化疗药物常用5-氟尿嘧啶、丝裂霉素、阿霉素、甲氨蝶呤等。利用单抗将化疗药物特异性地导向肿瘤细胞，减少化疗药物对正常增殖细胞的杀伤，降低其不良反应，但在交联过程中抗体易失活。单抗与反射性核素交联可将核素有效地导向肿瘤组织局部，应用方便，标记方法简单易行，不仅可破坏与单抗结合的肿瘤细胞，还可杀伤周围未与单抗结合的肿瘤细胞。因而在临床治疗中应用最多。

（三）护理

使用单抗的患者偶有发生严重过敏反应（过敏性休克），因此，护理人员应加强对患者血压等的监护，并备好抢救药品及物品。

第五节　肿瘤介入治疗的护理

介入治疗是20世纪70年代开始发展起来的一门医学影像学和临床治疗学相结合的治疗技术，有学者称该疗法是与内科、外科并列的三大诊疗技术之一。随着医疗科技的迅速发展，介入治疗为许多以往临床上认为不治或难治之症开辟了新的、有效的治疗途径。目前，在对肝癌、胃癌、前列腺癌等肿瘤的治疗上已取得了较好效果。介入治疗是将化疗药物直接注入肿瘤组织，治疗后对患者有特殊要求。因此，接受该疗法的患者需要得到更好的护理，以保证最佳治疗效果。

一、什么是介入治疗

介入治疗是利用现代高科技技术进行的一种微创性治疗，

是在医学影像设备的引导下，将特制的导管、导丝等精密器械引入体内，对体内病变进行诊断和局部治疗。介入治疗中应用数字显像技术，扩大了医生的视野；借助导管、导丝延长了医生的双手，可以治疗许多过去无法治疗、必须手术治疗或内科治疗疗效欠佳的疾病。目前，介入治疗已经成为现代医院临床治疗的主要手段之一，并将成为21世纪最有发展前途的临床医学专科之一。

二、介入治疗的优势

与传统的肿瘤治疗相比，介入治疗有两大优势。

1. 将高浓度的药物直接注入肿瘤局部，既可有效提高杀灭肿瘤细胞的作用，又可减少化疗药物对正常组织的损伤。是绝大部分患者都能接受的治疗。

2. 将肿瘤的供血组织阻塞，使肿瘤失去血供而“饿死”。这种化疗性栓塞技术，特别适用于失去手术机会或不宜直接手术的肝、肺、胃、肾、盆腔、骨与软组织的恶性肿瘤。

三、常用的介入治疗方法

介入治疗是将治疗肿瘤的药物或放射性粒子注入病灶部位的治疗手段的总称，有许多不同的具体方法，常见的有以下几种：

1. 动脉灌注：在X线视频监视下，将装有抗肿瘤药物的导管通过患者的动脉血管，注入病灶部位，使肿瘤内的抗肿瘤药物浓度达到最高限度，从而提高抗肿瘤药物的治疗效果。

2. 栓塞化疗：将栓塞药物由导管注入病变部位的动脉后，阻断肿瘤的血供，造成肿瘤的缺血、坏死，达到破坏肿瘤的目的。

3. 化学消融术：也叫无水乙醇注射术，该法在B超或CT引导下直接将乙醇等化学消融剂注入肿瘤中央，使肿瘤细胞及附近血管内皮细胞迅速脱水，蛋白质变性凝固，导致肿瘤细胞坏死、缺血。

4. 放射性粒子植入术：是一种新兴的癌症治疗方法。在影像技术的观察下，将放射性粒子植入病变部位。放射性粒子可在病变处持续地、低能量地发出射线，进而使癌细胞坏死，达到治疗肿瘤的目的。

四、护理措施

（一）术前的护理

1. 了解病史，掌握患者的病情变化，了解重要器官的功能状态，如心、肝、肾功能等。

2. 营养支持，病情允许的情况下，给与高热量、高蛋白、富含维生素、易消化的饮食，必要时给与静脉输液，以纠正患者的一般情况，使其能耐受手术及手术后的不良反应。

3. 按医嘱完成术前的化疗检查如血常规、出凝血试验、肝肾功能、心电图 、CT、B 超等。

4. 按照医嘱做碘过敏试验及有关药敏试验。

5. 术前一天洗澡，备腹股沟及会阴部皮肤（范围包括双侧髂前上棘至大腿上 1/3）。

6. 练习床上排大、小便。

7. 术前如患者感冒 、发热、备皮处皮肤破损、女患者月经期应及时报告医生暂停治疗。

8. 术前 3h 应禁食。

9. 备好各种介入药品。

10. 向首次接受介入治疗的患者介绍目的、方法、术前常规准备、注意事项及常见的不良反应，消除疑惑心理，术前保证充足的睡眠。

（二）术中护理

1. 调节室内温度，护士态度和蔼、亲切消除患者的紧张情绪，以防患者术中受惊。

2. 协助患者采取正确卧位，暴露手术野并配合医生消毒。

3. 持续监测生命体征及神智等病情变化，经常询问患者有无不适，发现异常情况及时报告医生，尤其在注射化疗药物及栓塞时，患者易出现疼痛、恶心、呕吐等症状，或患者有心脏病、高血压等病史，更应密切注意病情变化。

4. 按医嘱完成输液、吸氧、止痛等治疗。

5. 术后检查患肢动脉搏动及弹力绷带包扎情况。

6. 协助患者返回病房，向责任护士交代术中情况。

（三）术后的护理

1. 协助患者平卧，注意保暖，询问有无不适。

2. 严密观察患者生命体征的变化，术后每 30~60min 测量血压、脉搏、呼吸各 1 次，连续 3h。术后 3 天应监测体温，每天 4 次，体温在 38.5℃以上者应及时降温。

3. 术后绝对卧床 6h，用沙袋或动脉压迫器压迫穿刺点 6h，观察出血点是否有渗血、血肿，该侧肢平伸 6h，术后 24h 可下床轻微活动。

4. 严密观察穿刺侧肢体远端血液循环情况，严防血栓形成（术侧下肢足背动脉搏动情况，皮肤颜色，温度感觉的变化）。

5. 遵医嘱按时给予抗炎、水化、保肝、止吐、支持输液等治疗。

6. 根据手术用药情况，观察肾功能变化，遵医嘱多喝水。

7. 指导患者减轻术后卧床带来的不适，水化治疗期间做好生活护理。

8. 给高蛋白、高热量易消化的半流质食物。

9. 如发生尿潴留，可以采用以下方法：①平静呼吸，稍用力排尿；②用热毛巾敷热下腹部；③按摩下腹部；④听流水声；⑤用温水冲洗会阴部；⑥必要是导尿。

10. 疼痛不能忍受时，告之医生，及时给予对症处理。

（四）放射性粒子植入术的术后患者的护理

1. 患者术后应平卧 6h。

2. 严密观察粒子植入部位皮肤颜色、温度等变化。询问患者是否有局部疼痛。

3. 注意观察局部是否有粒子流出。

4. 前列腺癌患者放射性粒子植入术术后 24h 内，应注意使有无血尿及尿道刺激症状。

5. 前列腺癌患者放射性粒子植入术术后 1~2 天内，应用便器小便，注意观察是否有粒子流出。

（五）动脉灌注和栓塞化疗的术后患者的护理

1. 介入治疗后，由于栓塞导致肿瘤组织的坏死，从而引起疼痛，可定时定量给予镇痛药物，并做好药物记录。对于某种镇痛药物过敏者，必须事先告诉医生。

2. 由于受化疗药物及肿瘤组织坏死的影响，在介入治疗术后1~3天内有的患者会出现发热，可以进行物理降温；经过对症处理后，一般在7~14天可以退热。如果高热不退，应到给予治疗的医院就诊。

3. 介入治疗后也有一些患者会出现消化道反应，如恶心、呕吐、腹泻、便秘等；此时患者应进食易消化、高蛋白、高营养的食物；避免油腻、不易消化、过甜食物。

（六）介入治疗后不良反应及并发症的护理

1. 发热：是由于栓塞综合征或继发感染所致。栓塞后早期发热为坏死组织吸收所致，发热通常不超过38.5℃，1周内可降至正常，一般不予特殊处理；1周后发热多因合并骨髓抑制造成机体抵抗力降低、继发感染所致。注意观察热型及有无伴随症状，鼓励患者多饮水，体温>38.5℃行物理降温，适量应用退热剂；对继发性感染应及时应用抗生素并给予高热护理，肝癌患者不宜行酒精擦浴。

2. 疼痛：

（1）如患者出现疼痛，向患者讲解术后疼痛原因，为栓塞后栓塞部位肿胀，包膜被牵拉、及肿瘤坏死组织被吸收时出现的现象，数天后即可消失，以消除顾虑。较严重的疼痛，应及时处理。

（2）教会患者应用0–10级数字强度量表，评估疼痛强度。

（3）合理应用止痛药物。

（4）采取其他辅助措施以缓解疼痛。

（5）疼痛时要注意观察疼痛的部位、性质，有无胸闷、心悸、腹膜刺激症状、血压下降等，如遇上述情况应及时做好急救处理。

3. 消化道症状：多为化疗药物的副作用，少数腹痛因麻痹性肠功能障碍引起。并发应激性溃疡，表现为恶心呕吐、呕血和黑便。术后及时给予制酸护胃药物，防止引起呛咳或窒息；注意观察呕吐物的色、量、性质，发现呕血或黑便时应及时处理。饮食宜清淡，少量多餐；加强口腔护理，减轻不良刺激，促进食欲。

4. 白细胞、血小板减少：由于化疗药物致骨髓抑制，术后应定期作血常规检查，患者出现重度白细胞减少时，除对症处理外，应实施保护性隔离，嘱患者卧床休息；对重症者加强皮肤、口腔护理；注意检查静注及肌注部位，以便早期发现感染征象。

5. 伤口渗血：因治疗后压迫不当，患者自行站立所致，或因凝血机制障碍所致。因此，术前应检查凝血时间及血小板，对有凝血障碍患者给予止血药物；术后伤口放置砂袋压迫，防止发生血肿。一旦发现伤口出血，应立即用拇指在针眼上方 1 cm 处用力按压动脉止血。

6. 烦躁、心慌、出冷汗：少数晚期癌症恶液质患者因长期低摄入及高消耗，加之术前禁食而致低血糖。因此，术后应严密观察患者的生命体征。如患者出现低血糖症状可饮热糖水或静脉注射 50%葡萄糖注射液；如患者出现脉细速、面色苍白、四肢冰凉、血压波动等，应立即进行急救处理。

7. 肾功能损害：因大量化疗药物毒性反应和大量癌细胞坏死由肾脏排出所致。术后除给水化治疗外，应鼓励患者多饮水，促进毒物排泄。同时观察 24 h 尿量及尿色，以利及时处理。

第六节　肿瘤腔内治疗的护理

恶性积液为肿瘤患者常见的并发症，以下讲述恶性胸腔积液、心包积液、腹腔积液，以及脊髓腔内化疗、膀胱腔内化疗患者的护理。

一、恶性胸腔积液

恶性胸腔积液是癌症患者常见的并发症，约有46%~64%的积液患者有恶性肿瘤的表现。乳腺癌和肺癌患者中有50%可能在病程中发生胸腔积液，胸腔积液为乳腺癌晚期的主要表现。恶性胸水中肺癌约占35%，乳腺癌约占20%，淋巴瘤和白血病约占20%，其次包括卵巢癌、胃肠道肿瘤以及胸膜间皮瘤等。

（一）发病机制

胸腔积液是从胸膜毛细血管渗出并通过胸膜里层的单层间皮细胞进入胸膜腔，再穿过间皮细胞被胸膜毛细血管和淋巴管重吸收。胸腔积液的主要流向是从壁层胸膜高压力的体循环向脏层胸膜低压力的肺循环。淋巴循环几乎吸收了所有的蛋白质，而大量液体主要依靠毛细血管进行重吸收。在正常情况下胸膜腔内有少量含蛋白很低的液体，约10~30ml，这些液体的转换率约为每小时35%~75%，因此每天都有大量液体潜在地在胸膜腔内流动，但这些液体的出入是平衡的。临床上和恶性胸腔积液产生直接相关的原因有：

1. 毛细血管通透性增加：胸膜原发或者转移性肿瘤以及伴有的炎症，如阻塞性肺炎、肺不张等均可使毛细血管通透性增加。

2. 淋巴管静水压增加：可见于纵隔淋巴转移或放射性纤维化、乳糜胸等。

3. 胶体渗透压下降：肿瘤恶液质低蛋白血症、肝硬化以及肾病综合征。在恶性胸水中最常见的平衡破坏是由于毛细血管内皮炎症所致的毛细血管通透性增加，以及继发于转移肿瘤或放疗纤维化病变引起的纵隔淋巴管阻塞导致的淋巴管静水压升高。

（二）诊断

1. 临床表现：胸腔积液的常见症状为呼吸困难、咳嗽或者胸膜炎性疼痛，比较少见的有咯血、发热或吞咽困难。体格检查扣诊呈浊音，呼吸音减弱，膈肌运动减弱，患侧语颤消失。大量积液时可使气管向对侧移位，也可见肋间隙饱满、增宽，严重时可致呼吸循环障碍。

2. 影像学诊断：X线片、B超、CT、磁共振等检查均可帮助诊断。

3. 诊断性胸腔穿刺：最常用于胸腔积液定性诊断，恶性胸腔积液常表现为渗出液，约50%以上为血性。对胸腔积液进行生化、脱落细胞、肿瘤标记物测定等检查，帮助诊断胸水性质。

（三）治疗

并非所有恶性胸腔积液都需要胸腔内治疗，应根据患者有无症状、胸腔积液增加速度、原发肿瘤的病理类型以及对全身化疗的有效性，患者的预后及一般情况决定是否治疗和如何治疗。对化疗敏感，通过全身治疗有可能控制胸腔积液的应尽早开始全身治疗。但对于大量胸腔积液产生严重并发症或胸腔积液不断增加者，应先解除压迫症状，同时可以进行胸膜腔内治疗。

胸腔穿刺排液或胸腔闭式引流可以立即缓解压迫症状，也是进行胸腔内化疗的基础，单纯胸腔排液仅可短时间控制症状，如果同时进行腔内化疗或注入硬化剂，有可能使胸腔积液得到长期控制。用于硬化治疗的药物有：四环素、博莱霉素、滑石粉等。

抗癌药物已广泛用于恶性胸腔积液的胸膜腔内化疗，除了在脏壁二层胸膜间产生化疗性炎症，导致胸膜粘连、胸膜腔闭塞固定达到控制胸腔积液外，还具有抗癌作用。试验研究显示腔内给药，局部药物浓度高，可以渗透到肿瘤1~3mm深度，能够较好地发挥抗癌效果。常用药物有：顺铂、氮芥、抗瘤芥、噻替派、丝裂霉素、阿霉素、表阿霉素以及阿糖胞苷等，还可交替或同时使用与化疗药物有协同作用的生物制剂，提高疗效。

另外，还可以采用放射治疗、胸膜切除术等治疗方法。

(四) 护理

对于恶性胸腔积液患者来说，胸腔积液的控制往往是一个长期的、反复治疗的过程，多次胸腔穿刺在很大程度上增加患者的痛苦，同时也增加胸腔穿刺不良反应的发生机会，比如胸膜反应、气胸、血气胸、疼痛等。传统上由外科手术放置胸腔引流管，管径粗，引流装置复杂，患者难以接受。近来临床上使用 7–24F 的小孔径导管，可以称为胸腔细管闭式引流术，既减轻患者的痛苦，又能够获得与传统引流管相近的疗效。对于胸腔积液的患者护理是多方面的，这里仅介绍胸腔细管闭式引流术治疗的护理。

1. 术前护理：

(1) 向患者介绍手术的目的，操作方法，讲解如何配合(基本同胸腔穿刺)，缓解患者紧张情绪。

(2) 告诉患者，术中如有不适应及时举手示意，待医生停止穿刺动作后再说话或咳嗽，避免形成气胸；胸腔积液引流后呼吸困难可得到缓解，但随着肺组织复张，可能出现刺激性咳嗽、胸痛等表现。因个体差异较大，教会患者根据自身感受调节引流速度，减轻不良反应。

(3) 用物准备：除准备胸腔穿刺用物外，准备胸腔闭式引流导管 1 套、专用引流袋或负压引流盒 1 个。

2. 术中护理（有条件最好在 B 超引导下进行或先行 B 超定位)：

(1) 为患者摆好体位，充分暴露穿刺位置。

(2) 注意观察患者有无出汗、痛苦表情、如遇咳嗽，可给予可待因含服，待患者控制咳嗽后再进行穿刺，避免造成气胸。

(3) 如患者突然出现心慌、大汗、血压下降等反应，应考虑胸膜刺激征。立即停止穿刺，将患者置于平卧位，立即开放静脉，监测生命体征，配合医生抢救。

(4) 置管过程中动作要求迅速而准确，避免气胸发生。

(5) 置管完成后，立即连接专用胸腔引流袋，用别针将其固定于衣服上低于胸腔的位置。

(6) 用 10cm×12cm 的透明敷料覆盖伤口，固定牢固，避免脱出，提醒患者注意防脱管。

3. 术后护理:

(1) 对于恶性胸腔积液患者一般要求将胸腔积液引流干净 (<50~100ml/24h)，再进行胸腔化疗。胸腔连续引流每日应控制在 1000~1500ml 以内。对于体弱或不能耐受的患者，应控制在 500~800ml 以内，避免复张性肺水肿的发生。

(2) 如果引流不通畅，可以顺序尝试以下方法：稍调整管道的位置或变换体位后引流通畅，可能是由于胸腔积液部分引流后，壁层、脏层胸膜重新贴在一起，将管端开口夹闭，从而导致引流不畅；如经上述处理无效，再用 5~10ml 注射器抽取生理盐水向管腔内注入，可以解决因胸腔积液内的絮状蛋白质沉淀造成的堵管问题。

(3) 胸腔积液中纤维蛋白质等沉积可造成胸膜不光滑：胸腔积液引流后，塌陷的肺组织复张，壁层、脏层胸膜随呼吸运动而相互摩擦，因此患者常常在胸腔积液引流后主诉呼吸困难减轻，但胸部疼痛加重。此时应告知患者不必紧张，调慢引流速度，同时可以口服止痛药物。

(4) 肺复张过程中，患者可出现刺激性咳嗽：轻度咳嗽可以帮助排除肺部积痰，帮助肺组织复张；但严重刺激性咳嗽需要镇咳治疗。

(5) 观察并记录引流液的量和性质，可以作为胸腔化疗疗效判断的指标。

(6) 引流管可以保留 1 个月左右，每周更换贴膜 1~2 次。注意观察伤口处有无红肿、脓性分泌物，警惕伤口以及胸腔内感染发生，必要时做胸腔积液培养，观察引流管有否外脱。

(7) 停止引流时，用 20ml 生理盐水注入管腔内，然后用肝素帽封闭，固定于胸壁一侧。

4. 胸腔化疗患者的护理:

(1) 每次注药前均需先连接引流袋，充分引流后再做腔内化疗。胸腔注药前应确定引流管在胸腔内。

(2) 注药前和注药中，应观察比较两侧胸壁厚度变化，若疑有胸壁增厚，应停止注入化疗药物，检查引流管位置，避免将药物注入胸壁而造成损伤。

(3) 注药过程中如遇阻力大，应停止注入化疗药，进行检查，确保将化疗药注入胸腔。

(4) 为保证化疗药物能到达胸腔各处，应同时注入生理盐水 250~500ml。注药完毕后用生理盐水封管。

(5) 化疗药物注入胸腔后，患者应 5~15min 变换一次体位，包括平卧位、俯卧位、左侧卧位、右侧卧位、膝胸卧位、坐位等，确保化疗药物随液体到达胸腔各处。

(6) 根据化疗药物性质，给予止吐、水化、利尿等治疗。观察患者用药后反应，详细记录。

(7) 当胸腔积液治疗达完全缓解后，拔除引流管，往往因窦道形成，需在伤口处进行缝合，愈合后拆线。

二、恶性心包积液

恶性心包积液常常是癌症患者终末表现之一。除淋巴瘤、乳腺癌外，多数预后很差。尸检结果显示癌症患者心脏和心包受侵率为 5%~12%。以肺癌、乳腺癌、白血病和淋巴瘤最常见，其次包括黑色素瘤、胃肠道肿瘤、肉瘤等也可发生心包积液。其发病机制与胸腔积液类似，但症状往往更严重。

（一）诊断

1. 临床表现：许多心包转移的患者无症状。当发生心包积液时，其症状与心包积液产生的速度和量有关系。如果缓慢发生积液量高达1000ml 也可无症状，而迅速增加达 250ml 即可有明显症状。主要表现为心包填塞症状：心力衰竭、呼吸困难、端坐呼吸、心悸、头晕、颈静脉怒张，多数同时伴有胸腔积液。查体可有心包摩擦音、心动过速、心音遥远、心律失常、奇脉、心脏浊音区扩大，颈静脉怒张、肝肿大、腹水或下肢浮肿。

2. 心电图：检查可见非特异性低电压，ST 段和 T 波改变。

3. 影像学检查：胸部 X 线显示心影扩大；CT 检查理精确；B 超检查快速无创伤，并能估计心包积液量，并可在 B 超引导下进行心包穿刺。

（二）治疗

对于无症状或轻微症状，又无心血管功能障碍者，经全身治疗即可。对于心包填塞患者应立即进行心包穿刺排液，缓解症状，抢救生命。进一步治疗应根据肿瘤类型、继往治疗、患者一般状况及预后决定。

局部治疗包括心包穿刺排液，心包腔内化疗及心包部分切除术。心包腔内注射化疗药物的应用原则基本同胸腔内化疗，但需注意心包腔内化疗的药物溶解在少量液体中。对于预期存活时间较长的患者应避免使用硬化剂，因为这些药物可以导致缩窄性心包粘连。

（三）护理

1. 患者症状不明显时，可以轻度体力活动。如果出现轻度呼吸困难、心慌等应该让患者卧床休息，吸氧，做好生活护理。

2. 当出现心包填塞症状时，及时进行心包穿刺。心包穿刺置管引流最好在 B 超引导下进行，注意鉴别心包积液与血液，确保留置管在心包腔内。心包留置管护理基本同胸腔留置管护理。

3. 当心包引流完成后，进行心包腔内化疗。应将药物溶解在少量液体内，缓慢注入，避免人为造成心包填塞。注药过程中，注意观察患者心率、节律、呼吸、神智、血压等变化情况，如果出现心包填塞的症状，应立即将心包腔内药液抽出，就地进行抢救。

4. 大多数患者经过心包穿刺引流后，症状可以迅速改善。然而有时心包填塞缓解后会出现一过性的心脏收缩功能不良，应引起重视。严密监测患者心率、节律变化，重视患者不适主诉，及时发现并处理不良反应。

三、恶性腹腔积液

恶性腹水也是晚期恶性肿瘤并发症之一。中位生存期常只有几周至几个月，1 年生存率<10%。产生恶性腹水的常见肿瘤有卵巢癌、胰腺癌、胃癌、子宫癌和淋巴瘤。一般来说，乳腺癌和淋巴瘤的腹水预后相对较好。恶性腹水与肝硬化的发病机制不同，其发病是多因素的，可能主要与腹膜血管通透性改变有关。

（一）诊断

恶性腹水患者常有乏力、腹胀、踝或下肢水肿、呼吸短促。查体可见移动性浊音阳性。腹部 B 超和 CT 可以帮助诊断。诊断性腹腔穿刺对腹水进行检验是比较特异性的方法。

（二）治疗与护理

恶性腹水治疗包括全身化疗和针对腹水的局部治疗。局部治疗有腹腔穿刺（置管）排液、腹膜腔内注入化疗药物或生物制剂，以及腹腔静脉分流术。腹膜腔内化疗可以获得比全身给药高 2.5~8 倍的药物浓度，同时又延长了药物与肿瘤直接接触的时间，但不良反应并不增加。常用的化疗药物有：阿霉素（ADM）、表阿霉素（EPI）、顺铂（DDP）、丝裂霉素（MMC）、氮芥（HN2）、5-氟尿嘧啶（5-FU）、卡铂（CBP）等。腹腔化疗的不良反应除与药物本身有关外，还可导致腹腔感染、腹痛、发热、肠粘连以及肠梗阻等。对于腹水患者的护理应注意以下几点：

1. 半卧位腹水可致膈肌抬高，导致呼吸困难。因此，半卧位有助于缓解呼吸困难，必要时给予吸氧。

2. 休息与营养腹水患者往往伴有低蛋白血症、水肿、体质虚弱。应该保证充足休息，进食高蛋白，高维生素饮食，可以同时给予肠外营养治疗。

3. 严格记录出入量，观察腹围、体重变化。快速大量利尿剂会引起低血压以及水电解质紊乱，注意监测血压、神志变化，询问患者有无口渴等症状。

4. 放腹水速度不宜过快，每次放液量应根据病情决定，一般不超过 3000ml。一次放出腹水过多，可因腹压骤降而致血压下降，还可引起水盐代谢紊乱等反应。放腹水后嘱患者围好腰带。

5. 大量腹水者需先引流腹水后，再进行腹腔化疗。根据医嘱将化疗药物溶解在 100~2000ml 液体中进行灌注。

四、脊髓腔内化疗

脊髓腔内化疗适应证主要有：①急性淋巴细胞性白血病以及某些高度恶性非霍奇金淋巴瘤，为防止中枢神经系统受侵犯所进行的预防措施；②某些原发恶性肿瘤、转移性肿瘤或者癌性脊髓膜炎的治疗。通过脊髓腔内直接给药，提供了局部药物浓度，明显提高了疗效。

脊髓腔内化疗通常通过腰穿，鞘内注射给药。常用药物有：甲氨蝶呤（MTX）、阿糖胞苷（ARA-C）、噻替派（TSPA），禁用于鞘内给药的有 5-氟尿嘧啶（5-FU）、长春新碱（VCR）。一般以生理盐水 5ml 或脑脊液将药物稀释，缓慢注入，切忌过浓、过快注入，同时可以给予地塞米松 5~10mg 鞘内注入。鞘内注射一般间隔 5~7 日。

五、膀胱腔内化疗

膀胱肿瘤是常见的恶性肿瘤之一。通过膀胱腔内灌注化疗，可以起到辅助手术治疗，防止术后复发及减少手术过程中肿瘤种植机会的作用，同时对多灶复发的浅表膀胱癌也可起到较好的治疗作用。目前，临床上常用于膀胱灌注化疗的药物有：卡介苗、噻替派、丝裂霉素（MMC）、阿霉素（ADM）等。

膀胱化疗前应排空尿液，将药物溶解在 40~60ml 液体中，经导尿管进行腔内灌注，并保留在膀胱内 2h 左右之后排尿。此期间应经常变换体位（约间隔 15min 左右），以便药物与膀胱内病变充分接触。手术后，每周 1 次，约 4~6 周后改为每月 1 次，连续 1~2 年。治疗期间，每 3 个月行 1 次膀胱镜检查，评估疗效。

膀胱腔内灌注化疗的副作用，源于化疗药物的局部作用及全身吸收。化学性膀胱炎是ADM、MMC最主要的副作用，但因其分子大，全身吸收少，因而极少产生全身反应。噻替派则可导致血小板和白细胞减少。

第七节　胸腔闭式引流的护理

外伤性或自发性气胸、血胸、脓胸以及心胸手术后，均需行胸腔闭式引流术，其目的是排除胸腔内的液体和气体，恢复和保持胸腔内的负压，促使患侧肺迅速膨胀，防止感染。

一、胸腔闭式引流术及其装置

安装闭式引流管通常在手术室进行，但在某些紧急情况下，也可以在急诊室或病床旁进患者取半卧位或侧卧位。切口选择：根据体征、X线胸片或超声波检查确定并在胸部做标记。积气切口选择患侧第2肋间隙锁骨中线；积液切口在腋中线或腋后线第6~8肋间隙；液气胸多选择腋前线与腋中线之间第6肋间；脓胸选脓胸的最低位。胸腔闭式引流装置有单瓶、双瓶或三瓶等3种。

二、保持引流系统的密闭性

1. 手术前检查水封瓶有无缝隙，各衔接处是否漏气。

2. 水封瓶的长管应置于液面下2~3cm并保持直立位，以避免空气进入胸膜腔。

3. 胸壁伤口引流管周围要用油纱布包盖严密；注意观察有无皮下气肿的发生。

4. 水封瓶被打破，应立即夹住引流管，更换另一水封瓶；如胸管接头处滑脱，应立即接上，更换水封瓶时，必须夹闭引流管；搬动患者时，要夹闭胸腔引流管。

三、保持胸腔闭式引流通畅

检查引流管是否通畅的方法：①观察是否继续排出气体和（或）液体。②长管中的水柱是否随呼吸波动，正常的水柱上下波动约4~6cm。水柱无波动时，有两种情况：①引流管被血块堵塞，失去引流作用；②残肺膨胀良好，已无残腔。为确保引流通畅，应做到以下几点：

1. 引流管的护理：引流管的管径和长度要适当，一般口径为1~2cm，长度以水封瓶置于患者胸部水平下60~100cm处为宜。避免引流管受压扭曲或打折；应用胸带时勿使胸管打折或抬高，不要束在引流管上。

2. 体位：患者应保持半卧位，鼓励其进行深呼吸、咳嗽，利于积液和积气的排出。

3. 挤压方法：术后初期每30~60min向水封瓶方向挤压引流管一次，促进引流，防止堵塞。

四、妥善固定

插入引流管后用缝线固定于皮肤上，患者活动时适当放松引流管以免过度牵拉；卧床时用别针固定于床上；下床活动时，引流瓶位置应低于膝关节，并保持其密闭。

五、观察记录

注意观察记录引流液的量、颜色和性状。一般情况下，术后当日的胸液量约500ml左右，颜色淡红、质稀薄。如术后持续排出大量血液，每小时200ml持续6h以上者，引流液颜色鲜红、质粘稠时，说明胸腔内有活动性出血，一般需再次开胸止血。如引流液为脓性，应取分泌物做常规检查、细菌培养和药敏试验。每日用无菌生理盐水冲洗引流瓶，并做好标记，便于观察引流量。

六、预防胸腔引流管的上行感染

1. 严格执行无菌操作原则和灭菌措施；更换引流袋或引流瓶时，应无菌操作。水封瓶内盛无菌生理盐水。更换胸瓶拔除接头时，要用消毒纱布包裹，暴露时间不能过长。

2. 任何情况下，引流瓶都不能高于患者胸部，切勿使水封瓶倒置，以免液体逆流入胸腔。

3. 保持胸腔引流管的胸壁出口到引流瓶液面的落差<60cm，同时管内液柱不能过高，以免管腔内被污染，细菌上行感染胸膜腔。

4. 引流管内不要有渗液或血凝块滞留。

七、拔管指征

胸腔引流管安置48~72h后，引流量明显减少且颜色变淡，24h引流液<50ml，脓液<10ml，X线胸片示肺膨胀良好无漏气，患者无呼吸困难即可拔管。拔管时，嘱患者先深吸一口气后屏气，拔管，迅速用凡士林厚纱布覆盖，宽胶布密封，胸带包扎1天。

拔管后注意观察患者有无胸闷、呼吸困难、切口漏气、渗液、出血、皮下气肿。观察引流口有无渗液，及时更换敷料。

第八节　外周置入中心静脉导管的护理

一、三向瓣膜式中心静脉导管置入术

1. 核对医嘱，评估患者，签知情同意书，向患者解释，取得配合。

2. 准备用物，所有无菌物品包装完整并在有效期内。

无菌物品准备包括中心静脉导管（PICC）穿刺套件，无菌手套2副，生理盐水100ml，透明贴膜（10cm×10cm）1个，一次性注射器20ml 2个，10ml 1个；其他必需品包括静脉输液车，静脉输液盘，PICC插管包，碘伏，75%酒精，止血带，脱敏胶布，皮尺，弹力绷带。病人教育手册，PICC ID卡。

3. 选择静脉和穿刺点（图10-1）。

4. 测量置入置管长度与上臂臂围，并妥善记录。

（1）置管长度：患者平卧，预穿刺上臂外展与躯干呈90°角，测量由穿刺点至右胸锁关节再向下至第三肋间的总长度。在测量基础上根据情况，如衣服阻挡、胖瘦等，减去2~5cm（图10-2）

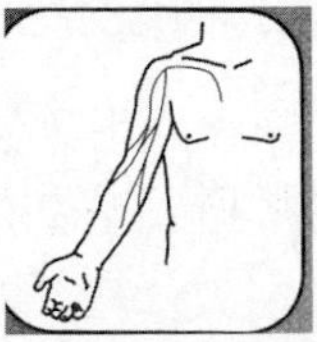

图 10-1 选择静脉和穿刺点

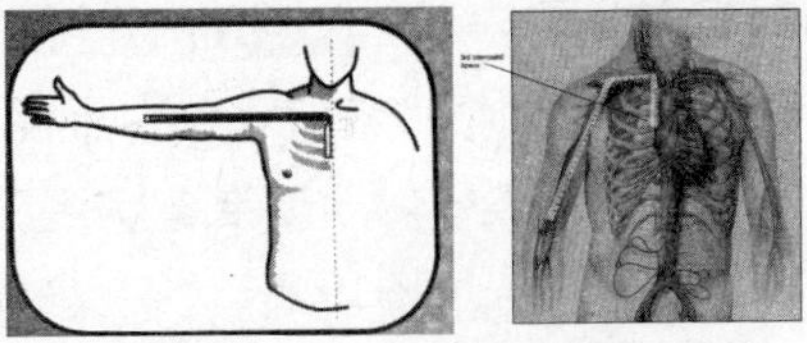

图10-2 测量置入长度

(2) 上臂臂围：穿刺点上 10cm，环绕手臂一周。

5. 建立无菌区，按无菌方法打开穿刺包、PICC 套件、20ml 注射器，戴无菌手套。打开 PICC 套装的内层无菌包装，打开一个连接器（将另一个连接器妥善保存）将 3 支注射器都充满无菌生理盐水，在患者手臂下铺无菌巾。

6. 预冲导管：用生理盐水预冲导管、连接器、肝素帽、穿刺针，注射器链接穿刺针，排气、备用，将导管浸于生理盐水中。在预冲导管时，需由导管末端推注并回抽生理盐水以检查瓣膜功能（图 10-3）。

7. 消毒皮肤，以穿刺点为中心，螺旋式消毒，用 75%酒精、碘伏各 3 遍（先酒精后碘伏），上下直径 20cm 两侧至臂缘。顺时针和逆时针交替进行。

8. 扎止血带，铺孔巾：在距离预定穿刺点 12cm 左右的上方扎止血带以充盈血管，更换无菌手套，戴不含滑石粉的无菌手套（用生理盐水冲洗手套）。铺孔巾，暴露穿刺部位。

9. 静脉穿刺：一手固定皮肤，一手持针穿刺。以 15°~30°角穿刺进针，见回血后减小角度，平行推进 1~2mm，保持针芯位置，推进插管鞘（图 10-4）

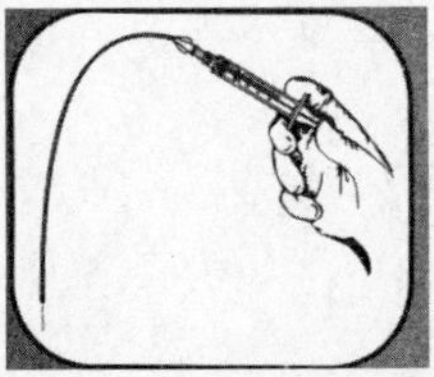

图 10-3 预冲导管

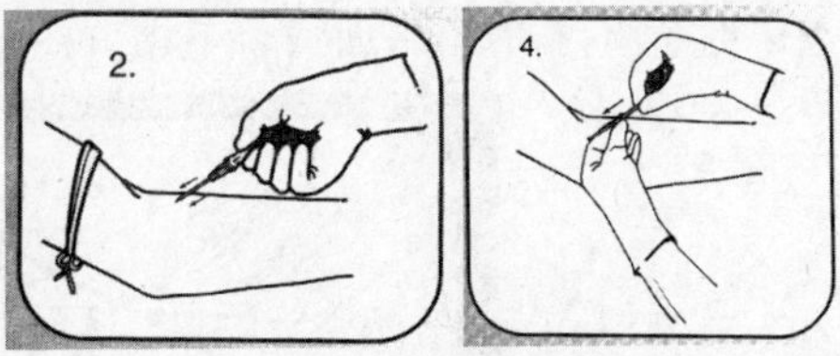

图 10-4 静脉穿刺

10. 取出穿刺针：松止血带，左手拇指固定插管鞘，食指或中指轻压穿刺血管的上方止血，从插管鞘内撤出穿刺针(图

10-5）

11. 插入并推进导管：以左手固定插管鞘，右手将导管插入插管鞘、缓慢、匀速地推进导管。至腋静脉时，嘱患者向穿刺侧转头并低头（图10-6）

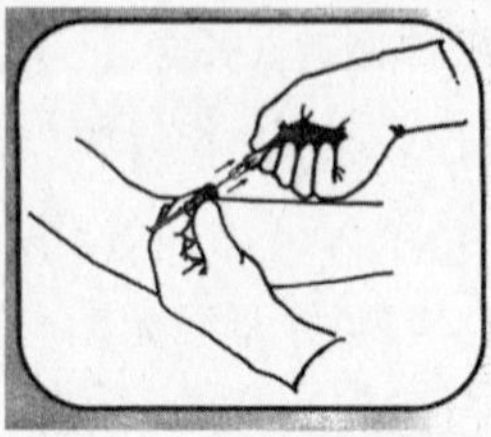

图 10-5　取出穿刺针

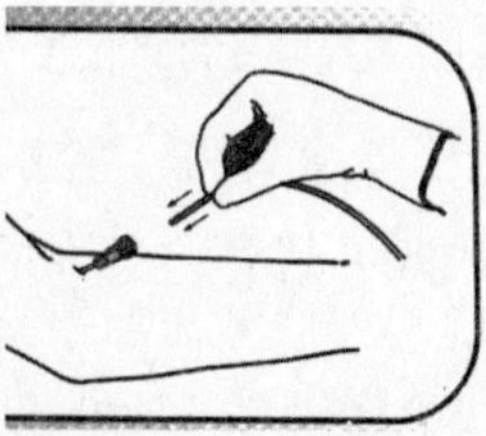

图10-6　插入并推进导管

12. 撤回插管鞘：当导管置入预计长度时，在鞘的远端静脉上加压，以固定导管的位置，从静脉内撤出插管鞘，并离开入点（图 10-7）。

13. 撤出支撑导丝：轻压穿刺点，保持导管的位置，缓慢地将导丝撤出（图 10-8）

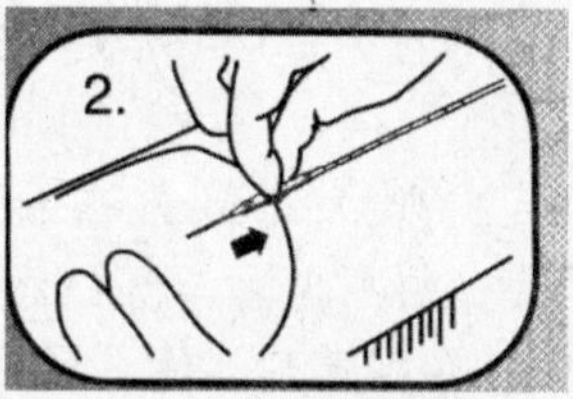

图 10-7　撤回插管鞘

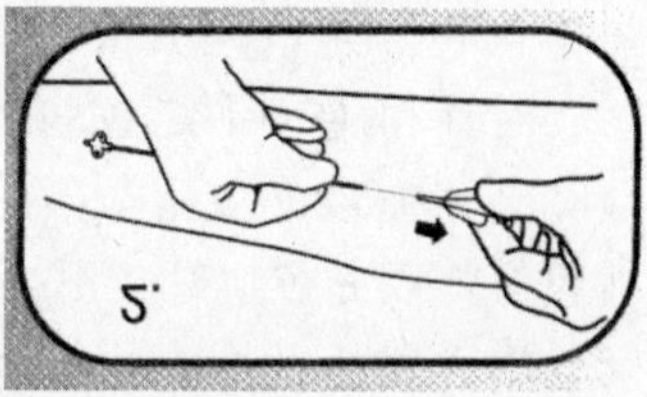

图 10-8　撤出支撑导丝

14. 撤出插管鞘：从导管近端撤出插管鞘。

15. 修正导管长度：保留体外导管 5cm，用无菌剪刀剪断导管，注意不要剪出斜面或者毛碴（图 10-9）。

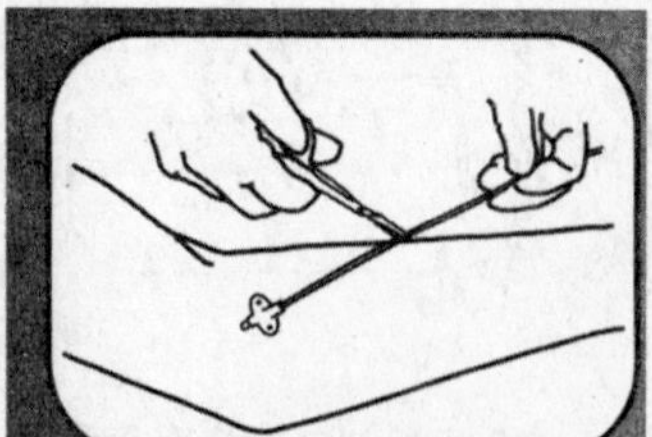

图 10-9　修正导管长度

16. 安装链接器：先将减压套筒套在导管上，再将导管套到连接器翼形部分的金属柄上，推进到底，不使导管起褶，将连接器的倒勾和减压套筒上的沟槽对齐，锁定（图10-10）。注意：连接器一旦锁定，不可拆开重复使用。

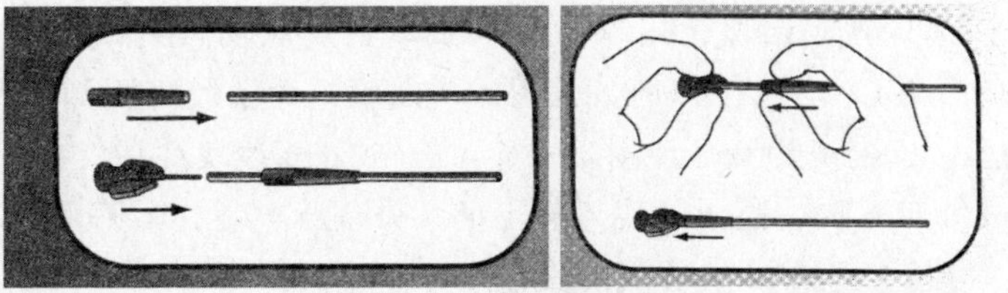

图 10-10　安装连接器

17. 抽回血，冲管：用注射器抽吸至有回血，然后用20ml的无菌生理盐水以脉冲方式冲管，正压封管连接肝素帽(图10-11)

18. 固定导管：将导管出皮肤处逆血管方向盘绕一个流畅的“S”弯后，穿刺点处覆盖纱布，贴膜固定（连接器翼形部分 1/2)，胶布蝶形交叉固定连接器、肝素帽。在胶布上注明日期、导管内置外置长度、操作者姓名。勿在导管上贴胶布，防止损伤导管。

19. 拍胸片确定导管位置（图 10-12）

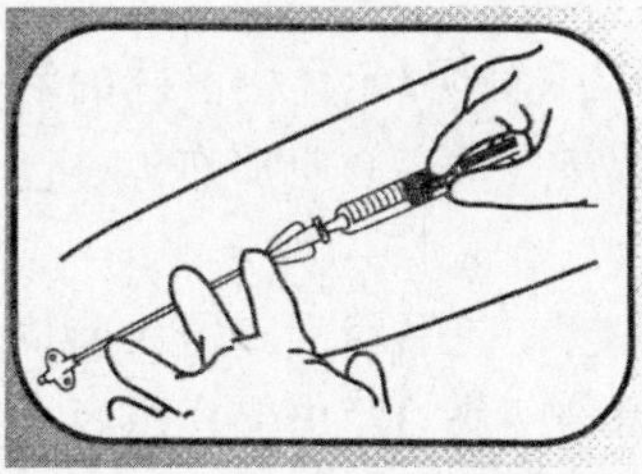

图 10-11　抽回血，冲管

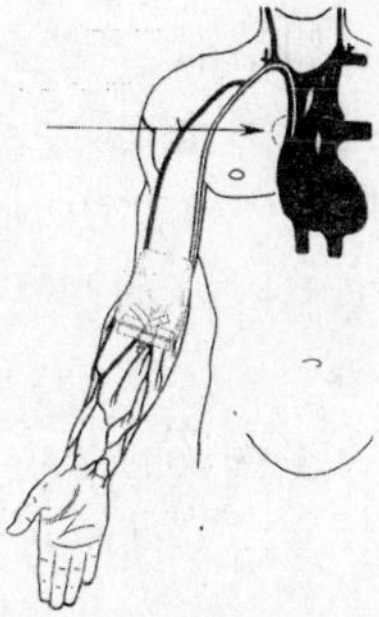

图10-12　拍胸片确定导管位置

二、末端开口式中心静脉导管

1. 核对医嘱、评估患者、知情同意书，向患者解释，取得配合。

2. 准备用物：可撕裂的导入鞘，中心静脉（PICC）硅胶导管，T型延长管，孔巾及手术方巾，皮肤消毒剂（碘伏，75%酒精），皮肤保护剂，无菌透明贴膜，无菌胶带，测量尺2把，止血带，10ml注射器2个，2cm×2cm沙块4块，4cm×4cm纱布6块，镊子、剪刀各1把。另备肝素帽，无菌手套2副，无菌生理盐水，无菌肝素盐水。

3. 选择合适的静脉：患者平卧，手臂外展与躯干成90°；在预期穿刺部位以上扎止血带；评估患者的血管情况，并选择贵要静脉为最佳穿刺血管；松开止血带。

4. 测量定位：测量导管尖端所在的位置，测量时手臂外展90°。

（1）上腔静脉测量法：从预穿刺点沿静脉走向量至右胸锁关节再向下至第三肋间隙。

（2）锁骨下静脉测量法：从预穿刺点沿静脉走向至胸骨切迹，再减去2cm。

（3）测量上臂中段周径（臂围基础值），以供监测可能发生的并发症如渗漏和栓塞。

新生儿及小儿应测量双臂臂围。

（4）注意：外部的测量不能十分准确地显示体内静脉的解剖。导管尖端进入右心房可能引起心律失常，心肌损伤，心包填塞。

5. 建立无菌区：打开PICC无菌包，戴手套，应用无菌技术，准备肝素帽、抽吸生理盐水，将第一块治疗巾垫在患者手臂下。

6. 穿刺点的消毒：按照无菌原则消毒穿刺点，范围10cm×10cm。先用酒精清洁脱脂，再用碘伏消毒，让两种消毒剂自然干燥，更换无菌手套，铺孔巾及治疗巾，扩大无菌区。

7. 预冲导管：用注满生理盐水的注射器连接“T”型管并

冲洗导管，润滑亲水性导丝；撤出导丝至比预计长度短0.5~1cm处。

8. 按预计导管长度修剪导管：在预计长度处，剪去多余部分并剥开导管护套10cm左右以便应用方便。将PICC导管插入相应型号的切割孔中，预计长度的刻度处进行切割（提示切割器右侧外缘对应的刻度与预计长度为0.5cm的间距）。

9. 扎上止血带：在上臂扎上止血带，使静脉充盈；握住回血腔的两侧，去掉穿刺针前端保护套。

10. 穿刺针与穿刺部位保持15°~30°进行静脉穿刺，确认回血，立即降低穿刺角度，再进入少许，进一步推进导入鞘确保导入鞘进入静脉。

11. 从导入鞘中退出穿刺针，松开止血带，左手食指固定导入鞘避免移位，中指轻压导入鞘尖端所处上端的血管上，减少血液流出。按住白色针尖保护按钮，确认穿刺针回缩至针尖保护套中，将针尖保护套放入指定的锐器收集盒。

12. 置入PICC导管：用镊子轻轻夹住PICC导管（或用手轻捏导管保护套）送至“漏斗型”导入鞘末端，然后将PICC导管沿导入鞘逐渐送入静脉。

13. 退出导入鞘：将PICC导管送入静脉至少10~15cm之后，即可退出导入鞘，指压导入鞘上端静脉固定导管，从静脉内退出导入鞘，使其远离穿刺部位。

14. 撕裂并移出导入鞘，撕裂导入鞘并从置管上撤离，在撕裂导入鞘时，需固定好PICC导管。

15. 移去导引钢丝：一手固定导管圆盘，一手移去导丝，移去导丝时，要轻柔，缓慢。若导管呈串珠样皱褶改变，表明有阻力。

注意：禁止暴力抽出导丝，阻力能损坏导管及导丝的完整，如遇阻力或导管呈串珠样皱褶，应立即停止抽取导丝，并使导管恢复原状，然后连同导管、导丝一起退出约3cm，再试着抽出导丝。重复这样的过程直到导丝容易地移去，一旦导丝撤离，再将导管推进到预计的位置。

16. 抽吸与封管：用生理盐水注射器抽吸回血，并注入生理盐水，确定是否通畅。

连接肝素帽。肝素盐水正压封管（肝素液浓度 50~100U/ml）。如立即输液即可直接输液（警告：<5ml 注射器可能造成高压，使导管发生破裂）。

17. 清理穿刺点：撕开孔巾上方充分暴露肘部；用酒精棉棒或无菌纱块清理穿刺点周围皮肤；必要时涂以皮肤保护剂(注意不能触及穿刺点)。

18. 固定导管，覆盖无菌敷料：注意导管的体外部分必须有效的固定，任何的移动都意味导管尖端位置的改变。将体外导管放置呈“S”状弯曲，在圆盘上贴胶带。

（1）在穿刺点上方放置一小块纱布吸收渗血，并注意不要盖住穿刺点。

（2）覆盖一透明贴膜在导管及穿刺部位，贴膜下缘与圆盘下缘平齐。

（3）用第二条胶带在圆盘远侧交叉固定导管。

（4）第三条胶带再固定圆盘。固定外露的延长管使患者感觉舒适。

（5）注意：禁止在导管上贴胶布，此举将危机导管强度和导管完整。

19. 通过 X 线拍片确定导管尖端位置。

20. 穿刺时注意事项：穿刺前应了解静脉走向及静脉情况，避免在疤痕及静脉瓣处穿刺。做好解释工作，使患者放松，以确保穿刺时静脉的最佳状态。穿刺进针角度为 20°~30°，直刺血管，见回血后降低角度进针少许，再送套管。注意避免穿刺过深而损伤神经。注意避免穿刺入动脉，尤其 18 个月的幼儿。穿刺时避免损伤静脉内膜、外膜，以免发生机械性静脉炎或渗漏。退出针芯之前，务必先松开止血带，套管尖端加压后再撤出针芯。有出血倾向的患者要小心，注意加压止血。对免疫力低下的患者应严密观察。

21. 穿刺后：记录导管名称、编号、导管型号、置入长度、所穿刺静脉名称，穿刺过程是否顺利；固定状况，X线检查结果；臂围，穿刺者姓名，穿刺日期。完善护理记录。

三、中心静脉导管的维护和管理

（一）冲洗导管技术

1. 静脉输液间歇期每7天冲管1次。

2. 以下情况需要立即冲管：

（1）静脉输液前、静脉输液结束后。

（2）输血、血制品后，包括红细胞、血小板、血浆、白蛋白、纤维蛋白原等。

（3）输注静脉高营养液后。

（4）输注高粘滞性药品后，包括10%葡萄糖、脂肪乳、甘露醇等。

（5）从PICC管抽血后。

3. 冲洗导管方法：

（1）工作人员洗手，戴口罩，准备用物。

（2）消毒肝素帽。

（3）以脉冲方式注入20ml生理盐水，正压封管。

4. 冲洗导管注意事项：

（1）必须使用10ml以上的注射器。

（2）如经导管抽血、输血、输注其他粘滞性液体，必须使用此种方式冲洗干净导管后再接其他静脉输液。

（3）重力输注生理盐水或其他任何方式都不能有效冲洗导管。

（4）儿科患者冲管（3Fr），常规维护时使用3ml生理盐水；取血、输血、输注全营养混合液（TPN）等高黏性药品后，使用6ml生理盐水。

（5）末端开口式PICC的封管方法，应先盐水后肝素即静脉输液后先脉冲式推注生理盐水20ml，再以肝素盐水3~5ml正压封管（50~100U/ml）。治疗间歇期每7天封管一次，封管后，更换肝素帽时，应夹住导管末端的夹子。

（二）换药维护标准

1. PICC 换药维护原则：严格采用无菌技术和严密的标准预防措施、

2. PICC 换药步骤：

（1）洗手，戴口罩、帽子（图 10–13）。

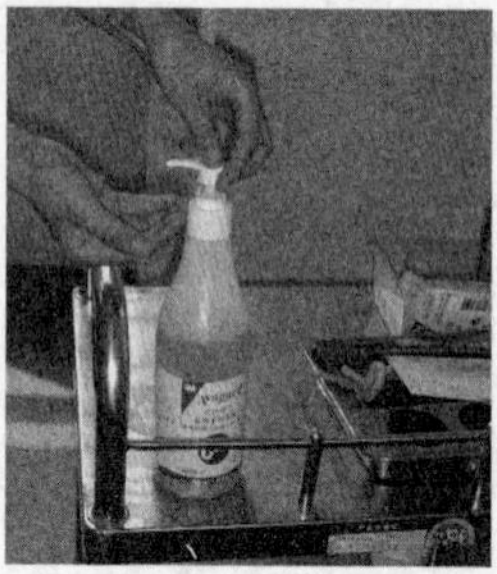

图 10–13 洗手，戴口罩、帽子

（2）准备用物，包括换药车、换药包（换药包包括一次性无菌铺巾，一次性无菌小方纱 2 片、无菌棉球 6 个）。一次性无菌手套 1 副，酒精、碘伏各 1 瓶。

（3）去除胶布，透明贴膜：使用胶布粘卷起贴膜边缘；按压固定穿刺点，0°角撕除透明贴膜若使用 180°角去除贴膜，应固定导管且“逆血管方向”去除，防止牵拉出导管；去除贴膜后再仔细观察穿刺局部有无异常表现。

（4）再次洗手。

（5）打开无菌换药包（图 10–14）。

（6）戴无菌手套（图 10–15）。

（7）皮肤消毒：3 遍酒精，3 遍碘伏，直径>15cm，注意无菌操作的原则（图 10–16）。

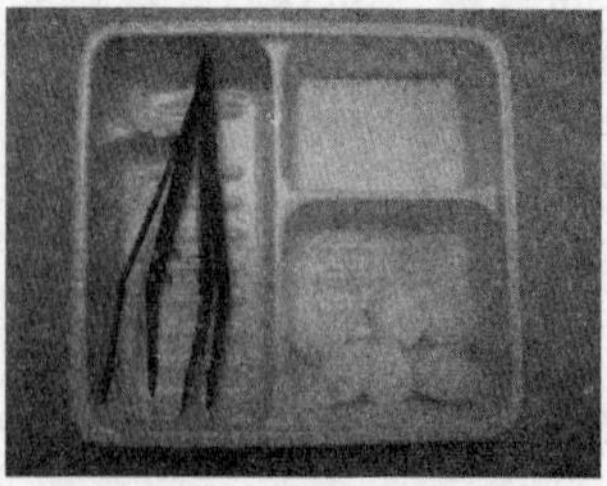

图 10–14 打开无菌换药包

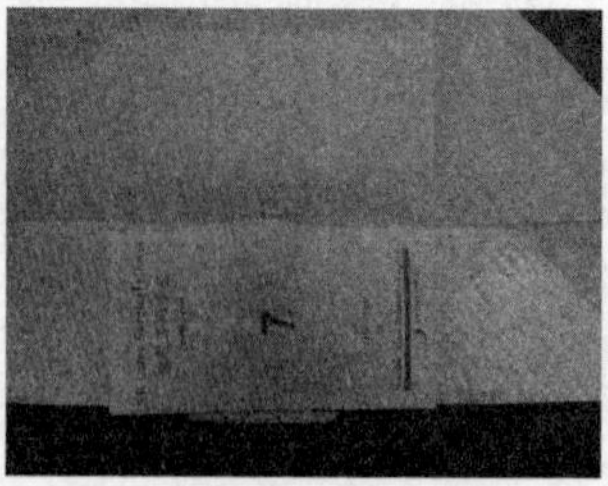

图 10–15 戴无菌手套

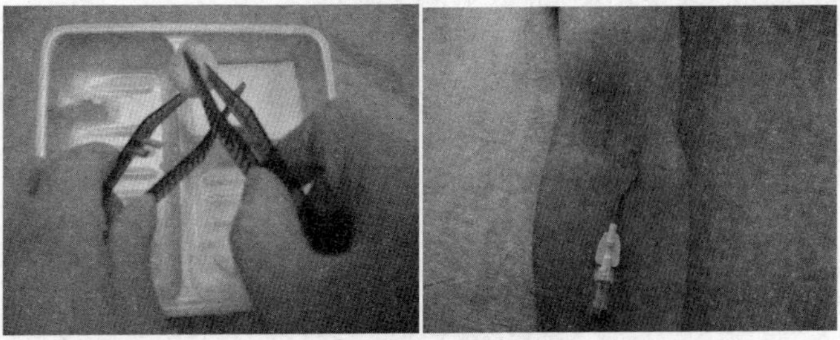

图 10-16　皮肤消毒（戴无菌手套操作）

（8）使用免缝胶带固定导管的固定翼，或导管接头等。

（9）贴好透明薄膜：消毒剂充分待干；避免张力性黏贴，先沿导管（导管接头）边缘捏压贴膜，使之沿导管边缘贴敷，再将整片敷料压牢，撕除框形边缘时注意边按压边去除。

（10）使用免缝胶带，蝶形交叉，加强固定导管接头、延长导管等处（图 10-17）。

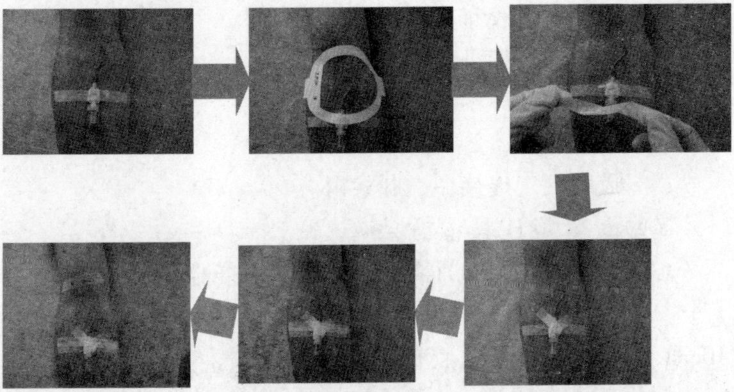

图 10-17　使用免缝胶带固定导管的固定翼，或导管接头等

注：备软纱布，若穿刺处有渗血时将之折叠压于穿刺点再贴透明贴膜。

3.换药维护注意事项：

（1）自下而上小心拆除原有敷料，防止将导管带出体外。

（2）不要用手触摸贴膜覆盖的区域，防止污染无菌区。

（3）贴膜以穿刺点为中心，覆盖全部体外部分导管。

(4) 必须使用10ml以上的注射器。

(5) 勿使用胶布直接固定导管，防止损伤导管。

(6) 如未使用白色固定夹，则直接消毒穿刺点周围皮肤，方法、顺序同上。

(7) 消毒剂使用碘伏或与之等效的消毒剂均可。

(三) 更换肝素帽

1. 更换频率及原则：应按制造商的使用说明和指南制定更换频率及原则；大部分产品通常7天更换一次。在以下情况如取下肝素帽后、肝素帽有损坏、取血、输血后等应及时更换。

2. 更换肝素帽方法：

(1) 工作人员洗手、戴口罩。准备用物，包括肝素帽，生理盐水20ml，20ml注射器，胶布。

(2) 用生理盐水预冲肝素帽。

(3) 拆除原有胶布、取下旧的肝素帽。

(4) 消毒导管接头的外壁。

(5) 连接新的肝素帽。

(6) 冲洗导管。

(7) 胶布固定连接器、肝素帽。

(四) 更换连接器方法

1. 工作人员洗手，准备用物，包括连接器1套、换药包1个、无菌手套1副、20ml生理盐水、75%酒精、安尔碘、10cm×10cm贴膜一个，胶布。

2. 拆除原有敷料，检查导管，确定由何处剪断导管。

3. 打开换药包，戴手套。

4. 消毒穿刺点周围，特别是导管将要被剪断的部分。

5. 预冲连接器、肝素帽。

6. 以90°剪断导管，去掉受损部分。

7. 安装连接器，把减压套筒套在导管外，导管套在翼形部分的金属柄上，推进到底，勿出皱褶，对齐，锁住。

8. 冲洗导管，连接肝素帽，固定。

（五）由血凝引起导管堵塞的再通

1. 导管堵塞再通方法：

（1）用物准备，包括5000U/ml尿激酶溶液（生理盐水10ml+5万U尿激酶1支）、生理盐水100ml、20ml注射器2个、10ml注射器1个、三通管1个、肝素帽1个、静脉输液巾1块。

（2）工作人员洗手，铺静脉输液巾。

（3）去掉肝素帽，接10ml空注射器回抽。

（4）如可回抽，抽回凝块，并用20ml生理盐水冲管。若不能回抽，注入与导管容积相等的尿激酶溶液（约0.5ml）。

（5）保持注射器接于导管，15min后，回抽药品和凝块。若不能回抽，重复注入尿激酶溶液，并将等待时间延长至30min。

（6）导管通畅后，回抽5ml血，弃掉。

（7）冲洗导管。连接预冲好的肝素帽，固定导管。

（8）记录全部过程。

2. 导管堵塞再通注意事项：

（1）注入尿激酶溶液的手法应缓慢轻柔，边推边拉，遇有阻力时不可用暴力。

（2）如果导管完全堵塞，使用负压法注入尿激酶溶液。其方法为去掉肝素帽，接上预冲好的三通管，直臂口连接尿激酶溶液，侧臂连接20ml注射器；先与侧臂口相通，回抽注射器活塞3~5ml，保持负压，迅速与直臂想通，导管内的负压会使尿激酶溶液进入导管内约0.5ml；15min后，回抽药品和凝块。

（3）如仍不通畅，可重复几次。操作中，不得使用<10ml的注射器。

（4）可使用$NaHCO_3$清除易溶于碱性溶液的沉积物，操作可参考上述步骤。

（六）撤出导管标准

1. 撤出PICC导管方法：

（1）用物准备，包括无菌纱布、大贴膜、止血带、热水袋；若做管头细菌培养需另备换药包 1 个、无菌手套 1 副、75%酒精、安尔碘、培养瓶。

(2) 将止血带放于患者上臂下面，备用。

(3) 去掉敷料。

(4) 戴手套，消毒皮肤（如不需要培养，可省去此步）。

(5) 于靠近穿刺点处捏住导管，缓慢拔出导管，不可用暴力。如遇有阻力，停止拔管，热敷 20~30min，再拔管。

(6) 导管全部拔出后，用纱布压迫穿刺点。

(7) 检查导管是否完整。如需要培养，按无菌要求剪掉前端 5cm 至培养瓶内送检培养。

(8) 穿刺点覆盖纱布，贴敷。

(9) 记录全过程。

2. 撤出 PICC 导管注意事项：

(1) 如做管头细菌培养时，需要严格无菌操作，防止污染导管前端，影响培养结果。

(2) 一旦发生导管断裂，立即用止血带结扎患者上臂血管。通知医生，拍胸片确定导管位置；急请介入中心会诊，介入取管。

（七）维护使用注意事项

1. 静脉输液前，先以 20ml 生理盐水冲管确认导管畅通，禁止抽回血，以免导管堵塞。

2. 冲管必须使用脉冲方式，并做到正压封管，禁止使用静脉滴注或普通静脉推注的方式。

3. 禁止使用<10ml 的注射器冲管、给药，勿使用暴力冲管。

4. 可以使用此导管进行常规加压静脉输液或输液泵给药，但不能用于高压注射泵推注造影剂等，如做 CT、MR、PET 检查等，不得使用 PICC 导管推注药品。

5. 禁止将胶布直接贴于导管体上。

6. 经常观察静脉输液时的流速，若发现流速明显降低时，应及时查明原因，妥善处理。

7. PICC 为一次性用品，严禁重复使用。

（八）携带导管患者的日常生活注意事项

1. 保持局部干燥，不要擅自撕下贴膜。贴膜有卷曲、松动、贴膜下有汗液时，及时请护士更换。

2. 不影响从事一般性日常工作、家务劳动、体育锻炼，但需避免使用带有 PICC 一侧手臂提过重的物品等，不用这一侧手臂做引体向上、托举哑铃等持重锻炼，避免游泳等会浸泡到无菌区的活动。

3. 家长应嘱咐儿童不要玩弄 PICC 导管体外部分，以免损伤导管或将导管拉出。

4. 携带此导管的患者可以淋浴，但应避免盆浴、泡浴。淋浴前用塑料保鲜膜在肘弯处缠绕 2~3 圈，上下边缘用胶布贴紧，淋浴后检查贴膜下有无浸水，如有浸水应请护士更换。

5. 静脉输液间歇期每 7 天对 PICC 进行冲管、换贴膜、换肝素帽等维护，不要遗忘。

6. 观察针眼周围有无发红、疼痛、肿胀，有无渗出，如有异常及时通知医生或护士。

7. 如因为对透明贴膜过敏等原因，必须使用通透性更高的贴膜时，应缩短更换贴膜的时间间隔。

（九）敷料应用的注意事项

1. 应使用无菌敷料，如纱布和（或）透明半透膜敷料持续覆盖在穿刺点上。

2. 外周中心静脉导管穿刺部位的纱布敷料应每 48h 更换一次，如其完整性受到破坏应立即更换。

3. 透明半透膜敷料更换的间隔时间一般为每周更换 1 次或 2 次，当导管移位或敷料的完整性受损时，应立即更换。

4. 若将纱布敷料与透明半透膜敷料一起使用，应被视为纱布敷料，每 48h 更换。

5. 另可根据敷料的材质、患者的年龄和身体状况、环境条件以及制造商的使用指南决定。

6. 应每日观察导管与皮肤连接处，通过触摸完整的敷料检查是否存在触痛。

7. 若存在穿刺部位的触痛、无原因的发热、局部或系统性感染的症状，应取下敷料，直接观察穿刺部位的情况。

8. 护理病历中要记录有关对导管与皮肤连接处的常规评估情况。

9. 有关穿刺部位敷料的护理和维护的健康教育要记录在病历上。

（十）正确固定导管的原则

1. 导管的固定过程应严格执行无菌操作。

2. 导管应妥善固定，固定的方法应不影响对穿刺部位及导管的评估及监测，或不妨碍执行医嘱的静脉输液方案为原则。

3. 保护穿刺部位的敷料应允许直接用肉眼观察到穿刺部位的情况，固定方法不应该影响血液循环或妨碍液体在导管内的流动。

4. 穿刺部位敷料的更换应根据规定的间隔周期进行，以便对穿刺部位的情况和穿刺部位皮肤的完整性进行监测。

5. 在患者身体条件允许的情况下，穿刺部位的保护材料应用于保护导管为目的。

6. 用于固定导管的材料包括无菌胶带、透明的半透膜敷料、缝线、导管固定装置等。

7. 使用无菌胶带固定导管时，只能将其粘贴在导管针座处，不能将其直接粘贴在导管与皮肤的连接处。

8. 使用透明的半透膜敷料固定导管时，等清洗液或消毒液完全干燥后，将穿刺点置于敷料的中央处再粘贴，只有无菌胶带才能置于敷料下。

9. 如果导管脱出，应及时采取其他固定措施固定，以防止导管移位，脱出的导管不应再送入。

第九节　癌症疼痛的护理

一、癌症疼痛的护理评估

（一）评估原则

疼痛是一种主观感受，因此患者报告的疼痛是最真实可靠的。医护人员应将患者的主诉作为评估疼痛强度的依据并记录，患者的行为和生命体征的改变都不能代替患者的主诉。

（二）评估工具

目前最常用的工具是 0~10 数字疼痛强度评估量表（NRS），它是由 1~10 个数字等份标出的线性标尺，0 表示无痛，10 表示最痛（图 10–18），请患者指出最能代表他当前感受的疼痛强度的数字。它直观简便，不受文化程度、性别、年龄的限制，容易被医护人员、患者及家属理解和使用，因此广泛应用于临床。另外应用较多的还有视觉模拟评分法（VAS）和疼痛影响面容表情量表（图 10–19 和图 10–20）。视觉模拟评分法将一条100mm 的水平或垂直模拟分成 100 个点，两端代表从无痛到最痛，请患者根据自己的感觉对疼痛强度做出标记。疼痛影响面容表情量表用图画的形式将面部表情由高兴到及其痛苦分成6 个等级，简单、直观、形象，使用于对儿童和有认知障碍的患者的疼痛评估。

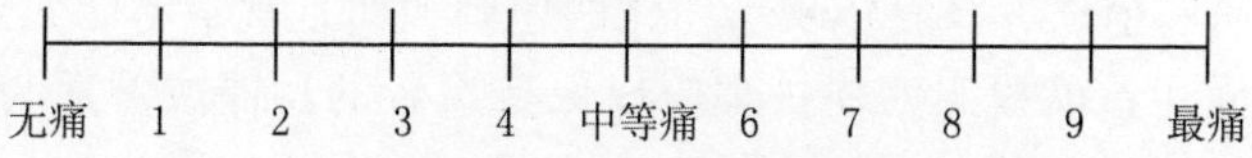

图 10–18　疼痛强度估量表

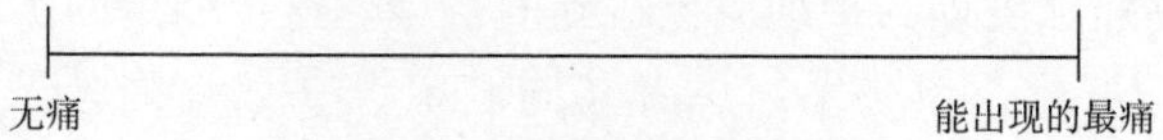

图 10–19　视觉模拟量评分法

图 10–20　疼痛影响面容表情量表

（三）评估内容

1. 评估疼痛的一般情况：评估疼痛开始的时间、部位、持续时间、特征、频率以及疼痛性质、加重或缓解的因素、用过哪些止痛药物、是否有效等。评估疼痛的一般情况目的在于连续评估和记录疼痛变化，为调整治疗和护理措施提供依据。此外应进行必要的体格检查，一方面可以确定疼痛的部位，另一方面有助于发现相关的护理问题，如果发现相关的护理问题，应记录在护理病历中，及时采取相应的护理措施并保持连续评估。

2. 评估疼痛对患者功能活动的影响：评估疼痛对患者自理活动、行走能力、睡眠、休息、娱乐、性生活、家庭角色、社会交往等方面的影响。目的在于制订疼痛控制的护理目标，提供相应的护理措施，预防并发症。

3. 评估疼痛患者的心理社会方面：评估内容主要包括患者的文化背景、疼痛经历，患者对疼痛治疗的了解程度、主观愿望及顾虑，疼痛引起的情绪改变以及家庭、社会支持系统等内容。了解患者的文化背景，对于理解患者的心理和行为有帮助，并使护患沟通变得容易。准确的心理社会评估有助于对患者采取有效的患者教育和心理社会干预措施。

二、癌症疼痛的护理目标

以往书写疼痛护理的目标多用“疼痛缓解”或“患者不感到疼痛”描述，没有体现个体化的原则，而且常常不能完全达到目标。目前提出疼痛护理应以保持患者的功能或舒适为准，例如胸部手术后患者主诉容易深呼吸、咳嗽、咳痰或翻身，这时的疼痛强度即为护理应该达到的目标。这样制定的护理目标实现、可行，但必须与患者共同制定。一般疼痛强度超过 4（0~10 数字疼痛强度评估量表），就会影响舒适和功能活动，不能为患者接受。

三、癌症疼痛的护理计划

1. 评估患者的疼痛强度，并保持连续记录。

2. 请患者和家属选择合适的疼痛评估工具，知道正确使用疼痛强度评估标尺。

3. 掌握正确的给药途径，指导患者正确使用止痛药。一般首选口服给药，因为口服较安全、方便和经济。由于药物控释制剂一旦研碎立即释放，起不到持续镇痛的作用，因此，口服给药不适用于吞咽困难的患者。直肠给药适用于恶心呕吐，术前术后禁食、吞咽困难者，不适于有肛门直肠疾患以及腹泻、年老体弱的患者。经皮给药如芬太尼有 4 种不同剂型的贴剂，可持续 72h 释放药物，适用于不能口服用药和对吗啡不能耐受或严重肾功能损伤的患者。鼻腔给药适用于急性发作的头痛，不主张用于癌痛治疗。静脉给药或皮下给药适用于恶心呕吐、吞咽困难、意识障碍、大剂量用口服药、需要迅速增加镇痛剂量的患者。脊椎内给药是经皮硬膜外置管给药。患者自我控制止痛（PCA）近年来在临床患者的疼痛应用也比较广泛。

4. 掌握止痛药物应用要点口服、按时、按阶梯、个体化、注意细节。患者不能按时服药用止痛药或对止痛药物存在种种顾虑，常常会影响疼痛控制的效果。因此，应与患者保持开放性的沟通，并做好患者的教育。

5. 了解各阶梯代表药物及主要副作用，如便秘、恶心、呕吐、镇静及呼吸抑制等。做好药物副作用的观察 、预防和护理。对于老年患者，由于药物吸收、分布和代谢的改变，副作用一般比较重，护理中应特别注意观察药物毒副作用。

6. 指导患者和家属正确应用非药物治疗物理、心理疗法容易操作。副作用少、耗费少。适当应用这些方法，经常可以使用疼痛得到明显缓解，但用于癌症疼痛患者不能过分强调其作用护理中应鼓励患者充分表达疼痛感受，并教会患者及家属缓解疼痛的技巧，如松弛、节律呼吸、分散注意力、指导臆想等。

7. 组织患者进行信息交流和集体咨询，鼓励患者积极参与疼痛治疗中。

8. 恰当应用舒适护理技术例如提供良好的睡眠环境，如柔和的灯光，关好门窗减少噪音，开关门动作轻，减少夜间操作等。

四、护理评价

用药后评价并记录疼痛缓解情况，了解治疗效果为调整治疗方案提供依据；连续评价当前的疼痛以及新发生的疼痛；评价疼痛 治疗的副作用程度以及控制情况。

五、做好出院指导

详细的出院指导可以帮助患者从医院到家里的疼痛治疗顺利过渡，同时消除了因害怕疼痛无法控制而不愿意出院的顾虑，交给患者一份书面的疼痛治疗计划，内容包括服用的具体药物、目的、用法、可能发生的副作用及如何预防，如疼痛控制不满意应如何咨询等。

第十节　患者自控镇痛的使用与护理

患者自控镇痛（PCA）是让患者自己控制镇痛药物的剂量。PCA 可以通过口服 或通过具体给药剂量参数的 特殊的输液泵来实现，该泵用于静脉注射、皮下注射或硬膜外给药。患者自控镇痛术实现了镇痛治疗个体化的思路，使患者成为疼痛治疗的知情者和执行者。

一、临床应用范围

PCA 常用于术后急性疼痛的治疗；肿瘤疼痛患者的治疗；内科疼痛患者如心绞痛 、镰状细胞危象的治疗；以及分娩期间、分娩后以及剖宫产后的镇痛治疗。

用于肿瘤疼痛患者的治疗，通过 PCA 方法 静脉注射或皮下注射镇痛剂可以满足患者控制瞬间发作的疼痛（如换衣服或改变体位)，可以让患者根据自己的需要而增减镇痛药的剂量、PCA 还用于未镇痛而入院的患者，给他们迅速解除疼痛。一旦达到稳定且满意的镇痛水平，PCA 有助于确定转变为口服给药时的药物需要量。PCA 对于在家和住院患者都比较安全。但是禁用与过度镇静及精神恍惚的患者。

二、输液泵的组成

一台标准 PCA 输液泵一般具有以下基本组成部分：1 个贮药器，可以重复给药；1 套输注设备，能精确地输注预先设定的药物剂量；1 个按钮装置。当患者需要给药时，按按钮即可；可以设置满足特殊要求单次剂量的电子程序；可以设置锁定时间，以免患者在按钮给药起效前再次给药。1 套管道连接系统。

PCA 输液泵装置有两种，一种是电子泵，另一种是一次性自控泵。两种装置各有特点。各厂家生产的输液泵各有其特点，但原理基本相同。具体操作步骤可见输液泵的使用说明。

三、输液泵使用注意事项

1. 注意将泵的贮药囊内和管路内的气体排除，泵的种类不同，排气方法也有区别，使用前应仔细阅读使用说明。

2. 注药后检查接口和管路是否有渗漏。

3. 连接接口和注药时要注意无菌操作，防止药物污染。

4. 使用微电脑电子泵时，使用前应更换电池，使用中保持管路通畅无气泡，及时发现药袋内药液不足，连接好管路接口和控制键插头，尽量减少报警次数。

5. 配置好药液的 PCA 泵在使用前，将所有药物的名称、浓度、剂量和配置的容量标记在泵上。

6. 严格区分控制键和按钮的作用，区别持续注药方式和 PCA 注药方式。

四、护理

1. 掌握 PCA 泵的使用方法，包括保持管路通畅，注药方法以及处理报警系统的反应等。

2. PCA 用于镇痛，应在用前向患者讲解注意事项，并强调患者在疼痛控制中的作用。

3. 为患者提供 PCA 使用药物、安全特征及相关知识等信息，减轻患者对 PCA 治疗的顾虑，形成以患者为主的治疗氛围。

4. 教会患者当需要给药时，如何使用 PCA 追加键，按压时一定要听到“哟”一声才有效。告知患者追加键的作用是在8min内追加一次量是0.5ml，所以在锁定8min内再次按压无效。

5. 如局部皮肤出现红肿、硬结时及时予金黄散（天花粉，红花，大黄等）或伤科黄水（黄连，栀子等）外敷。

6. PCA治疗期间评估患者的疼痛强度和镇痛疗效，观察、预防和处理止痛药的副作用，并记录。

7. 尊重患者自主独立的人格价值是患者自控镇痛术的一个显著特色，耐心地倾听和交流以促进护患之间的理解和尊重，与患者保持连续性沟通，及时了解反馈信息以调整治疗方案。

第十一节　食疗

一、鼻咽癌

（一）山药肉片

材料：山药50g，猪瘦肉片100g。

制法：加调味品同炒食。

功效：具有健脾滋补的作用。鼻咽癌有乏力、大便稀薄时均可食。

（二）石斛生地绿豆汤

材料：石斛12g，生地15g用纱布包，绿豆100g。

制法：加适量水煮至绿豆熟烂，取出药渣，加入适量冰糖及冲入花粉10g，分次服用。

功效：具有清咽润喉，除痰散结，清热解毒，凉血生津等功效。适用于鼻咽癌流涕、流血、头痛，或放疗口腔干燥时，均可食；脾胃虚寒者不宜食。

（三）山药莲苡汤

材料：山药30g，莲子（去心）30g，薏苡仁30g。

制法：加水适量，文火炖熟，加白糖少许，每日1次，连服15天。

功效：治疗鼻咽癌属脾虚者，有健脾益气没清心安神之效。

二、肺癌

（一）白梨汤

白梨 50g，冬虫夏草 5g，水煎服，每日 1 次。适用于肺癌阴虚有热者。

（二）杏仁莲藕汤

杏仁 10g，莲藕 30g，用冰糖熘熟炖服，每日睡前 1 次。适用于肺癌咳喘者。

（三）海底椰螺肉汤

材料：海底椰 100g，螺肉、猪瘦肉各 150g，红枣 4 颗，姜片5g。

制法：

1. 将螺肉、瘦肉切片放于沸水内煮 2min，取出待用。
2. 将海底椰洗净切开，红枣去核。
3. 将所有材料放于煲盅注入清水适量，用中慢火煲 2h，调味便成。

功效：海底椰有很好的润喉降燥功效，能止咳化痰。

（四）灵芝煲猪肺

材料：猪肺 1 副，党参 15g，灵芝 30g，蜜枣 4 枚，姜片 5g。

制法：

1. 将猪肺冲洗挤压至呈白色，切成大块放入沸水中煮 5min，捞起待用。
2. 将党参、灵芝、蜜枣洗净待用。
3. 将所有材料放入煲中注入适量清水，慢火煲 2h，加入食盐，调味便成。

功效：此汤补肺止咳，补中益气，能强身健体，减少气管疾病，主要材料灵芝是最佳的免疫功能调节和激活剂，可显著提高机体的免疫功能，增加患者自身的抗癌能力。

三、乳腺癌

（一）蒲公英汤

材料：蒲公英50g（鲜品用80g），粳米100g，清水适量。

制法：蒲公英洗净，切碎，煎取药汁，去渣与粳米同煮为粥。宜稀不宜稠。早晚各服1次。

功效：清热解毒，消肿散结。适用于乳腺癌红肿疼痛患者。

（二）胡桃煮五香蛋

材料：鸡蛋6个，胡桃壳10个，食盐1汤匙，八角、茴香适量。

制法：鸡蛋入锅煮熟后，随即用冷水，浸没使之冷却，再敲碎蛋壳，用针刺洞数10个，然后放入锅中，加入胡桃壳，食盐、茴香，加水煮沸30min即可。早晚各服1次。

功效：解毒消痈，健胃养血。用于乳腺癌疼痛者。

（三）紫草绿豆汤

材料：紫草15g，绿豆30g，白糖少许，清水适量。

制法：先将紫草加水煎汤，煮沸10min后滤去头汁再加水煮沸15min，滤取二汁。将头汁、二汁混合放入绿豆同煎煮，待绿豆熟烂时加白糖少许调味。每日1剂。

功效：解毒凉血，活血透疹。

（四）四神猪肠汤

材料：猪肠600g，莲子75g，山药80g，薏苡仁40g，芡实25g，茯苓10g，盐适量。

制法：将猪肠洗去油脂，洗净，翻过来，用盐或醋洗净肠液，再用沸水烫洗。将洗净的猪肠放入锅内，加水至八分满，再加山药、茯苓、芡实，用大火煮20min，在锅内加入冷水浸泡莲子和薏苡仁，用文火煮至猪肠熟烂，加入少许盐即可。早晚各服1次。

功效：健脾止泻，增进食欲。适用于乳腺癌术后泥状大便者。

四、食管癌

（一）芹菜炒香菇

材料：芹菜 400g，水发香菇 50g，调味料适量。

功效：平肝清热适用于防治食管癌早期。

（二）泥鳅黑豆瘦肉汤

材料：泥鳅 250g，黑豆 60g，猪瘦肉 100g。

功效：健脾化湿，滋养肝肾，祛瘀软坚散结。适用于食管癌见右胁下肿块，疼痛拒按，食欲不振，消瘦，或见黄疸和腹水。

（三）梨粥

材料：鲜梨 5 只，粳米 100g。

功效：生津补液健脾开胃，主要用于食管癌所致津液不足的厌食症。

（四）清炖蛇段

材料：食用活蛇 1 条。其他配料适量。

功效：消肿驱风，活血止痛，适用于食管癌局部疼痛者。

（五）香菇蒸鲤鱼。

材料：鲤鱼 1 条（约 750g），水发香菇（50g），生姜 100g，冬笋 100g，冬瓜皮 50g，火腿肉 50g。其他配料适量。

功效：消肿利水，健脾益气。适用于食管癌胸腹水者。

五、原发性肝癌

（一）枸杞猪肝汤

材料：猪肝 200g，猪瘦肉 100g，枸杞菜 500g，姜片 5g。

制法：

1. 将猪肝，猪瘦肉洗净切成片，用少许食盐、糖、生粉，生油拌匀使用。

2. 枸杞菜摘叶，洗净。

3. 将 600g 清水放入煲内煮沸。然后加入所有材料，用中火煮 15min，调味便成。

功效：此汤能清肝明目，补血养颜，对贫血，眼花，眩晕不适的肝癌患者有疗效。

（二）红萝卜煲牛骨

材料：红萝卜300g，牛骨500g，黄豆50g，姜片5g。

制法：

1. 将牛骨洗净斩件后，放入沸水中煮15min后取出待用。

2. 将红萝卜洗净切大块，黄豆、姜片洗净待用。

3. 把所有材料放进煲内，注入适量清水，文火煮3h，调味便成。

功效：此汤营养丰富，有补脾胃，益气血，强筋骨，清肝毒的作用。

（三）丝瓜猪肝汤

材料：丝瓜1条，猪肝200g，猪瘦肉100g，姜片5g，其它调料适量。

制法：

1. 将猪肝瘦肉切片，用腌料腌制10min。

2. 将丝瓜去皮洗净切条。

3. 煮沸适量清水，放入所有材料，用中火煮15min，取出待用。

功效：此汤能补肝养血，疏风清热，对预防肝癌有一定作用。

（四）夏枯草煲瘦肉

材料：猪瘦肉300g，夏枯草50g，红枣6枚。

制法：

1. 将瘦肉洗净切大块，放入沸水中煮3min，取出待用。

2. 夏枯草浸透洗净，红枣去核待用。

3. 把所有材料放入煲内，注入适量水，文火煮2h即可。

功效：此汤有清肝明目，清热散结的功效。

六、大肠癌

（一）马齿苋绿豆汤

材料：新鲜马齿苋120g或干品60g，绿豆60g。

制法：将上述材料加水适量，煎汤500ml，每日1~2次，连服2~3周，脾虚泻泄者不宜用此方。

（二）猕猴桃

材料：250g。每日生食。

功效：清热和胃，利尿通淋。鲜猕猴桃甘酸性凉，味美可口，可作为肠癌患者的食疗果品。其根为藤梨根，具有活血解毒，清热利湿的作用。

（三）黄芪参枣粥

材料：生黄芪300g，党参30g，甘草15g，粳米100g，大枣10枚。

制法：将生黄芪，党参，甘草浓煎取汁。粳米、大枣同煮，待粥成后兑入药汁调匀，早晚服用。连服10~15天。

功效：补气养血。

（四）杞地鳖肉汤

材料：甲鱼1只，枸杞子30g，淮山药30g，女贞子15g，熟地黄15g。

制法：加水适量，文火炖至烂熟，去女贞子，加调料食用。

功效：滋补肝肾。

七、前列腺癌

（一）赤小豆茅根汤

材料：赤小豆，茅根各100g。

制作：洗净材料，将茅根加适量水煎煮去渣取汁，再放入赤小豆，煮至豆烂，调味后食用。

功效：清热利湿，凉血祛瘀。适用于前列腺癌湿热血瘀患者。

（二）玉米须车前饮

材料：玉米须50g，车前子20g，生甘草10g。

制作：将车前子用纱布包裹，与玉米须、生甘草一起加清水500ml煎煮，煎取400ml，去渣取汁温服，每日3次。

功效：清热利尿。适用于湿热型前列腺癌患者。

（三）芪杞肉粥

材料：黄芪30g，枸杞子30g，猪瘦肉50g，粳米100g。

制法：黄芪、枸杞子适量加清水煎煮去渣取汁，加入猪瘦肉及粳米同煮成粥，调味后服用。

功效：益气补肾。适用于脾肾两虚的前列腺癌患者。

（四）归芪肉

材料：羊肉250g，当归10g，黄芪10g，生姜10g。

制作：羊肉加水煮至七成熟后，把当归、黄芪生姜用布袋装好扎口，放入锅内，文火煎煮羊肉熟烂即可食用。

功效：治疗前列腺癌小便淋漓虚寒者。

八、卵巢癌

（一）鲜炒木耳

材料：木耳150g，姜丝、辣椒各10g，植物油60ml，醋5ml，糖10g，盐5g。

功效：凉血止血，润燥利肠。适用于卵巢癌合并感染，破裂，出血者。

（二）桑寄生煲鸡蛋

材料：桑寄生30g，鸡蛋2个。清水适量。

功效：补益肝肾，养血安神，主要用于卵巢癌小腹部肿块固定不移者。

（三）鱼肚猪肉糯米粥

材料：鱼肚50g，猪瘦肉100g，糯米100g，盐冷水适量。

功效：补中益气丸，养血滋阴。主要适用于卵巢癌消瘦虚弱，不思饮食者。

（四）山楂鲍鱼

材料：鲍鱼150g，山楂20个，白糖适量。

功效：活血化瘀，清肝明目，滋补肝肾，消食抗癌。适用于卵巢癌肝肾阴虚者。

（五）炒黑白菜

材料：水发木耳 150g，大白菜 250g，豆油 50g，淀粉 15g，酱油，盐，味精，花椒粉，葱花各适量。

功效：活血祛瘀，益胃润肠，抗癌。适用于卵巢癌脾胃呆滞厌食者。

九、恶性淋巴瘤

（一）虫草金龟汤

材料：冬虫夏草 15g，金钱龟 1 只（200~300g）煲汤，饮汤，不食龟肉。

功效：适用于恶性淋巴瘤的缓解期和放化疗间歇期。

（二）芦笋汤

材料：鲜芦笋 60g，加水煮浓汤 300ml，引用，每次约 150ml，早晚各 1 次，可长期服用。

功效：适用于各型恶性淋巴瘤。

（三）龙眼红枣粥

材料：龙眼肉 15g，红枣 5 枚，粳米 100g，加适量水煮成粥长期食用。

功效：用于恶性淋巴瘤放化疗后血象降低或晚期贫血者。

（四）牡蛎煮海带

材料：牡蛎肉 250g，海带 75g，将海带用水浸泡，洗净，切成细丝，加水适量煮熟后，加入牡蛎肉共煮，加调料即成。

功效：适用于各型的淋巴瘤。

十、多发性骨髓瘤

（一）虾子扒海参

材料：水发海参 100g，虾子 20g，鲜汤 500g，料酒，白糖，酱油，淀粉，味精，胡椒，葱段各适量。

功效：补肾养血，润燥暖胃。适用于多发性骨髓瘤，证见贫血者。

（二）黄芪炖猪肝

材料：猪肝 200g，黄芪 50g，每日 2 次，早晚佐餐食用。

功效：适用于多发性骨髓瘤患者放化疗后气血亏虚者。

（三）天麻咸鸭蛋

材料：天麻9g，鸭蛋1只，天麻碾成细粉，鸭蛋放食盐水中浸泡7天后取出，从蛋上开一小孔，倒出适量蛋清，再把天麻粉塞入孔中，以面粉和成小饼块，把鸭蛋密封包裹起来，置火中煨熟，每天早晚空腹服1个。

功效：补益腰膝，强健筋骨，适用于肝肾阴虚的多发性骨髓瘤患者。

（四）紫菜鳖肉汤

材料：紫菜15g，鳖肉150g，调料适量，共煮为汤。

功效：适用于各型多发性骨髓瘤患者。

附录

一、抗肿瘤药物毒副反应的分度标准

器官或系统	0度	Ⅰ度	Ⅱ度	Ⅲ度	Ⅳ度
血液系统					
血红蛋白（g/L）	≥110	95~109	80~94	65~79	<65
白细胞（$\times10^9$/L）	≥4.0	3.0~3.9	2.0~2.9	1.0~1.9	<1.0
粒细胞（$\times10^9$/L）	≥2.0	1.5~1.9	1.0~1.4	0.5~0.9	<0.5
血小板（$\times10^9$/L）	≥100	75~99	50~74	25~49	<25
出血	无	瘀点	轻度出血	严重出血	导致衰竭
胃肠道					
胆红素	≤1.25×N	1.26~2.50×N	2.6~5.0×N	5.1~10.0×N	>10×N※
谷丙转氨酶	≤1.25×N	1.26~2.50×N	2.6~5.0×N	5.1~10.0×N	>10×N
碱性磷酸酶	≤1.25×N	1.26~2.50×N	2.6~5.0×N	5.1~10.0×N	>10×N
口腔	无异常	红斑，疼痛	红斑，溃疡，可进食	溃疡，只能进流食	不能进食
恶心呕吐	无	恶心	暂时性呕吐	呕吐，需治疗	难控制的呕吐
腹泻	无	短暂（<2天）	能忍受（>2天）	不能忍受，需治疗	血性腹泻
肾、膀胱					
尿素氮　血尿素	≤1.25×N	1.26~2.50×N	2.6~5.0×N	5.1~10.0×N	>10×N
肌酐	≤1.25×N	1.26~2.50×N	2.6~5.0×N	5.1~10.0×N	>10×N
蛋白尿	无	+，<0.3g / 100ml	++，+++，. 3~1.0/100ml	++++，> 1.0g/100ml	肾病综合征
血尿	无	镜下血尿	严重血尿	严重血尿，带血块	泌尿道梗阻
肺	无症状	症状轻微	活动后呼吸困难	休息时呼吸困难	需完全卧床
发热（药物性）	无	<38℃	38~40℃	>40℃	发热伴低血压
过敏	无	水肿	支气管痉挛，不需注射治疗	支气管痉挛，需注射治疗	过敏反应
皮肤	无	红斑	干性脱皮，水疱、搔痒	湿性皮炎，溃疡	剥脱性皮炎、坏死，需手术
头发	无	轻度脱发	中度，斑状脱发	完全脱发，可再生	脱发，不能再生
感染（特殊部位）	无	轻度感染	中度感染	重度感染	重度感染伴低血压

（续上表）

心脏节率	正常	窦性心动过速，休息心率>100次/分	单灶性PVC，房性心律失常	多灶性PVC	室性心律不齐
心功能	正常	有异常心脏征象	短暂心功不足，不需治疗	心功不足，治疗有效	心功不足，治疗无效
心包炎	无	有心包积液，无症状	有症状，不需抽积液	心包填塞，需抽积液	心包填塞，需手术治疗
神经系统					
神志	清醒	短暂时间嗜睡	嗜睡时间不及清醒的50%	嗜睡时间超过清醒的50%	昏迷
周围神经	正常	感觉异常或腱反射减退	严重感觉异常或轻度无力	不能忍受的感觉异常或显著运动障碍	瘫痪
便秘	无	轻度	中度	腹胀	腹胀，呕吐
疼痛(非肿瘤引起)	无	轻度	中度	严重	难控制

二、WHO实体瘤治疗疗效评价标准（1979年）

疗效	可测量病灶	不可测量病灶	骨转移
CR	肿瘤完全消失	肿瘤完全消失	X线片或骨扫描显示肿瘤完全消失
PR	肿瘤缩小50%以上： (1)单个肿瘤面积：肿瘤最长径和其最大垂直径之乘积； (2)多个肿瘤面积：多个肿瘤面积的之和	估计肿瘤总量缩小50%以上	(1)溶骨病灶缩小及部分钙化 (2)成骨病灶之密度降低
SD或NC	肿瘤面积减少不到50%或增大未超过25%	肿瘤总量约减少不到50%或增大未超过25%	X线片或骨扫描无明显变化
PD	肿瘤增大超过25%或出现新病灶	估计肿瘤增大约超过25%或出现新病灶	X线片或骨扫描有肿瘤增加或出现新转移灶

三、体力状况评分

1. 美国东部肿瘤协作组 (ECOG)

0	活动能力完全正常，与起病前活动能力无任何差异
1	能自由走动及从事轻体力活动，包括一般家务或办公室工作，但不能从事较重的体力活动
2	能自由走动及生活自理，但已丧失工作能力，日间不少于一半时间可以起床活动
3	生活仅能部分自理，日间一半以上时间卧床或坐轮椅
4	卧床不起，生活不能自理
5	死亡

2. 卡氏 (Karnofdky) 评分标准

分值	临床表现
100	一切正常，无不适病症
90	能进行正常活动，有轻微症状
80	勉强能进行正常活动，有一些症状和体征
70	生活自理但不能维持正常活动或积极工作
60	生活偶需要帮助，但能照顾大部分私人需求
50	需要颇多帮助和经常的医疗护理
40	失去生活能力，需要特别照顾和帮助
30	严重失去活动能力，需要住院，暂时未有死亡危险
20	病重，需要住院和积极支持治疗
10	危重
0	死亡

参考文献

1.姜文奇，孙晓非，张力，等.实用肿瘤内科处方用药手册.第二版，[M] .广东科技出版社，2009.

2.周际昌.实用肿瘤内科学.第二版，[M] .人民卫生出版社,2003.

3.Raffaghello L,Safdie F, Bianchi G,et al.Fasting and differential chemotherapy protection in patients [J] .Cell Cycle,2010,9 (22) :4474–4476.

4.Raffaghello L, Safdie Bach D M, Straseski J A, et al.Therapeutic drug monitoring in cancer chemotherapy [J] .Bioanalysis,2010,2 (5) :863–879.

5.Zhang N, Liu D.Cancer Chemotherapy With Lipid–Based Nanocarriers [J] .Crit Rev Ther Drug Carrier Syst,2010,27 (5) :371–417.

6.万德森.临床肿瘤学.第三版，[M] .科学出版社,2010.

7.Thomas A,Dajani K,Neoptolemos J P,et al.Adjuvant Therapy in Pancreatic Cancer [J] .Dig Dis,2010,28 (4–5) :684–692.

8.Mössner J.What´s New in Therapy of Pancreatic Cancer? [J] .Dig Dis, 2010,28 (4–5) :679–683.

9.Mlkvý P.Multimodal Therapy of Gastric Cancer [J] .Dig Dis,2010,28 (4–5) :615–618.

10.Vanderpuye V, Yarney J, Beecham K.Management of Febrile Neutropenia in Patients Receiving Chemotherapy for Solid Tumors: A Retrospective Study of Twenty Cases from the Radiotherapy Centre, Accra, Ghana [J] . West Afr J Med,2010,29 (5) :303–308.

11.Alço G, Igdem SI, Ercan T,et al.Coverage of axillary lymph nodes with high tangential fields in breast radiotherapy [J] .Br J Radiol,2010,83 (996) : 1072–1076.

12.Fukuda A, Sudou S, Kitahara I,et al.7 Fractionated Cyberknife Radiotherapy for Giant Skull Metastasis: A Case Report [J] .No Shinkei Geka, 2010,38 (11) :1013–1017.

13.D´Andrilli A, Maurizi G, Poggi C,et al.T4 lung cancer: results of surgical treatment [J] .Minerva Chir,2010,65 (5) :569–575.

14.Zagar T M, Higgins K A, Miles EF,et al.Durable palliation of breast cancer chest wall recurrence with radiation therapy, hyperthermia, and chemotherapy [J] .Radiother Oncol,2010,97 (3) :535–540.

15.Li Z, Vogel M, Maccarini PF, et al.Improved hyperthermia treatment control using SAR/temperature simulation and PRFS magnetic resonance thermal imaging [J] .Int J Hyperthermia,2010,27 (1) :86–99.

16.Li Z, Kawashita M, Araki N,et al. Magnetic SiO2 gel microspheres for arterial embolization hyperthermia [J] .Biomed Mater,2010,5 (6) :065010.

17.Limmer KK, Kernstine KH.Minimally invasive and robotic –assisted thymus resection [J] .Thorac Surg Clin,2011,21 (1) :69–83.

18.Patel C B, Ragupathi M, Bhoot N H,et al.Patient Satisfaction and Symptomatic Outcomes Following Stapled Transanal Rectal Resection for Obstructed Defecation Syndrome [J] .J Surg Res,2011,165 (1) :e15–21.

19.Marshall C L, Chen G J, Robinson C N,et al.Establishment of a minimally invasive surgery program leads to decreased inpatient cost of care in veterans with colon cancer [J] .Am J Surg,2010,200 (5) :632–635.

20.Elmeliegy M A, Montero Carcaboso A, Tagen M,et al.Role of ATP–Binding Cassette and Solute Carrier Transporters in Erlotinib CNS Penetration and Intracellular Accumulation [J] .Clin Cancer Res,2011,17 (1) :89–99.

21.Luangdilok S, Box C, Harrington K,et al.MAPK and PI3K signalling differentially regulate angiogenic and lymphangiogenic cytokine secretion in squamous cell carcinoma of the head and neck [J] .Eur J Cancer,2011,47 (4) :520–529.

22.Shen G,Huang H,Zhang A,et al.In vivo activity of novel anti–ErbB2 antibody chA21 alone and with Paclitaxel or Trastuzumab in breast and ovarian cancer xenograft models [J] .Cancer Immunol Immunother, 2011,60 (3) : 339–348.

23.Coindre J M.Molecular biology of?soft–tissue sarcomas [J] .Bull Cancer,2010,97 (11) :1337–1345.

24.Kok M, Linn S C.Gene expression profiles of the oestrogen receptor in breast cancer [J] .Neth J Med,2010,68 (10) :291–302.

25.Winters A,Friedlander P,Jaffe B M,et al.A Postmenopausal Woman with Gross Cystic Disease Fluid Protein–15 and Estrogen Receptor–Positive Recurrence of Papillary Thyroid Cancer [J] .Thyroid,2010,20 (12) : 1413 – 1417.

26.Pusztai L,Viale G,Kelly C M,et al.Estrogen and HER–2 Receptor Discordance Between Primary Breast Cancer and Metastasis [J] .Oncologist, 2010,15 (11) :1164–1168.

27.Ahmad N, Kumar R.Steroid hormone receptors in cancer development: A target for cancer therapeutics [J] .Cancer Lett,2011,300 (1) :1–9.

28.Kästle M, Grimm S, Nagel R,et al.Combination of PDT and Inhibitor Treatment Affects Melanoma Cells and Spares Keratinocytes [J] .Free Radic Biol Med,2011,50 (2) :305–312.

29.Binder S,Kolarova H,Tomankova K,et al.Phototoxic effect of TPPS (4) and MgTPPS (4) on DNA fragmentation of HeLa cells. Photodynamic Therapy of Choroidal Hemangioma in Sturge–Weber Syndrome, with a Review of Treatments for Diffuse and Circumscribed Choroidal Hemangiomas [J] .Toxicol In Vitro,2011,56 (1) :68–85.

30.Chiricozzi A,Guttman–Yassky E,Suárez–Fariñas M,et al.Integrative Responses to IL–17 and TNF–α in Human Keratinocytes Account for Key Inflammatory Pathogenic Circuits in Psoriasis [J] .J Invest Dermatol, 2011,131 (3) :677–687.

31.Osborn M J,McElmurry R T,Lees C J,et al.Minicircle DNA –based Gene Therapy Coupled With Immune Modulation Permits Long–term Expression of α–L–Iduronidase in Mice With Mucopolysaccharidosis Type I [J] .Mol Ther, 2011,19 (3) :450–460.

32.Schmidt M,Gehrmann M,Hengstler JG,et al.New prognostic and predictive factors in breast cancer [J] .Minerva Ginecol,2010,62 (6) :599–611.

33.Straub C S.Targeting IAPs as an Approach to Anti–cancer Therapy [J] .

Curr Top Med Chem,2011,11 (3) :291–316.

34.Grez M,Reichenbach J,Schwäble J,et al.Gene Therapy of Chronic Gr

35.anulomatous Disease:The Engraftment Dilemma [J] .MolTher,2011,19 (1) :28–35.

36.周际昌.实用肿瘤内科学. [M] .人民卫生出版社,2005.

37.刘瑜,徐才刚.多发性骨髓瘤的药物治疗进展. [J] .西部医学,2010,22 (07) :1326–1331.

38.Mercadante S,Tirelli W,David F,et al.Morphine versus oxycodone in pancreatic cancer pain: a randomized controlled study [J] .Clin J Pain,2010, 26 (9) :794–797.

39.Carmichael JP, Lee MA.Symptoms of Opioid Withdrawal Syndrome After Switch From Oxycodone to Alfentanil [J] .J Pain Symptom Manage,2010,

40 (6) :e4–6.

40.Leppert W.Role of oxycodone and oxycodone/naloxone in cancer pain management [J] .Pharmacol Rep,2010,62 (4) :578–591.

41.Olesen AE,Upton R,Foster DJ,et al.A pharmacokinetic and pharma – codynamic study of oral oxycodone in a human experimental pain model of hyperalgesia [J] .Clin Pharmacokinet,2010,49 (12) :817–27.

42.García Gómez J,Pérez López ME,García Mata J,et al.SEOM clinical guidelines for the treatment of antiemetic prophylaxis in cancer patients receiving chemotherapy [J] .Clin Transl Oncol,2010,12 (11) :770 –774.

43.Niebyl JR.Clinical practice.Nausea and vomiting in pregnancy [J] .N Engl J Med,2010,363 (16) :1544–1550.

44.Raffaghello L,Safdie F,Bianchi G,et al.Fasting and differential chemotherapy protection in patients [J] .Cell Cycle,2010,9 (22) :4474–4476.

45.David E,Guihard P,Brounais B;et al.Direct anti–cancer effect of oncostatin M on chondrosarcoma [J] .Int J Cancer,2011,128 (8) :1822–1835.

46.Meyer L,Patte –Mensah C,Taleb O,Mensah –Nyagan AG.Allopregnanolone prevents and suppresses oxaliplatin–evoked painful neuropathy: Multi–parametric assessment and direct evidence [J] .Pain,2011,152 (1) :170–181.

47.Cirocchi R,Farinella E,La Mura F,et al.Efficacy of surgery and imatinib mesylate in the treatment of advanced gastrointestinal stromal tumor:a systematic review [J] .Tumori,2010,96 (3) :392–399.

48.Vautrin E,Barone –Rochette G,Thony F,et al.Hemorrhagic tamponade due to cardiac angiosarcoma [J] .South Med J,2010,103 (10) :1055–1057.